Thieme

Evidenz-basierte Medizin

Praxis-Handbuch für
Verständnis und Anwendung
der EBM

Herausgegeben von
Gerd Antes
Dirk Bassler
Johannes Forster

Mit Beiträgen von
G. Antes
D. Bassler
M. Egger
J. Forster
D. Galandi
P. Jüni
D. Moher
C. Schmoor
G. Schulgen
M. Schumacher
G. Schwarzer

29 Abbildungen
42 Tabellen

Georg Thieme Verlag
Stuttgart · New York

Bibliografische Information
der Deutschen Bibliothek
Die Deutsche Bibliothek verzeichnet diese Publikation in der Deutschen Nationalbibliografie; detaillierte bibliografische Daten sind im Internet über http://dnb.ddb.de abrufbar.

Wichtiger Hinweis: Wie jede Wissenschaft ist die Medizin ständigen Entwicklungen unterworfen. Forschung und klinische Erfahrung erweitern unsere Erkenntnisse, insbesondere was Behandlung und medikamentöse Therapie anbelangt. Soweit in diesem Werk eine Dosierung oder eine Applikation erwähnt wird, darf der Leser zwar darauf vertrauen, dass Autoren, Herausgeber und Verlag große Sorgfalt darauf verwandt haben, dass diese Angabe **dem Wissensstand bei Fertigstellung des Werkes** entspricht.

Für Angaben über Dosierungsanweisungen und Applikationsformen kann vom Verlag jedoch keine Gewähr übernommen werden. **Jeder Benutzer ist angehalten**, durch sorgfältige Prüfung der Beipackzettel der verwendeten Präparate und gegebenenfalls nach Konsultation eines Spezialisten festzustellen, ob die dort gegebene Empfehlung für Dosierungen oder die Beachtung von Kontraindikationen gegenüber der Angabe in diesem Buch abweicht. Eine solche Prüfung ist besonders wichtig bei selten verwendeten Präparaten oder solchen, die neu auf den Markt gebracht worden sind. **Jede Dosierung oder Applikation erfolgt auf eigene Gefahr des Benutzers.** Autoren und Verlag appellieren an jeden Benutzer, ihm etwa auffallende Ungenauigkeiten dem Verlag mitzuteilen.

Rüdigerstraße 14, D-70469 Stuttgart
Telefon: +49/07 11/89 31-0
Unsere Homepage: http://www.thieme.de

Printed in Germany

Zeichnungen: Günther Bosch, Münsingen-Dottingen
Umschlaggestaltung: Thieme Marketing
Satz: Hagedorn Kommunikation, Viernheim (gesetzt mit 3B2)
Druck: Westermann Druck Zwickau GmbH, Zwickau

ISBN 3-13-135681-2 1 2 3 4 5 6

Vorwort

Das letzte Jahrzehnt hat bisher kaum gekannte Anstrengungen erlebt, die Ergebnisse aus patientenorientierten klinischen Studien in den Entscheidungsstrukturen der Patientenversorgung und des Gesundheitssystems systematischer zu berücksichtigen. Die Kritik an dem oft verzerrten und schleppenden Transfer wissenschaftlicher Ergebnisse in die medizinische Praxis war der Ausgangspunkt für die Entwicklung von Konzepten und Techniken, mit denen den Defiziten und Problemen des Forschungstransfers besser begegnet werden kann. Nach Anfängen an der McMaster Universität in Kanada hat sich die Diskussion um diese Konzepte rasch ausgeweitet. Sie nehmen inzwischen in den meisten Gesundheitssystemen unter dem Titel Evidenz-basierte Medizin (EbM) breiten Raum ein.

Kern dieser Konzepte ist eine Operationalisierung des Vorgehens. Es beginnt mit der präzisen, problemgerechten Fragestellung, gefolgt von Literatursuche, Qualitätsbewertung der gefundenen Artikel und Anwendung auf das gegebene medizinische Problem. Abschließend erfolgt die Evaluation der so gewählten medizinischen Maßnahme. Ein solchermaßen strukturiertes und transparent angelegtes Handeln erscheint manchen als trivial, da sowieso schon praktiziert, anderen hingegen als nicht durchführbar unter dem Druck der alltäglichen Praxis. Wenig angezweifelt wird inzwischen jedoch, dass dieser Weg für die Qualität der Patientenversorgung notwendig und hilfreich ist. Nur unvollständig beantwortet bleibt weiterhin die Frage, wie der Prozess der praktischen Einbeziehung von Forschungsergebnissen gestaltet werden kann, um einen befriedigenden Kompromiss zwischen der Machbarkeit in der täglichen Realität einerseits und kaum zu erreichenden Idealvorstellungen andererseits zu finden.

Dies hat in den letzten Jahren zu einer Differenzierung geführt. Das ursprüngliche Konzept der EbM, nämlich die kritische Auseinandersetzung mit der Originalliteratur, ist weiterhin didaktische Grundlage von Aus- und Fortbildungskursen in EbM. Daneben haben sich Verfahren zur fragestellungsbezogenen, verdichteten Präsentation von Studienergebnissen etabliert, die wesentlich nutzerfreundlicher sind. Klinische Leitlinien für die Entscheidungsunterstützung im medizinischen Alltag, Health Technology Assessment (HTA) für die umfassende Bewertung von medizinischen Interventionen jeglicher Art sowie Patienteninformationen erheben inzwischen großenteils den Anspruch, evidenzbasiert zu sein, indem sie sich in systematischer und transparenter Form auf valide Ergebnisse aus klinischen Studien stützen.

Allen diesen Ansätzen ist trotz unterschiedlicher Zielgruppen, Schwerpunkten und Art der Präsentation gemein, dass sie auf die gleichen zugrunde liegenden Techniken bauen. Als vereinigende Plattform lässt sich das Vorgehen nutzen, wie es für systematische Übersichtsarbeiten gefordert wird. Das vorliegende Buch liefert eine Einführung in die grundlegenden Definitionen, Zusammenhänge und Konzepte der EbM und richtet sich an Nutzer wie auch Verfasser von Arbeiten, die dem Anspruch gerecht werden wollen, Evidenz-basiert vorzugehen. Nutzer sollten die Forderung überprüfen können, Verfasser benötigen die Orientierung, was mit diesem Anspruch verbunden ist. Dieses Buch leistet einen wesentlichen Beitrag, die vielfach zu beobachtende Verwirrung um die Begriffe *Evidenz* und *Evidenz-basiert* zu mindern, zu einer realistischeren Einschätzung dieser Begriffe zu kommen und damit auch Enttäuschungen aufgrund falscher Erwartungen zu vermeiden.

Freiburg,
im Frühjahr 2003

Gerd Antes
Dirk Bassler
Johannes Forster

Autorenverzeichnis

Antes, Gerd, Dr. rer. nat.
Deutsches Cochrane Zentrum
Universitätsklinikum
Inst. für med. Biometrie und
med. Informatik
Stefan-Meier-Str. 26
79104 Freiburg

Bassler, Dirk, Dr. med.
Universitäts-Kinderklinik
Mathildenstr. 1
79106 Freiburg

Deutsches Cochrane Zentrum
Universitätsklinikum
Inst. für med. Biometrie und
med. Informatik
Stefan-Meier-Str. 26
79104 Freiburg

Egger, Matthias, Dr.
University of Bristol
Dept. of Social Medicine
Canynge Hall
Whiteladies Road
Bristol BS8 2 PR, England

Forster, Johannes, Prof. Dr. med.
St. Josefskrankenhaus
Abt. für Kinder- u. Jugendmedizin
Hermann-Herder-Str. 1
79104 Freiburg

Galandi, Daniel
Universitätsklinikum
Medizinische Klinik
Abt. Innere Medizin II
Hugstetter Str. 55
79106 Freiburg

Jüni, Peter, Dr.
Klinik für Rheumatologie
und klinische Immunologie/Allergologie
Universitätsspital
3010 Bern, Schweiz

Moher, David, Prof.
Thomas C. Chalmers Centre
for Systematic Reviews
Children's Hospital of East. Ontario
Research Institute
401, Smyth Rd.
Ottawa, ON K1H 8L1, Canada

Schmoor, Claudia, Dr. rer. nat.
Zentrum Klinische Studien (ZKS)
Universitätsklinikum Freiburg
Hugstetter Str. 55
79106 Freiburg

Schulgen, Gabriele, Dr. rer. nat.
MediGene AG
Lochhamer Str. 11
82152 Martiensried

Schumacher, Martin, Prof. Dr.
Universitätsklinikum
Inst. für med. Biometrie und
med. Informatik
Stefan-Meier-Str. 26
71904 Freiburg

Schwarzer, Guido
Universitätsklinikum
Inst. f. med. Biometrie
und med. Informatik
Stefan-Meier-Str. 26
71904 Freiburg

Inhaltsverzeichnis

Aufbau des Buches ... 1

1 Ärztliche Tätigkeit im Wandel der Zeit – zwischen Evidenz-basierter Medizin, klinischen Leitlinien, systematischen Übersichtsarbeiten und Meta-Analysen ... 2

1.1 Evidenz-basierte Medizin in der Praxis ... 2

1.2 Leitlinien und Evidenz-basierte Medizin ... 5

1.2.1 Bewertung von Leitlinien nach Kriterien der Evidenz-basierten Medizin ... 6
1.2.2 Schlussfolgerungen ... 7

1.3 Übersichtsarbeiten und Meta-Analysen an der Schnittstelle zwischen Generierung und Verwertung von wissenschaftlicher Evidenz ... 8

1.3.1 Übersichtsarbeiten für verschiedene Nutzergruppen ... 9
Mit Patienten arbeitende Ärzte ... 9
Institutionen des Gesundheitssystems 9
Klinische Forschung ... 9
Patienten und Konsumenten ... 9
1.3.2 Perspektiven ... 10

2 Evidenz-basierte Medizin ... 12

2.1 Was versteht man unter Evidenz-basierter Medizin? ... 13

2.1.1 EBM – Ein konkretes Handlungskonzept in fünf Schritten ... 13
2.1.2 EBM – ein umfassendes Denk- und Handlungsprinzip ... 13

2.2 Brauchen wir Evidenz-basierte Medizin? ... 14

2.2.1 Informationsflut ... 15
2.2.2 Ärztlicher Zeitmangel ... 15
2.2.3 Langsame Umsetzung von Forschungsergebnissen in die Praxis/ rascher Verfall des medizinischen Wissens ... 16
2.2.4 Rationierungsbestrebungen im Gesundheitssystem ... 16
2.2.5 Wandel der Informationsmedien ... 17
2.2.6 Nicht zeitgemäße medizinischen Aus- und Weiterbildung ... 17

2.3 Das Konzept der Evidenz-basierten Medizin ... 17

2.3.1 Vom klinischen Problem zur Frage .. 18
2.3.2 Informationssuche ... 20
Optionen für die Literaturrecherche .. 20
Indikationen für verschiedene Suchstrategien ... 36
Informationssuche anhand des klinischen Beispieles zur Otitis media 37
2.3.3 Kritische Bewertung der Literatur ... 38
Validitätsbeurteilung unterschiedlicher Literaturtypen ... 38
Validitätsbeurteilung von Einzelstudien ... 39
2.3.4 Anwendung auf den Patienten ... 40
2.3.5 Evaluation ... 43

2.4 Pro und Kontra Evidenz-basierte Medizin ... 43

2.4.1 Evidenz-basierte Medizin als neuer Bewertungsmaßstab im Gesundheitswesen ... 43

2.4.2 Klinische Erfolge ... 44
2.4.3 Erfolge in der Ausbildung ... 44
2.4.4 Publikationspraxis ... 44
2.4.5 Evidenz-basierte Medizin: „Alter Wein in neuen Schläuchen?“ ... 44
2.4.6 Evidenz-basierte Medizin als „Kochbuchmedizin“ ... 45
2.4.7 Evidenz-basierte Medizin = Sparmedizin? ... 45
2.4.8 Evidenz-basierte Medizin: forschungsfeindlich? ... 45

3 Klinische Studien ... 47

3.1 Studiendesign – eine Einführung ... 47

3.1.1 Einführende Beispiele ... 47
3.1.2 Die Problematik historischer Vergleiche ... 50
3.1.3 Beobachtungsstudien und Registerdaten ... 51
3.1.4 Randomisierte klinische Studien ... 54
3.1.5 Studienplanung ... 56
3.1.6 Stichprobenumfangsbestimmung ... 57

3.2 Qualitätsbeurteilung ... 60

3.2.1 Die Qualität randomisierter kontrollierter Studien ... 60
Dimensionen interner Validität ... 61
Empirischer Nachweis von Bias ... 64
Dimensionen der externen Validität ... 65
Qualität der Publikation ... 65
3.2.2 Scales zur Beurteilung der Studienqualität ... 65
Kritik zweier Scales ... 67
Diskrepanzen zwischen Scales ... 68
Komponenten statt Scales ... 70

3.3 Sinn und Unsinn einer einheitlichen Berichterstattung über klinische Studien: das CONSORT-Statement ... 71

3.3.1 Hintergrund ... 71
3.3.2 Zur Notwendigkeit einer einheitlichen Berichterstattung ... 71
3.3.3 Der Weg zum CONSORT-Statement ... 72
3.3.4 Inhalt des CONSORT-Statements ... 72
3.3.5 Ist die Durchführung von Studien und deren Veröffentlichung nicht schon kompliziert genug? ... 76

4 Systematische Übersichtsarbeiten und Meta-Analysen ... 80

4.1 Definitionen ... 82

4.2 Historischer Rückblick ... 83

4.3 Vorteile systematischer Übersichtsarbeiten ... 84

4.3.1 Größere Aussagekraft ... 84
4.3.2 Exploration von Heterogenität und Aufzeigen von neuem Forschungsbedarf ... 84
4.3.3 Frühzeitiger Wirksamkeitsnachweis und schnellere Umsetzung in die Praxis ... 85
4.3.4 Verbesserte Berichterstattung über randomisierte klinische Studien ... 86
4.3.5 Kontinuierliche und übersichtliche medizinische Fortbildung ... 86

4.4 Probleme und Gefahren bei der Erstellung von systematischen Übersichtsarbeiten ... 87

4.4.1 Ungenügende Qualität der Einzelstudien ... 88
4.4.2 Publikationsbias ... 88
4.4.3 Sprachbias ... 89
4.4.4 Mehrfachpublikationsbias ... 89
4.4.5 Zitierbias ... 89
4.4.6 Subjektive Einschlusskriterien ... 90

4.5 Aufdecken von systematischen Verzerrungen ... 90

4.5.1 Sensitivitätsanalysen ... 90
4.5.2 Trichtergraphik (funnel plot) ... 90

4.6 Systematische Übersichtsarbeiten der Cochrane Collaboration 91

4.6.1 Titelregistrierung und Protokoll 92
4.6.2 Literatursuche 92
4.6.3 Graphische Darstellung der Ergebnisse 93
4.6.3 Transparenz des Entstehungsprozesses 94
4.6.4 Internationale Kooperation 95
4.6.5 Permanente Aktualisierung 95

4.7 Kritische Beurteilung einer Meta-Analyse 95

4.8 Schlussfolgerungen 98

5 Statistisches Handwerkszeug für Mediziner 100

5.1 Therapiestudien 100

5.1.1 Binäre Zielgrößen 101
Risikodifferenz (RD) 102
Relatives Risiko (RR) 103
Odds-Ratio (OR) 103
Number needed to treat (NNT)/ Number needed to harm (NNH) 104
Vergleich der Maßzahlen 104
5.1.2 Stetige Zielgrößen 105
5.1.3 Überlebenszeiten 106
Differenz von Überlebenswahrscheinlichkeiten 106
Hazard-Ratio 106

5.2 Diagnosestudien 107

5.2.1 Prävalenz, Vortestwahrscheinlichkeit . 108
5.2.2 Sensitivität und Spezifität 108
5.2.3 Wahrscheinlichkeitsverhältnis 109
5.2.4 Prädiktive Werte 109
5.2.5 Berechnung der prädiktiven Werte aus Wahrscheinlichkeitsverhältnissen 111
5.2.6 ROC-Kurven 111

5.3 Meta-Analysen 112

5.3.1 Berechnung eines gemittelten Therapieeffekts 112
5.3.2 Untersuchung der Heterogenität 114
5.3.3 Meta-Analysen von Therapiestudien . 114
5.3.4 Meta-Analysen von Diagnosestudien . 115

6 Die Cochrane Collaboration 116

6.1 Entwicklung 116

6.2 Ziele und Mission 117

6.3 Organisationsstruktur 119

6.4 Cochrane Library 121

6.4.1 Aufbau der Cochrane Library 121
6.4.2 Literatursuche in der Cochrane Library 123

6.5 Der Weg zum eigenen Review 123

6.6 Aktivitäten der Cochrane Collaboration im deutschsprachigen Raum ... 126

6.6.1 Die deutsche Cochrane-Initiative und das deutsche Cochrane-Zentrum 126
6.6.2 Arbeitsschwerpunkte des deutschen Cochrane-Zentrums 127
Initiierung und Unterstützung von Reviewtätigkeiten sowie der im deutschsprachigen Raum lokalisierten Review-Gruppen 127
Hilfe bei der Dissemination der Cochrane Library 127
Anbindung des deutschsprachigen Raums an die internationalen Strukturen und Herstellung des Bezugs zu Entwicklungen der EBM .. 127

Anhang 129

Glossar 132

Sachverzeichnis 141

Aufbau des Buches

Im Kapitel **Evidenz-basierte Medizin** wird eine Einführung zu diesem hochaktuellen Thema gegeben und das ursprüngliche von David Sackett und Kollegen entwickelte Konzept der „evidence based medicine" vorgestellt. Die Bedeutung dieses Kapitels ist besonders in seiner didaktischen Funktion zu sehen. Der Schwerpunkt liegt auf der medizinischen Informationssuche und dabei auf der konkreten Anleitung im Umgang mit den gängigen medizinischen Datenbanken.

Im Kapitel **Klinische Studien** werden unterschiedliche Studiendesigns mit ihren Vor- und Nachteilen vorgestellt. Einen Schwerpunkt dieses Kapitels bildet die Beurteilung der methodischen Qualität von Studien unter besonderer Berücksichtigung empirisch belegter Qualitätskriterien.

Systematische Übersichtsarbeiten und Meta-Analysen als Informationen mit hoher Validität sind aus der Medizin der heutigen Zeit nicht mehr wegzudenken. Die kontrovers geführte Diskussion um diesen „neuartigen" Literaturtyp ist zum Teil auf Unsicherheit und Unwissen über die Stärken und Schwächen der angewandten statistischen Methoden zurückzuführen. Im Kapitel **Systematische Übersichtsarbeiten und Meta-Analysen** wird das Thema mit all seinen Vorteilen und Gefahren beleuchtet und der Leser in die Lage versetzt, die methodische Qualität von systematischen Übersichtsarbeiten und Meta-Analysen selbst zu beurteilen.

Wie medizinische Prozesse nur mit Vorkenntnissen in Anatomie und Physiologie befriedigend zu begreifen sind, so ist der Wert und der Informationsgehalt von klinischen Studien und Meta-Analysen nur mit einem Basiswissen an Statistik zu verstehen. Ziel des Kapitels **Statistisches Handwerkszeug für Mediziner** ist die Vermittlung unentbehrlicher statistischer Grundkenntnisse.

Qualitativ hochwertige Meta-Analysen sind eng verknüpft mit der Cochrane Collaboration, die sich seit ihrer Gründung im Jahre 1993 zu einer weltweiten Organisation entwickelt und die Medizin der letzten Jahre mit neuen Erkenntnissen sowohl in methodischer als auch in klinischer Hinsicht bereichert hat. Die Cochrane Collaboration und wie der Einzelne von der bisher geleisteten Arbeit profitieren, aber auch wie er einen eigenen Beitrag zu diesem neuen Ansatz der Informationsgewinnung leisten kann, wird abschließend im Kapitel **Cochrane Collaboration** dargestellt.

1 Ärztliche Tätigkeit im Wandel der Zeit – zwischen Evidenz-basierter Medizin, klinischen Leitlinien, systematischen Übersichtsarbeiten und Meta-Analysen

1.1 Evidenz-basierte Medizin in der Praxis 2

1.2 Leitlinien und Evidenz-basierte Medizin 5

1.2.1 Bewertung von Leitlinien nach Kriterien der Evidenz-basierten Medizin 6

1.2.2 Schlussfolgerungen 7

1.3 Übersichtsarbeiten und Meta-Analysen an der Schnittstelle zwischen Generierung und Verwertung von wissenschaftlicher Evidenz 8

1.3.1 Übersichtsarbeiten für verschiedene Nutzergruppen 9

1.3.2 Perspektiven 10

1.1 Evidenz-basierte Medizin in der Praxis

Johannes Forster

Wenn das Praktizieren der Evidenz-basierten Medizin (EBM) die integrative Anwendung individueller klinischer Erfahrung mit der besten verfügbaren externen Evidenz ist und wenn auch die Methodik für das Auffinden, Bewerten und Anwenden der externen Evidenz ausgearbeitet ist und zur Verfügung steht, so bleibt doch die Frage bestehen:

Wer kann EBM praktizieren? Im Kriminalroman ist diese Frage nach dem Wer üblicherweise schwer direkt zu beantworten, weswegen die Hilfsfragen Wie, Wo, Wann und Warum oft zuerst beantwortet werden müssen, um den Täter zu finden.

Im Falle der praktischen Anwendung von EBM, einer Tat, die ja noch zu geschehen hat, kann der Täter leicht benannt werden: Jeder kann und soll EBM anwenden. Die Beantwortung der Hilfsfragen nach dem Umfeld wird die vielen Gelegenheiten und Ebenen darstellen, bei und auf denen dies möglich ist. Der Vergleich mit einem Detektivspiel hat auch dadurch seine Berechtigung, dass die kleine Mühe, die es kostet, EBM zu praktizieren, sich nahezu immer lohnt. Und weiter: Nicht immer kann jeder Fall oder jede Aufgabe, die man sich stellt, befriedigend gelöst werden. Trotzdem ergeben sich unmittelbar lohnende neue Gesichtspunkte.

Wie EBM praktizieren? EBM kann man alleine betreiben, also zu Hause, in Praxis und Klinik, aber auch zusammen mit Kollegen in Praxis, Klinik, Fortbildung und Qualitätszirkeln. An dieser Stelle muss auch erwähnt werden, dass die Angehörigen sowohl der medizinischen Hilfsberufe (Pflegepersonal), als auch der mit Ärzten kooperierenden akademischen Berufe (z. B. Apotheker) in ihrem Arbeitsfeld zunehmend von der Evidenz-basierten Methodik Gebrauch machen. Von Ge- und Missbrauch Evidenz-basierter Methodik im Medizinsteuerungs-Sektor (Politik, Kassenärztliche Vereinigungen, Kassen) ist anderenorts die Rede. Den dort zu beobachtenden Auswüchsen ist am besten zu begegnen, wenn EBM von denjenigen verstanden und betrieben wird, die das zum Wohle der Patienten tun, nämlich den Ärzten.

Wann EBM praktizieren? Die Gelegenheiten, EBM zu betreiben, sind vielerlei:

- Beim Lesen von Fortbildungs- und wissenschaftlichen Artikeln müssen ja in immer kürzerer Zeit immer größere Wissensmengen bewältigt werden. Hier bieten die evaluierten Methoden der EBM gute Hilfen: zur Reduktion des Lesestoffes dadurch, dass Kriterien für die Güte des zu lesenden Artikels bekannt sind; zur Optimierung des Lesens, indem rascher als sonst die wesentlichen Punkte sowohl eines Original- wie eines systematischen Übersichtsartikels aufgefunden werden können. Wer selbst Literatur in elektronischen Datenbanken sucht, z. B. im Rahmen einer patientenbezogenen Fragestellung, erhält technische Hilfeleistung. Das Einlassen auf die Methodik der EBM erleichtert und verbessert also die Ergebnisse der eigenen Fortbildungsbemühungen und verspricht tendenziell etwas mehr freie Zeit.

- Wenn in der Praxis bei einem „schwierigen" Patienten ein diagnostisches oder therapeutisches Problem auftritt, ist eine schnelle Lösungsmöglichkeit oft die, einen bekannten Spezialisten anzurufen. Ohne Frage ist dessen individuelle Erfahrung größer als die des Anfragenden. Dieser ist sich wiederum aber doch nicht immer ganz so sicher über den Stand der Aktualität des Expertenwissens. Oftmals kleidet sich diese Unsicherheit in einen Fragebeginn wie: „Wissen Sie denn vielleicht etwas Neues über ....?"
  - Anfragen von Kollegen aus der Praxis sollten für Spezialisten immer Anlass sein, die Aktualität des eigenen Wissensstandes zu überprüfen, und sich zu fragen: Ist mein Wissen mit der bestmöglichen Evidenz begründet? Oft liegt bei speziellen Fragestellungen keine Evidenz in Form einer strukturierten Übersichtsarbeit vor. Dies sollte aber nicht, wie in Expertenkreisen oft üblich, dazu führen, die Methodik der EBM völlig abzulehnen. Selbst wenn nur wenig publizierte Evidenz zu einer Frage vorliegt, lohnt es sich doch, die Evidenz-Stärke dieser Quellen zu identifizieren und in seine Überlegungen einzubeziehen. Andererseits wird von Experten bei komplexen Krankheitsbildern und multimorbiden Patienten oft keine Indikation für Evidenz-basierte Medizin gesehen. Hier lässt sich wiederum oft die aktuelle Fragestellung auf den Punkt einer klinisch zu beantwortenden Frage reduzieren, die dann mit den Methoden der „einfachen" EBM bearbeitet werden kann.
  - Weiterhin sind gerade Patienten mit komplexen und seltenen Krankheitsbildern eine Herausforderung, Evidenz zu erarbeiten; d. h. hinsichtlich Prognose und Therapieerfolg prospektiv zu dokumentieren.
  - Konsiliartätigkeit in großem Stil findet natürlich auch unter den Ärzten im Krankenhaus statt. Hier ist die beste Anwendung von EBM dann gegeben, wenn zunächst für den Patienten das Optimum an Evidenz herbeigeschafft werden kann. Dies kann sowohl durch den Arzt in der Weiterbildung wie durch den Facharzt geschehen. Die gefundene Evidenz muss dann mit der Gesamtheit der persönlichen Erfahrungen verbunden werden, die sich wiederum aus den Quellen beider Kollegen, z. B. der eingehend erhobenen Anamnese, der sorgfältigen klinischen Untersuchung und der langjährigen Erfahrung speist.
  - Von denjenigen, die EBM gerne als Kochbuch-Medizin abqualifizieren möchten, wird sie deswegen oft auch als unethisch gebrandmarkt. EBM ist jedoch, bezogen auf den einzelnen Patienten, das genaue Gegenteil von Kochbuch-Medizin. Wenn man sich vergegenwärtigt, dass Wirksamkeitsnachweise in klinischen Studien ja stets nur als Wahrscheinlichkeiten dargestellt werden, so ist die letzte ethische Begründung einer Therapie ja nicht in der zugrunde liegenden Studie zu sehen, sondern in der verantwortungsbewussten Anwendung der besten wissenschaftlichen Evidenz auf den einzelnen Patienten.
- In Quartalsabrechnungen bzw. Jahresberichten von Krankenhäusern steckt viel Evidenz, von der einige schon Verwendung findet, andere wertvolle in der Regel nicht.
  - Ein Beispiel für die gegenwärtige Nutzung ist die Ausrichtung empirischer Antibiotikatherapie in Krankenhäusern nach dem Resistogramm der am häufigsten bei nosokomialen Infektionen gefundenen Erreger.
  - Ein Beispiel für die teilweise Nutzung vorhandener Information sind die Daten der Neonatalerhebung aus Baden-Württemberg und Bayern. Hier sind beispielsweise Informationen enthalten über die Cortison-Vorbehandlung von Müttern kleiner Frühgeborenen mit dem Ziel der Lungenreifung. Diese hat natürlich Einfluss auf die Notwendigkeit der Applikation von Surfactant bei diesen Kindern. Eine systematische Verknüpfung dieser Informationen mit denjenigen Studien, die solchermaßen vorbehandelte Kinder mit Surfactant behandelt haben, ist jedoch noch nicht geschehen.

- Ein Beispiel, wo zunehmend größere Mengen wertvoller Daten entstehen, sind die einzelnen Praxen. Moderne Software erlaubt immer besser, Diagnosen, Behandlungsindikationen und Verläufe der eigenen Patienten zusammenzufassen. Hieraus ergeben sich zumindest die Patientengruppen, für die es sich besonders lohnt, die Evidenz auf dem neuesten Stand zu halten. Sehr wohl können auf diesem Weg aber auch Besonderheiten der Praxis zu Tage treten, die zum Beispiel die unmittelbare Übertragung externer Evidenz auf die eigenen Patienten verbietet.
- EBM hat also auch im Bereich der Entwicklung externer Evidenz den ethischen Anspruch, bestimmte Gruppen von Patienten bestmöglich zu versorgen (übrigens ohne Rücksicht auf die Kosten). Wenn dann solche Behandlungsprinzipien gefunden sind, ist allerdings der Umkehrschluss falsch und unethisch, dass nun kein Patient dieser Gruppe mehr anders behandelt werden dürfe. Nach dem oben Gesagten kann dies sogar unabdingbar sein, allerdings ist es dann sinnvoll, sich begründet Rechenschaft zu geben, warum die allgemeine Regel für den betreffenden Patienten nicht gilt.

- Die Behandlung von Patientengruppen und das „Bearbeiten“ von häufig auftretenden Krankheitsbildern geschieht oftmals aufgrund von Leitlinien (nationalen, krankenhauseigenen oder in Qualitätszirkeln erarbeiteten) oder anhand von Checklisten. Deren einzelne Elemente und Abläufe sollten bei einer Neufassung mit den Methoden der EBM überprüft werden. Das gilt sowohl für den allgemeinen (nationalen) Bereich wie auch für die Anpassung an die lokalen Gegebenheiten.

Bei solchen Überarbeitungen soll ja auch stets der medizinische Fortschritt mit berücksichtigt werden. In Deutschland gilt bislang noch das politische Dogma, dass jeder Kranke das medizinisch Notwendige erhalten soll, insbesondere einschließlich aller Möglichkeiten des medizinischen Fortschritts. Unter der Hand wird in Qualitätszirkeln aber z. B. das Verschreibeverhalten schon darauf überprüft, ob neue Medikamente, gemessen an den Mehrkosten, tatsächlich einen verantwortbaren Fortschritt bringen. Gerade weil diese Überlegungen durch die Budgetierung auf die Ebene der praktischen Ärzte heruntergezwungen wurden, ist es umso wichtiger, die (recht einfachen) Methoden der EBM kennen zu lernen, die einen medizinischen Grenznutzen abschätzen lassen.

„Warum Evidenz-basierte Medizin praktizieren?“ Anhand der Gelegenheiten, bei denen Evidenz-basierte Medizin betrieben werden kann und praktisch nützlich ist, aber auch im Sinne des Patienten eingefordert werden muss, hat sich diese Frage schon beantworten lassen: Die Fortbildung des Einzelnen und der Allgemeinheit der Ärzte wird optimiert, dabei wird die bestmögliche Behandlung für Gruppen von Patienten, aber auch für den einzelnen Patienten angestrebt. Damit unterstützt die Verwendung von EBM in jeder Weise ethisch verantwortetes ärztliches Handeln.

Am Ende dieses Kapitels ist also das Täterprofil komplett: Jeder praktisch tätige Arzt alleine oder mit Kollegen kann und soll Evidenz-basierte Medizin am Arbeitsplatz und in der Weiterbildung verwenden zur Effizienzsteigerung der von ihm aufgewendeten Mühe zur Betreuung seiner speziellen Patienten (Tab. 1.**1**).

Tabelle 1.1 EBM in der Praxis

<table>
<tr><th>?</th><th colspan="60">Praktizieren von EBM</th></tr>
<tr><td>Wer</td><td colspan="60">jeder</td></tr>
<tr><td>Wie</td><td colspan="30">allein</td><td colspan="30">mit Kollegen</td></tr>
<tr><td>Wo</td><td colspan="20">zu Hause</td><td colspan="20">Praxis/Klinik</td><td colspan="20">Qualitätszirkel/Fortbildungsveranstaltung</td></tr>
<tr><td>Wann</td><td colspan="15">beim Lesen</td><td colspan="15">beim Konsil</td><td colspan="15">Quartals-/Jahresstatistik</td><td colspan="15">Entwicklung/Adaptation von Leitlinien</td></tr>
<tr><td>Warum</td><td colspan="12">Optimierung der Fortbildungsarbeit</td><td colspan="12">beste Versorgung des einzelnen Patienten</td><td colspan="12">Ethik</td><td colspan="12">beste Versorgung von Patientengruppen</td><td colspan="12">Optimierung der Versorgungseffizienz</td></tr>
</table>

1.2 Leitlinien und Evidenz-basierte Medizin

Dirk Bassler

Auch in der Evidenz-basierten Medizin spielen Leitlinien eine wichtige Rolle. David Sackett und Mitarbeiter haben die Aufgabe von **Evidenz-basierten Leitlinien** folgendermaßen charakterisiert: „...die Kombination der besten Evidenz mit anderen Kenntnissen, die für die Entscheidungsfindung hinsichtlich eines bestimmten Gesundheitsproblems erforderlich sind". In den letzten Jahren hat sich die Evidenz-basierte Leitlinienentwicklung international etabliert. Als methodischer Standard gilt das Instrumentarium der klinischen Epidemiologie.

> Wesentliches Merkmal der Evidenz-basierten Leitlinienentwicklung ist die systematische und transparente Aufarbeitung der wissenschaftlichen Literatur und der Bezug zur besten vefügbaren Evidenz als Grundlage für das in der Leitlinie empfohlene Vorgehen.

Ähnlich dem Vorgehen bei systematischen Übersichtsarbeiten sollte die Literatursuche möglichst sensitiv sein, nicht nur englischsprachige Literatur berücksichtigen und sich nach Möglichkeit auch auf (noch) nicht publizierte Studien erstrecken. Zwischen Leitlinien und systematischen Übersichtsarbeiten bestehen jedoch prinzipielle Unterschiede, was die Zielsetzung und das Spektrum der Fragestellung betrifft: Während systematische Übersichtsarbeiten sich auf eine eng gefasste Fragestellung (z. B. Therapie der Krankheit x mit Medikament y) konzentrieren, beziehen sich Leitlinien meist auf ein breiter gefasstes Thema (z. B. Therapie der Krankheit x). Leitlinien sollten außerdem explizit ausformulierte Handlungsanweisungen und Empfehlungen für den praktisch tätigen Arzt enthalten, während sich systematische Übersichtsarbeiten auf die Aufarbeitung der wissenschaftlichen Evidenz beschränken. Daher können systematische Übersichtsarbeiten als Informationsquellen der höchster Evidenz-Stufe (Kap. 2.3.3) die Grundlage für die Leitlinienerstellung bilden, ersetzen können sie sie nicht.

Eine Berücksichtigung der gefundenen Literatur in den Leitlinien sollte im Hinblick auf die Validität der Information erfolgen. Daher ist in den meisten Evidenz-basierten Leitlinien der Zusammenhang zwischen Empfehlung und zugehöriger Evidenz-Stufe exakt dokumentiert (Kap. 2.3.3). Darüber hinaus können die Leitlinien-Empfehlungen noch nach sog. „**Empfehlungsklassen**" eingestuft werden, die zwischen „good evidence", „fair evidence" und „poor evidence" als Beleg der Empfehlung unterscheiden (AHCPR 1993, SIGN 1999). Leitlinien sollten neben der besten verfügbaren Evidenz auch die Wertvorstellungen, Präferenzen und Interessen der von den Leitlinien betroffenen Personen (Patienten, unterschiedliche Berufsgruppen usw.) berücksichtigen. Unvermeidliche Interessenkonflikte müssen im Rahmen der Leitlinienentwicklung dargestellt und diskutiert werden. Die formale Konsensbildung ist neben der wissenschaftlichen Grundlage von entscheidender Bedeutung für die Qualität der Leitlinien (Grimshaw 1995). Bei einer nach Kriterien der Evidenz-basierten Medizin erstellten Leitlinie sollte für jede Empfehlung zweierlei dokumentiert sein:

- in welchem Umfang sie sich auf Ergebnisse systematischer Übersichtsarbeiten bzw. klinischer Studien oder Expertenmeinungen stützt,
- ob die Empfehlung ggf. von der wissenschaftlichen Fundierung zugunsten eines anderen Einflussfaktors abgeändert wurde und welches formale Konsensverfahren dabei Anwendung gefunden hat.

Aus der Perspektive der Anwender ist eine umfassende Dokumentation der Methodik der Leitlinienentwicklung, der wissenschaftlichen Belege und der den Empfehlungen zugrunde liegenden Wertvorstellungen unentbehrlich. Sie bildet die Voraussetzung für eine kritische Beurteilung der Leitlinien durch den potenziellen Nutzer und erlaubt ihm, eine bewusste Entscheidung bezüglich Anwendung und Umsetzung zu treffen. Um dem Anwender in einer von Zeitdruck geprägten Situation einen schnellen Zugriff auf die konkreten Handlungsanweisungen zu gewähren, bietet es sich an, von Leitlinien Versionen unterschiedlichen Umfangs herauszugeben.

1.2.1 Bewertung von Leitlinien nach Kriterien der Evidenz-basierten Medizin

David Sackett und Mitarbeiter stellen in ihrem Buch „Evidenz-basierte Medizin“ (1999) eine Checkliste zur **Beurteilung von Leitlinien** vor. Es werden drei Kategorien unterschieden:

- Beurteilung der Validität
- Beurteilung des potenziellen Nutzens für die Praxis
- Beurteilung der möglichen Integration der Leitlinie in die Patientenbetreuung.

Eine ähnliche Liste wurde 1995 von der Evidence Based Medicine Working Group im Journal der American Medical Association (JAMA) publiziert (Hayward 1995) (Tab. 1.**2**). Inzwischen existieren mehrere standardisierte Instrumente zur methodischen Qualitätsbewertung von Leitlinien, die auf den Kriterien der Evidenz-basierten Medizin aufbauen. Im deutschen Sprachraum ist hier die Checkliste „Methodische Qualität von Leitlinien“ der Ärztlichen Zentralstelle Qualitätssicherung zu erwähnen (Ärztliche Zentralstelle Qualitätssicherung 1998, Bundesärztekammer 1997), die inzwischen auch in einer mit der AWMF abgestimmten Version veröffentlicht wurde (Lorenz 1999). Im Rahmen eines international besetzten EU-Projekts wird zur Zeit (Stand 2000) ein Verfahren zur Beurteilung von Leitlinien, das „AGREE-Instrument“ (**A**ppraisal of **g**uidelines for **r**esearch and **e**valuation in **E**urope) entwickelt und getestet. Um die Beurteilung der methodischen Qualität der Leitlinien zu erleichtern, ist eine einheitliche und standardisierte Zusammenfassung von Leitlinien anzustreben (Bassler 1999). Anhand solcher strukturierten Extrakte können sich die Anwender ohne großen Aufwand einen Überblick über Inhalt und Format der Leitlinie, methodische Qualität der Leitlinienerstellung und Anwendbarkeit der Leitlinie verschaffen. Außerdem können die standardisierten Zusammenfassungen dazu beitragen, dass sich die Autoren der Leitlinien zukünftig vermehrt an das geforderte systematische Vorgehen halten und die angewandten Methoden besser dokumentieren.

Tabelle 1.2 Schema zur kritischen Bewertung von Leitlinien (nach Hayward et al. 1995)

I. Sind die Empfehlungen valide?
• Werden alle relevanten Entscheidungsoptionen und Zielgrößen berücksichtigt?
• Wurde die Evidenz auf explizite und vernünftige Weise identifiziert, ausgewählt und kombiniert?
• Wurde die Gewichtung der verschiedenen Zielgrößen auf explizite und vernünftige Weise gehandhabt? Sind die Einflüsse, die zur Bewertung einer Zielgröße geführt haben, erwähnt?
• Schließt die Leitlinie neue Evidenz mit ein? Wie groß ist der zeitliche Abstand zwischen der Veröffentlichung der Leitlinie und dem aktuellsten Literaturzitat?
• Wurde die Leitlinie einer Begutachtung durch außenstehende und an deren Entwicklung nicht beteiligte Personen unterzogen? Wurde die Leitlinie vorab auf Anwendbarkeit getestet?
II. Was beinhalten die Empfehlungen?
• Werden praktikable und klinisch relevante Empfehlungen gegeben?
• Wie gut abgesichert sind die gegebenen Empfehlungen? Was sind die wissenschaftlichen Grundlagen der Empfehlungen?
• Wurden Sensitivitätsanalysen durchgeführt, d. h. wurde geprüft, wie sich die Empfehlungen in Abhängigkeit von Variationen der zugrunde liegenden Bedingungen verändern?
III. Leisten die Empfehlungen einen Beitrag zur persönlichen Patientenbetreuung?
• Stimmt das Ziel der Leitlinie mit der persönlichen Zielsetzung überein?
• Sind die Empfehlungen auf die persönlichen Patienten anwendbar?

1.2.2 Schlussfolgerungen

Solange der Großteil der deutschen Leitlinien die wesentlichen Kriterien der Evidenz-basierten Entwicklung nicht erfüllt, sondern vielmehr das Resultat einer Expertenrunde ohne die dokumentierte systematische Aufarbeitung der Literatur darstellt, müssen diese Leitlinien als das betrachtet werden, was sie sind: Gegenseitig abgewogene Meinungen einer Expertenkommission, die theoretisch Gefahr laufen, wegen systematischer Fehler im Wissenstransfer ein verzerrtes Abbild der Wirklichkeit wiederzugeben. Aufgrund der Entwicklungen der letzten Zeit ist damit zu rechnen, dass auch in Deutschland vermehrt Evidenz-basierte Leitlinien erstellt werden und so dem einzelnen Arzt die aufwendige Aufarbeitung der Originalliteratur in vielen Situationen erspart oder erleichtert wird.

Welche Rolle Leitlinien zukünftig bei der Patientenversorgung spielen werden, muss auf gesellschaftlicher Ebene unter Einbezug aller Interessensgruppen entschieden werden. Dabei besteht das Ziel von Leitlinien nicht darin, zum Kontrollinstrument der Krankenkassen zu werden, genauso wie es nicht Ziel der ärztlichen Tätigkeit sein kann, Patienten unter Nichtbeachtung der wissenschaftlichen Erkenntnisse zu behandeln. In diesem Spannungsfeld bleibt festzuhalten, dass unabhängig von den unterschiedlichen Zielvorstellungen dem Wohl der Patienten mit Evidenz-basierten Leitlinien sicherlich mehr gedient ist, als wenn Leitlinien wie bisher „... mehr dem redaktionell verdichteten Inhalt von Lehrbüchern ... als wirklichen Standardisierungen mit gesicherter Wissensbasis" (Buchborn 1997) gleichen.

Entwicklung und Beurteilung von Leitlinien nach den Kriterien der Evidenz-basierten Medizin sind aber noch keine Gewähr dafür, dass die vorgegebenen Ziele von Leitlinien auch tatsächlich erreicht werden. Viele der Kriterien der Evidenz-basierten Medizin beruhen auf theoretischen Überlegungen, auch wenn die schon empirisch belegten Einflussfaktoren berücksichtigt werden. Um einen Einfluss auf Wissen, Einstellung und Verhalten der von der Leitlinie betroffenen Gruppen ausüben und feststellen zu können, müssen zunächst adäquate Maßnahmen der Dissemination, Implementation und des Monitorings der Leitlinienanwendung entwickelt und erprobt werden. Eine genaue Evaluation der Auswirkungen der Leitlinien, am besten in Form randomisierter Studien, ist letztlich unentbehrlich.

1.3 Übersichtsarbeiten und Meta-Analysen an der Schnittstelle zwischen Generierung und Verwertung von wissenschaftlicher Evidenz

Gerd Antes

Die Wissensexplosion und die damit verbundene Informationskrise haben dazu geführt, dass es zunehmend schwieriger wird, wissenschaftliche Ergebnisse wahrzunehmen und in adäquater Weise in die klinische Praxis zu integrieren. Diese vielfach erlebte und beklagte Tendenz hat zur Entwicklung von neuen Konzepten geführt, mit deren Hilfe der Situation besser begegnet werden kann.

Die klassische Evidenz-basierte Medizin (EBM) operationalisiert die Umsetzung von Original- oder Primärliteratur in klinisches Handeln in einem mehrschrittigen Verfahren und bietet ein geeignetes Modell, um den effizienten Umgang mit Literatur zu lernen und zumindestens prinzipiell als Basis für das eigene Handeln zu verwenden (Kap. 2). Im ärztlichen Alltag setzt der damit verbundene zeitliche Aufwand der Realisierung allerdings Grenzen, sodass der Nutzen in der gegenwärtigen medizinischen Praxis besonders in der didaktischen Funktion zu sehen ist. Eine weiter gehende Hilfe bieten die aus den traditionellen Journalclubs erwachsenen Publikationen der Sekundärliteratur, in der solche Artikel in einer vorgegebenen Form kondensiert werden, die bei der regelmäßigen Durchsicht einer Vielzahl von Zeitschriften als klinisch relevant und qualitativ hochwertig angesehen werden (Kap. 2.3.2). Durch die Reduktion der Informationsmenge wird so die Lesezeit zwar um ein Vielfaches reduziert, erhalten bleibt jedoch als grundsätzliches Problem die Selektion der präsentierten Studien mit allen damit verbundenen Gefahren.

Der umfassendste Ansatz, die vorhandenen Forschungsergebnisse in möglichst unverzerrter und aktueller Form aufzubereiten und verfügbar zu machen, besteht in der Erstellung, regelmäßigen Aktualisierung und Dissemination von systematischen Übersichtsarbeiten (Kap. 4). Systematisch meint hier das umfassende Bestreben, alle bekannten, die Qualität solcher Arbeiten bedrohenden Ursachen von Ergebnisverzerrungen so weit wie möglich zu reduzieren und damit die Validität zu maximieren (Kap. 4.3).

Die Einsicht in die Notwendigkeit, die vorhandene Evidenz in systematischer Form zu identifizieren, zusammenzufassen und zu disseminieren, hat in den letzten Jahren stark zugenommen.

Sowohl für die Formulierung von Evidenz-basierten klinischen Leitlinien (Kap. 1.2) wie auch für die Evidenz-basierte Bewertung von Interventionen im Rahmen von Health Technology Assessment Programmen (HTA) ist der Rückgriff auf möglichst vollständige wissenschaftliche Daten von zentraler Bedeutung. Neben dem beständigen Ausbau der dafür nötigen Datenbanken ist die methodische Arbeit zu erwähnen, die im Umfeld der Synthese von Forschungsergebnissen geleistet wird. Berührt werden davon alle für die Reviewerstellung relevanten Bereiche, von den Problemen einer treffsicheren Literatursuche bis hin zu den Fragen der statistischen Eigenschaften des gemeinsamen Schätzers aus der Meta-Analyse. Besondere Aufmerksamkeit wurde und wird dabei der Frage der Qualitätsbewertung der einzelnen Studien sowie dem Zusammenhang zwischen Qualität und Ergebnis gewidmet (Kap. 3.2)

1.3.1 Übersichtsarbeiten für verschiedene Nutzergruppen

Mit Patienten arbeitende Ärzte

Bei der teilweise unter extremem Zeitdruck ausgeführten ärztlichen Arbeit stellen systematische Übersichtsarbeiten das am besten geeignete Mittel dar, um sich über den wissenschaftlichen Hintergrund zu einer speziellen Situation zu informieren und damit die Grundlage für eine wissenschaftliche Entscheidungsfindung zu schaffen. Voraussetzung dafür ist einmal die Existenz einer für das Problem relevanten Übersichtsarbeit, zum anderen die logistische und technische Ausstattung und zum dritten die persönliche Kompetenz für die schnelle Auswertung und Umsetzung der aufgefundenen Übersichtsarbeit. Während die Zugänglichkeit durch die rapide zunehmende technische Vernetzung kein prinzipielles Problem mehr darstellt, ist die notwendige Kompetenz zwar erlernbar, erfordert jedoch die prinzipielle Bereitschaft des Mediziners, sich mit methodischen Fragestellungen auseinander zu setzen. Die Vermittlung von methodischen Kenntnissen zur kritischen Beurteilung der wissenschaftlichen Evidenz stellt ein Ziel dieses Buches dar.

Institutionen des Gesundheitssystems

Die Bedeutung von Übersichtsarbeiten für die ärztliche Praxis findet ihre Entsprechung auf der institutionellen Ebene. Weltweit setzen die zunehmend überforderten Gesundheitssysteme ihre Hoffnung auf die Konzepte der EBM, um ein neues, transparentes und konsensfähiges Gerüst für die medizinische Entscheidungsfindung und die Erstattungsfähigkeit medizinischer Leistungen zu finden. Übersichtsarbeiten nehmen dabei eine Schlüsselstellung ein, vor allem, wenn sie in Vorleistung erbracht werden und damit den Entscheidungsträgern in großer Anzahl zur Verfügung stehen. Diese Einsicht hat sich in den letzten Jahren zunehmend durchgesetzt und zur starken Zunahme solcher Arbeiten geführt.

Abschreckend auf potenzielle Verfasser von Reviews wirken die lange Zeitdauer und der hohe Aufwand der Review-Tätigkeit (Kap. 6.4). Hier wird über eine Finanzierung solcher Arbeiten zunehmend Abhilfe geschaffen, die allerdings zumeist noch punktuell bereitgestellt und – vor allem in Deutschland – bisher kaum in entsprechenden Förderprogrammen angeboten wird.

Im institutionellen Zusammenhang haben systematische Übersichtsarbeiten große Bedeutung für das sogenannte **Health Technology Assessment** (HTA) sowie für die Erstellung von **klinischen Leitlinien**, und zwar sowohl in methodischer wie auch in inhaltlicher Sicht. Für beide Bereiche stellt die wissenschaftliche Evidenz, am besten präsentiert in systematischen Übersichtsarbeiten, einen unverzichtbaren Beitrag dar.

Klinische Forschung

Die zunehmende Anzahl von Übersichtsarbeiten erzeugt ein immer vollständigeres Bild der vorhandenen Evidenz. Das führt zur Herausarbeitung klarer Evidenzlücken, deren Kenntnis Entscheidungsträgern in forschenden Institutionen und der pharmazeutischen Industrie wertvolle Hilfestellung bei der Prioritätszumessung neuer Forschungsvorhaben gibt. Neben diesem Beitrag für die Planung besteht der unmittelbare praktische Nutzen von Reviews darin, dass durch sie die Erstellung von Studienprotokollen wesentlich beschleunigt werden kann, indem der gegenwärtige Stand des Wissens in einer einzigen Quelle bereitgestellt wird und damit umfangreiche Recherche-, Beschaffungs- und Auswertungsarbeit vermieden werden kann.

Patienten und Konsumenten

Massive Veränderungen der Gesundheitsversorgung sind in der nahen Zukunft durch die immer einfacher zugängliche medizinische Information zu erwarten. Der schnelle Wandel hin zur Informationsgesellschaft mit den immer mächtigeren technischen Möglichkeiten geht einher mit einem zunehmenden Wildwuchs sowohl in den Informationsstrukturen wie auch in den angebotenen Inhalten. Diese Entwicklung lässt einerseits faszinierende Perspektiven für die Patienten- und Konsumenteninformation zu, andererseits herrscht jedoch weltweit erhebliche Unsicherheit darüber, wie ein System aussehen soll, das sowohl den schnellen, nutzerfreundlichen Zugang zu valider Information wie auch den Ausschluss von wenig valider Information garantiert.

Im Wissenschaftssystem entstehende systematische Übersichtsarbeiten sind für die Patienteninformation nur bedingt oder gar nicht tauglich, da sie sowohl aufgrund ihrer Länge wie auch ihrer Sprache nur von einem sehr geringen Teil der Patientenschaft genutzt werden können. Systematische Übersichtsarbeiten können und sollten jedoch sehr wohl die Basis für Konsumenten-Synopsen bilden, in denen die wissenschaftliche Aussage in einer didaktisch reduzierten, nutzerspezifischen Form angeboten wird. Für nichtenglischsprachige Länder ist damit auch die Übersetzung in die jeweilige Landessprache notwendig. Daraus folgt eine weitere Komplikation, da jede durch die Aktualisierung der Übersichtsarbeit aufgetretene Änderung der Aussage möglichst schnell in der landessprachlichen Synopse übernommen werden muss. Das reibungslose und schnelle Funktionieren eines solchen Systems erfordert erheblichen logistischen und finanziellen Aufwand, der allerdings unverzichtbar erscheint, will man valide Patienteninformation in nutzerfreundlicher Weise bereitstellen.

1.3.2 Perspektiven

Die Notwendigkeit systematischer Übersichtsarbeiten wird zunehmend als Mittel anerkannt, mit dem die weltweit generierte wissenschaftliche Evidenz zu medizinischen Interventionen den einzelnen Beteiligten in möglichst unverzerrter Form zugänglich gemacht werden kann. Übersichtsarbeiten sind jedoch in etlichen Situationen nicht ausreichend, sondern dienen nur als Ausgangspunkt für nutzerspezifische Derivate. Da in ihnen üblicherweise schlanke, indikationsbezogene Fragestellungen beantwortet werden, können mehrere Arbeiten zusammengefasst werden, um für komplexe Situationen geeignet zu sein, so z. B. in klinischen Leitlinien, die als krankheitsbezogene Managementunterstützung angesehen werden können und die sich jeweils auf eine Vielzahl von Übersichtsarbeiten stützen. Ähnliches gilt für die Bewertungen im Rahmen des Health Technology Assessments, wobei hier im Mittelpunkt die wissenschaftliche Evidenz steht, die zusammen mit anderen Einflüssen, z. B. sozioökonomischen Faktoren und gesellschaftspolitischen Werten, zu einem umfassenden Bericht zusammengeführt wird. Auch für die Konsumenten- und Patienteninformation bildet die Evidenz den Ausgangspunkt, wobei hier die didaktische Reduktion und die Präsentation in der Landessprache spezifische Bedingungen setzen.

Gemeinsam ist diesen Strukturen, dass die sich auf klinische Studien stützenden wissenschaftlichen Übersichtsarbeiten, zumindest prinzipiell, international sind. Für die tatsächlichen Nutzer bedarf es dagegen meist national, manchmal lokal geprägter Umsetzungen, sodass man von einer weltweit generierten Evidenz mit speziellen Schnittstellen zu diversen Nutzergruppen sprechen kann. Diese Entwicklung ist in vielen Gesundheitssystemen zu bemerken und spiegelt die in vielen Bereichen zu beobachtende Tendenz hin zur Globalisierung wider.

Literatur

AHCPR Agency for Health Care Policy and Research. Clinical Practice Guideline No 1. AHCPR Publication: 1993;No. 92-0023.

Ärztliche Zentralstelle Qualitätssicherung. Checkliste „Methodische Qualität von Leitlinien" auf der Grundlage der „Beurteilungskriterien für Leitlinien der Bundesärztekammer und der Kassenärztlichen Bundesvereinigung". Dtsch Ärztebl. 1998;95(41):A-2576-9.

Bassler D, Antes G, Forster J. Leitlinien-Bericht Asthma bronchiale. In: Zentralstelle der Deutschen Ärzteschaft zur Qualitätssicherung in der Medizin, Hrsg. München–Bern–Wien–New York: Zuckschwerdt; 1999.

Bundesärztekammer, Kassenärztliche Bundesvereinigung. Beurteilungskriterien für Leitlinien in der medizinischen Versorgung. Dtsch Ärztebl. 1997; 94(33): A-2154-5,B-1622-3,C-1754-5.

Field MJ, Lohr KN, eds. Clinical practice guidelines. Directions for a new program. Washington D.C.: National Academy Press; 1990.

Grimshaw J, Eccles M, Russel I. Developing clinically valid practice guidelines. J Evaluat Clinc Pract. 1:37-48.

Hayward RSA, Wilson MC, Tunis SR, Bass EB, Guyatt G. Users' guides to the medical literature. VIII: How to use clinical practice guidelines. A. Are the recommendations valid? JAMA. 1995;274:570-4.

Lorenz W. Bekanntmachungen und Informationen für die Mitglieder der AWMF. Mitteilungen Dtsch Ges Chir. 1999;4:283.

Perleth M. Bewertung von Leitlinien für die klinische Praxis. In: Perleth M, Antes G, Hrsg. Evidenz-basierte Medizin – Wissenschaft im Praxisalltag. München: MMV Medizin Verlag; 1998.

Sackett DL, Richardson WS, Rosenberg W, Haynes RB. Evidenz-basierte Medizin. (Dt. Ausg.: Kunz R, Fritsche L). Bern – Wien – New York: Zuckschwerdt; 1999.

SIGN – Scottish Intercollegiate Guidelines Network. SIGN Guidelines – An introduction to SIGN methodology for the development of evidence based clinical guidelines. SIGN Publication. 1999;39.

Wilson MC , Hayward RSA, Tunis SR, Bass EB, Guyatt G. Users' guides to the medical literature. VIII: How to use clinical practice guidelines. B. What are the recommendations and will they help you in caring for your patients? JAMA. 1995;274:1630-2.

2 Evidenz-basierte Medizin

Dirk Bassler

2.1 Was versteht man unter Evidenz-basierter Medizin? 13
2.1.1 EBM – Ein konkretes Handlungskonzept in fünf Schritten 13
2.1.2 EBM – ein umfassendes Denk- und Handlungsprinzip 13

2.2 Brauchen wir Evidenz-basierte Medizin? 14
2.2.1 Informationsflut 15
2.2.2 Ärztlicher Zeitmangel 15
2.2.3 Langsame Umsetzung von Forschungsergebnissen in die Praxis/rascher Verfall des medizinischen Wissens 16
2.2.4 Rationierungsbestrebungen im Gesundheitssystem 16
2.2.5 Wandel der Informationsmedien 17
2.2.6 Nicht zeitgemäße medizinischen Aus- und Weiterbildung 17

2.3 Das Konzept der Evidenz-basierten Medizin 17
2.3.1 Vom klinischen Problem zur Frage. . . 18
2.3.2 Informationssuche 20
2.3.3 Kritische Bewertung der Literatur . . . 38
2.3.4 Anwendung auf den Patienten 40
2.3.5 Evaluation. 43

2.4 Pro und Kontra Evidenz-basierte Medizin 43
2.4.1 Evidenz-basierte Medizin als neuer Bewertungsmaßstab im Gesundheitswesen. 43
2.4.2 Klinische Erfolge. 44
2.4.3 Erfolge in der Ausbildung. 44
2.4.4 Publikationspraxis 44
2.4.5 Evidenz-basierte Medizin: „Alter Wein in neuen Schläuchen?“. . 44
2.4.6 Evidenz-basierte Medizin als „Kochbuchmedizin“. 45
2.4.7 Evidenz-basierte Medizin = Sparmedizin? 45
2.4.8 Evidenz-basierte Medizin: forschungsfeindlich?. 45

„Evidenz-basierte Medizin“ (EBM) ist zu einem Modebegriff geworden, der in Deutschland inflationär gebraucht wird. EBM ist „in“ und sichert Aufmerksamkeit in der Öffentlichkeit. Kaum ein medizinischer Kongress, der nicht mit dem Spezialthema „evidence based medicine“ aufwartet. Auch andere Bereiche des Gesundheitssytems haben das Thema für sich entdeckt: Krankenkassen und Industrie geben ihren Strategien und Produkten das Gütesiegel der „EBM“ und sichern ihnen dadurch eine scheinbar unzweifelhafte Legitimation.

Auf dieser Grundlage ist es nachvollziehbar, dass einige in der EBM nur eine kurzlebige Bewegung sehen, die die Probleme der Zeit auf unseriöse Art und Weise dazu nutzt, sich Popularität zu verschaffen. EBM scheint ein schillerndes Etwas zu sein, das jeder zu kennen vorgibt. Aber nur wenige wissen, was sich hinter der Fassade wirklich verbirgt.

EBM hat im Laufe der Jahre eine Ausdehnung ihrer Bedeutung erfahren: von einem konkreten Handlungskonzept auf ein umfassendes Denk- und Handlungsprinzip. Ziel dieses einführenden Kapitels ist die Begriffsklärung und die Beschreibung der Wurzeln der EBM. Die Gründe, die dazu geführt haben, dass EBM ihren heutigen Stellenwert erlangt hat, und die Vorstellung des konkreten Konzeptes sind Inhalte der anschließenden Kapitel. Abschließend wird das Für und Wider einer Evidenz-basierten Gesundheitsversorgung diskutiert.

2.1 Was versteht man unter Evidenz-basierter Medizin?

2.1.1 EBM – Ein konkretes Handlungskonzept in fünf Schritten

David Sackett hat die EBM folgendermaßen definiert: „Evidenz-basierte Medizin (EBM) ist der gewissenhafte, ausdrückliche und vernünftige Gebrauch der gegenwärtig besten externen, wissenschaftlichen Evidenz für Entscheidungen in der medizinischen Versorgung individueller Patienten. Die Praxis der EBM bedeutet die Integration individueller klinischer Expertise mit der bestmöglichen externen Evidenz aus systematischer Forschung" (Kap. 1.2.1).

> Der Begriff „Evidenz-basierte Medizin" beschreibt ein an den Methoden der klinischen Epidemiologie ausgerichtetes Konzept, das medizinisches Handeln auf die Basis von transparenten und reproduzierbaren Daten stellt.

Dieses Konzept wurde von David Sackett und dem Department of Clinical Epidemiology and Biostatistics der McMaster University in Hamilton, Kanada, in ein konkretes Handlungsregime integriert, das in fünf Schritten eine Patientenversorgung auf der Grundlage des besten verfügbaren Wissens und der persönlichen Erfahrung ermöglichen soll (Kap. 2.3).

EBM will Fachwissen und Erfahrung kombinieren – nicht mehr, aber auch nicht weniger. Persönliche Erfahrung und Intuition lassen sich nicht durch theoretische Handlungskonzepte vermitteln, hierzu sind andere Mechanismen gefragt. Fachwissen ist einem zeitlichen Wandel unterworfen. Es wird durch die aktuellen Forschungsergebnisse beeinflusst und verlangt daher lebenslange Fortbildung. Hier setzt die EBM an und will eine Hilfestellung beim Erwerb der besten klinischen Evidenz leisten. (Evidenz ist in diesem Buch im Sinne des englischen Begriffes „evidence", also als im Sinne einer empirischen Beweisbarkeit zu verstehen und nicht im Sinne des deutschen Wortes „Evidenz", das einen offensichtlichen Tatbestand beschreibt, der keines weiteren Beweises bedarf). Letztendlich müssen Sachverstand, Erfahrung und Intuition darüber entscheiden, ob die Evidenz auf einen einzelnen Patienten anwendbar ist und ob sie in der ärztlichen Entscheidung Berücksichtigung findet oder nicht.

2.1.2 EBM – ein umfassendes Denk- und Handlungsprinzip

EBM ist heutzutage aber mehr als das von Sackett und Mitarbeitern vorgestellte Handlungskonzept in fünf Schritten. EBM ist zu einem Denk- und Handlungsprinzip geworden, an dem sich die verschiedensten Aktivitäten im Gesundheitswesen messen lassen. Allen ernst zu nehmenden Aktivitäten gemeinsam ist der Wunsch nach wissenschaftlicher Belegbarkeit medizinischer Maßnahmen, egal, ob es sich um die Entwicklung systematischer Übersichtsarbeiten in der Cochrane Collaboration, Evidenz-basierter Therapiebücher oder Evidenz-basierter Leitlinien handelt. Es liegt im Wesen der klinischen Medizin, dass sie sich nicht wie die Natur-„Wissen"schaften ausschließlich auf theoretisches „Wissen" beschränken kann, sondern dass sie vielmehr zum praktischen Handeln gezwungen ist. Nur so kann sie ihrer Aufgabe, kranken Menschen zu helfen, gerecht werden. Diese aktive Seite der Medizin ist fehlbar und bedarf einer kontinuierlichen wissenschaftlichen Untermauerung. Es ist der individuelle Arzt, der zum Handeln verpflichtet ist, und im Mittelpunkt seiner Tätigkeit steht der individuelle Patient. In dieser Individualität liegt eine Chance für sinnvolle ärztliche Tätigkeit, aber auch eine Gefahr. Chance deswegen, weil persönliche Erfahrung und Urteilskraft über den Einsatz von Wissen entscheiden müssen und nicht das Handeln dem Diktat eines abstrakten Wissens unterliegen sollte. Gefahr deswegen, weil individuelles Wissen häufig nicht den besten verfügbaren wissenschaftlichen Erkenntnissen entspricht. Genau an diesem Punkt setzt die EBM an.

> EBM hat die wissenschaftliche Belegbarkeit medizinischer Maßnahmen zu ihrem zentralen Inhalt erklärt und Instrumentarien entwickelt, dieses Ziel auf den verschiedenen Ebenen des Gesundheitssystems umzusetzen.

2.2 Brauchen wir Evidenz-basierte Medizin?

Die zentrale Forderung der EBM, die wissenschaftliche Belegbarkeit medizinischer Maßnahmen als Ergänzung der ärztlichen Erfahrung, ist nicht neu. Streng genommen hat das bereits Hippokrates postuliert, als er vor ca. 2400 Jahren als Grundlage der ärztlichen Entscheidung das „beste Wissen und Vermögen" gefordert hat. Diese Formulierung hat bis heute Bestand im „Eid des Hippokrates", der als die ethische und moralische Grundlage des ärztlichen Handelns angesehen wird.

In Europa beginnt die **Geschichte** der EBM um 1780 in Großbritannien und fasst ca. fünfzig Jahre später in Frankreich Fuß. Damals wurde in diesen Ländern ein Konzept entwickelt, das medizinisches Handeln in den Zusammenhang mit Beobachtung und Experiment rückte (Tröhler 1991, Raspe 1996). Der Physiologe Francois Magendie forderte zu Beginn des 19. Jahrhunderts „Fakten als Fundament der Wissenschaft". In Deutschland verlangte Eugen Bleuler im Jahre 1919 eine „medizinische Statistik", um medizinisches Handeln mit den Mitteln der mathematischen Wahrscheinlichkeit zu evaluieren. Er kritisiert die mangelhafte Belegbarkeit medizinischer Maßnahmen: „Wir behandeln immer noch Menschen mit Mitteln, von denen wir keine Beweise haben, dass sie überhaupt nützen, ja nicht einmal, dass sie nichts schaden". Der spätere Direktor der Medizinischen Universitätsklinik Bonn, Paul Martini, legte 1932 in Deutschland die Grundlage für das, was man heute als klinische Epidemiologie bezeichnet. Mit seiner „Methodenlehre der therapeutisch-klinischen Forschung" lieferte er ein Instrumentarium zur Ergänzung der einfachen ärztlichen Erfahrung. Im Vorwort zur zweiten Auflage schreibt er: „Wer eine besondere Methodenlehre der therapeutisch-klinischen Forschung für nötig erklärt, hält offenbar die einfache ärztliche Erfahrung für unzureichend" (Raspe 1996).

Die Geschichte der EBM ist eng verknüpft mit der Geschichte der klinischen Studien. 1753 veröffentlichte der Schiffsarzt James Lind die Ergebnisse seines Versuches, den Skorbut mit Orangen und Zitronen zu behandeln. Die erste placebokontrollierte randomisierte Studie wurde in Großbritannien durchgeführt, wo klinisch-epidemiologische Inhalte seitdem kontinuierlich Beachtung gefunden haben.

So ist es nicht verwunderlich, dass die EBM ihren Ausgang von Großbritannien und Kanada nahm. In Deutschland dauerte es relativ lange, bis das Thema nach den Aktivitäten von Paul Martini wieder in den Blickpunkt des Interesses geriet. Die Gründe für das Wiederaufleben des Interesses an klinisch-epidemiologischen Inhalten und EBM sind in Tab. 2.**1** zusammengefasst und werden im den folgenden Abschnitten näher erläutert.

Tabelle 2.**1** Gründe, warum wir EBM brauchen

- Informationsflut
- Ärztlicher Zeitmangel
- Langsame Umsetzung von Forschungsergebnissen in die Praxis
- Rascher Verfall des medizinischen Wissens
- Rationalisierungsbestrebungen im Gesundheitswesen
- Wandel der Informationsmedien
- Nicht zeitgemäße medizinische Aus- und Weiterbildung

2.2.1 Informationsflut

Al Gore (amerikanischer Vizepräsident 1999) hat sich zum Stichwort „Informationsflut“ folgendermaßen geäußert: „We have warehouses of unused information rotting while critical questions are left unanswered and critical problems are left unresolved. We have much to much information of poor quality, too little that‘s good, and no effective way of sorting it out“ (Editor’s choice: Editorial im BMJ 1997). Dass es auch in der Medizin berechtigt ist, von einer Informationsflut zu sprechen, verdeutlichen die folgenden Überlegungen. Inzwischen erscheinen so viele medizinische Artikel, dass schon der Allgemeininternist, der lediglich mit für seine Praxis relevanten Zeitschriften auf dem aktuellen Stand bleiben möchte, 19 Artikel pro Tag, an 365 Tagen des Jahres lesen müsste (Davidoff 1995). Der einzelne informationssuchende Arzt ist in seinem durch Zeitdruck bestimmten Alltag klar überfordert, wenn es darum geht, sich aus diesem Angebot eine valide Antwort auf seine Fragen zu verschaffen.

2.2.2 Ärztlicher Zeitmangel

Der stetig wachsenden Menge an medizinischer Information steht eine zunehmend knapper werdende fachbezogene ärztliche Lesezeit gegenüber. Gerade Mediziner in den ersten praktischen Ausbildungsjahren werden zunehmend von ihrer klinischen Arbeit absorbiert, sodass ihnen wenig Zeit für Fortbildung bleibt. Eine in Großbritannien durchgeführte Umfrage bei Medizinern unterschiedlichen Ausbildungsgrades belegt eindrucksvoll die knappe fachbezogene Lesezeit (Sackett 1999).

Von den befragten Ärzten im Praktikum gaben bis zu 75% an, in der vergangenen Woche nicht patientenbezogen gelesen zu haben. Die durchschnittliche patientenbezogene Lesezeit der vergangenen Woche betrug zwischen null und zwanzig Minuten. Die durchschnittliche Lesezeit von Assistenzärzten in der Weiterbildung lag zwischen zehn und dreißig Minuten in der vergangenen Woche. Aber auch von den Mediziner in führenden klinischen Positionen gaben bis zu 40% an, in der vergangenen Woche nicht patientenbezogen gelesen zu haben; die durchschnittliche Lesezeit der vergangenen Woche lag bei ihnen zwischen zehn und fünfundvierzig Minuten.

Die zunehmend knapper werdende patientenbezogene ärztliche Lesezeit bei einer gleichzeitig zunehmenden Menge an relevanter Information und einer immer schnelleren Alterung medizinischen Wissens, die ihren Ausdruck u.a. in veralteten Lehrbüchern findet, machen die Dynamik einer Entwicklung deutlich, an deren Ende ohne aktives Gegensteuern eine unsachgemäße Patientenbehandlung stehen muss.

2.2.3 Langsame Umsetzung von Forschungsergebnissen in die Praxis/rascher Verfall des medizinischen Wissens

Antman und Mitarbeiter schätzen, dass es zum Teil mehr als zehn Jahre dauert, bis sich eine gesicherte medizinische Erkenntnis in der Praxis etabliert (Antman 1992). In diesem Zusammenhang sind neue Instrumentarien gefragt, die dazu beitragen, den Wissenstransfer aus der Forschung in die Praxis zu beschleunigen. EBM vermittelt Strategien, die den Rückgriff auf Originaldaten und deren Interpretation erleichtern. In Anbetracht einer zunehmend schnelleren Alterung medizinischen Wissens – Schätzungen gehen von einer Halbwertszeit zwischen fünf und zehn Jahren aus – helfen diese Strategien dem einzelnen Arzt auf dem aktuellen Stand des medizinischen Wissens zu bleiben und seine Entscheidungen auf eine rationale Basis zu stellen. Ein ehemaliger Dekan der Harvard Universität, Dr. Burwell, hat das Problem der schnellen Alterung des medizinischen Wissens bereits in den fünfziger Jahren erkannt und sich im British Medical Journal folgendermaßen dazu geäußert: „My students are dismayed when I say to them *‚Half of what you are taught as medical students will in ten years have been shown to be wrong. And the trouble is, none of your teachers knows which half*‘“ (Pickering 1956).

2.2.4 Rationierungsbestrebungen im Gesundheitssystem

EBM und die Rationierung des Gesundheitssystems sind zwei grundlegend unterschiedliche Dinge. EBM will die klinische Entscheidung mit Hilfe wissenschaftlich fundierter und valider Informationen begründen, während die Rationierung des Gesundheitssystems den Zweck hat, finanzielle Mittel einzusparen. EBM kann als wissenschaftliche Grundlage einer Rationierungsdebatte dienen und wird deswegen nicht davor zurückschrecken, wirksame Therapieinterventionen einzufordern, die u. U. die Kosten der Patientenversorgung steigern. Wenn man von der Annahme ausgeht, dass die Rationierung medizinischer Leistungen unvermeidbar ist, so sollte eine Einsparung am ehesten bei denjenigen Maßnahmen erfolgen, deren Wirkungslosigkeit bewiesen ist. Allerdings ist das Fehlen von Wirksamkeitsnachweisen nicht gleichbedeutend mit dem Nachweis von Wirkungslosigkeit! Der Einsatz mancher medizinischer Maßnahmen wird allerdings allein mit unkontrollierten klinischen Beobachtungen und physiologischen Überlegungen begründet, obwohl kontrollierte klinische Studien durchführbar wären bzw. bereits vorliegen.

> So lieferte z. B. die Beobachtung, dass Patienten mit ventrikulären Extrasystolen nach Myokardinfarkt eine hohe Mortalitätsrate zeigen (Sackett 1999, Ruberman 1977), zusammen mit dem Nachweis, dass sich diese Extrasystolen durch bestimmte Medikamente unterdrücken lassen, eine ausreichende Grundlage für die weit verbreitete Verordnung dieser Arzneimittel bei Post-Infarkt-Patienten mit Herzrhythmusstörungen (Sackett 1999, Morganroth 1990). Die daraufhin durchgeführten kontrollierten randomisierten Studien untersuchten jedoch harte klinische Endpunkte und nicht physiologische Prozesse und konnten zeigen, dass einige dieser Arzneimittel die Mortalität bei dem beschriebenen Patientenkollektiv eher erhöhen als senken. Von der routinemäßigen Verordnung dieser Präparate wird inzwischen abgeraten (Sackett 1999, Echt 1991).

Während man in diesem Fall den Nachweis der Bedenklichkeit nicht eindeutig als Verdienst der EBM bezeichnen kann, so haben in anderen medizinischen Bereichen Aktivitäten aus dem Umkreis der EBM die Sinnhaftigkeit bzw. sogar die Schädlichkeit von Behandlungsmaßnahmen erst in die Diskussion gebracht. Zwei aktuelle Beispiele stellen der Artikel zur Mammographie zum Brustkrebsscreening vom Direktor des skandinavischen Cochrane Zentrums dar (Gøtzsche 2000) und die systematische Übersichtsarbeit der Cochrane Collaboration zum Einsatz von Albumin bei schwerkranken Patienten (Alderson 1999) dar.

2.2.5 Wandel der Informationsmedien

In den letzen Jahren zeichnet sich auch in der Medizin eine Hinwendung zu den elektronischen Medien ab. Die wachsende Menge an Information bringt es mit sich, dass zunehmend Computer und Datenbanken zum Einsatz kommen. Der Umgang mit elektronischen Medien (häufig im Zusammenhang mit einer Fremdsprache) stellt zum Teil eine Hemmschwelle bei der medizinischen Informationssuche dar. Das aktive Praktizieren Evidenz-basierter Medizin ist ohne den Einsatz von elektronischen Medien allerdings nicht vorstellbar. Das Konzept der EBM beinhaltet aber konkrete Anleitungen für den Umgang mit den neuen Medien und trägt so dazu bei, diese Hemmschwelle zu überwinden. Im Rahmen dieses Buches wird z. B. auf den sinnvollen Umgang mit Datenbanken („Medline", „best evidence", „Cochrane Library") eingegangen. Anhand konkreter klinischer Beispiele werden Strategien erläutert, die es dem Einzelnen Schritt für Schritt ermöglichen, eine fundierte medizinische Literatursuche zu erlernen (Kap. 2.3.2).

2.2.6 Nicht zeitgemäße medizinischen Aus- und Weiterbildung

Das bisherige medizinische Aus- und Weiterbildungssystem in Deutschland wird dem Anforderungsprofil des modernen medizinischen Alltags nicht mehr gerecht. In einer Zeit, in der die Halbwertszeit des medizinischen Wissens zunehmend geringer wird, steigt das Interesse an fakultativer oder sogar obligater medizinischer Fortbildung. Wendet man für die Überprüfung der Wirksamkeit der Fortbildung dieselbe aussagekräftige Strategie an, die man zur Bestimmung der Effektivität eines therapeutischen Regimes fordert, nämlich die systematische Übersichtsarbeit bzw. die randomisierte kontrollierte Studie, sind die Ergebnisse enttäuschend: Traditionelle Fortbildung in Form von Vorträgen scheint nicht in der Lage zu sein, unsere klinische Leistung zu verändern und die Ergebnisse bei den Patienten zu verbessern (Davis 1992, Sackett 1999). Für das an der McMaster-Universität entwickelte Konzept des selbstbestimmten problemorientierten Lernens konnte anhand eines konkreten klinischen Themas statistisch signifikant gezeigt werden, dass es im Vergleich zu traditionellen Ausbildungsmethoden besser dazu befähigt, relevante klinische Fortschritte wahrzunehmen (Shin 1993). Auch in Deutschland müssen im Rahmen der medizinischen Aus- und Weiterbildung Konzepte vermittelt werden, die zu einer lebenslangen selbständigen Fortbildung befähigen. Bei der Umsetzung dieses Vorhabens kann die EBM einen substantiellen Beitrag leisten.

2.3 Das Konzept der Evidenz-basierten Medizin

Wie anfangs beschrieben, versteht man unter Evidenz-basierter Medizin u. a. ein konkretes Handlungskonzept, das dem einzelnen Arzt erlaubt, ein klinisches Problem mit Hilfe der besten verfügbaren externen Evidenz anzugehen. Im folgenden Kapitel wird dieses Konzept anhand klinischer Beispiele erläutert. Der Aufbau des Kapitels folgt dabei den von David Sackett und Mitarbeitern (Sackett 1999) beschriebenen fünf Schritten zum Praktizieren von EBM (Tab. 2.**2**). Diese strikte und formale Aufteilung soll den Einstieg in das Konzept der EBM erleichtern. In der Praxis überschneiden sich die einzelnen Schritte häufig, und je nach Vorkenntnissen ist ein Einstieg auf verschiedenen Ebenen möglich. Einige der beschriebenen Schritte erscheinen auf den ersten Blick selbstverständlich, bei näherem Hinsehen wird aber deutlich, dass z. B. eine fundierte Literatursuche oder die kritische Bewertung der Literatur gewisser Vorkenntnisse bedarf. Diese Kenntnisse sollen in diesem Buch vermittelt werden.

Tabelle 2.**2** Die fünf Schritte der Evidenz-basierten Medizin

1.	Wie man beantwortbare klinische Fragen stellt
2.	Suche nach der besten verfügbaren Information
3.	Kritische Bewertung der Information
4.	Prüfung der Anwendbarkeit der Information auf den Patienten
5.	Evaluation des eigenen Handelns

2.3.1 Vom klinischen Problem zur Frage

Der Prozess der klinischen Entscheidungsfindung im Rahmen der EBM beinhaltet einen problemorientierten Ansatz. Die Umwandlung eines klinischen Problems in eine beantwortbare Frage stellt den ersten Schritt auf dem Weg zur Lösung des Problems dar. Die zentralen Kategorien einer solchen Frage (Tab. 2.**3**) spielen z. B. auch bei der Planung von prospektiven Studien oder Meta-Analysen und im Begutachtungsprozess vieler Zeitschriften eine entscheidende Rolle.

Da EBM vom konkreten Patienten ausgeht, der stets der Bezugspunkt für die klinische Entscheidung bleibt, beginnt dieses Kapitel mit einem klinischen Beispiel.

Klinisches Beispiel. In der Ambulanz wird Ihnen ein 15 Monate altes Kind mit Unruhe, Fieber bis 38,5 °C und leicht eingeschränktem Ess- und Trinkverhalten vorgestellt. Bei der Untersuchung finden Sie eine akute einseitige, nicht perforierte Otitis media und raten zur Einnahme eines Antibiotikums. Dies wird von den Eltern des Kindes im Hinblick auf die zu erwartenden Nebenwirkungen abgelehnt.

Als klinisches Problem stellt sich Ihnen die Abwägung des Nutzens der Antibiotika-Einnahme gegenüber den von den Eltern geäußerten Befürchtungen. Sie versuchen nun dieses Problem in eine beantwortbare Frage umzuwandeln und orientieren sich an den vier Elementen der Frage:

1. Zur Beschreibung des Patienten
Die wesentliche Überlegung besteht darin, sich die relevanten Eigenschaften des Patienten in Zusammenhang mit seinem klinischen Problem klarzumachen. In der Pädiatrie wird z. B. das Alter des Kindes meistens eine entscheidende Rolle spielen, da z. B. ein schlechtes Ess- und Trinkverhalten bei Säuglingen einen anderen Stellenwert hat als bei Jugendlichen. Für den konkreten Fall könnte eine der Überlegungen folgendermaßen lauten:

Tabelle 2.**3** Umwandlung des klinischen Problems in eine Frage

Element der Frage	Patient	Intervention	Vergleichs-intervention	Zielgröße(n)
Anleitung für die Formulierung	Was sind die relevanten Eigenschaften meines Patienten in Zusammenhang mit seinem Problem?	Welche Hauptintervention ziehe ich in Erwägung	Was ist die mögliche Alternative zu meiner Hauptintervention?	Was sind die für den Patienten relevanten Kriterien, an denen ich Erfolg/Misserfolg der Behandlung messen will?
Beispiel	Wie beeinflusst bei einem 15 Monate alten Kind mit akuter Otitis media in ansonsten ordentlichem Zustand...	...eine antibiotische Behandlung...	...im Vergleich zu keiner antibiotischen Behandlung...	...den Krankheitsverlauf sowie die Komplikations- und Nebenwirkungsrate?

Leidet das Kind an hohem Fieber und befindet es sich in einem so schlechten Allgemeinzustand, dass mit einer septischen Komplikation zu rechnen ist?

Derartige Überlegungen setzen eine gewisse klinische Erfahrung, eine sorgfältige Anamnese und Untersuchung und nicht zuletzt Intuition und Einfühlungsvermögen voraus.

2. Zur Beschreibung der Intervention
Die Beschreibung der Intervention wird im allgemeinen wenig Probleme bereiten. Entscheidend ist, dass man sich festlegt und für eine Hauptintervention entscheidet. In dem konkreten Beispiel stellt die Hauptintervention die Antibiotikagabe dar.

3. Zur Beschreibung der Vergleichsintervention
Was sind die möglichen Alternativen zur Hauptintervention? Hier wird im therapeutischen Bereich häufig nach dem Vergleich mit keiner Intervention bzw. nach dem Vergleich zwischen verschiedenen Maßnahmen gefragt. Auch wenn man sich für mehrere Alternativen interessiert, sollte man sich wiederum auf eine Vergleichsintervention festlegen und ggf. in einer zweiten Frage andere Alternativen berücksichtigen. In dem konkreten Fall stellt die Vergleichsintervention keine antibiotische Therapie dar.

4. Zur Beschreibung der Zielgrößen („outcomes")
Wesentliche Herausforderung des ersten Schrittes ist das Erkennen von für den Patienten relevanten Zielgrößen („outcomes"): Der Erfolg einer Intervention sollte an klinisch relevanten Endpunkten gemessen werden, eine Überlegung, die auch bei klinischen Studien oder Meta-Analysen von Bedeutung ist. Es ist nicht zuletzt ein Verdienst der EBM, die den Patienten wieder in den Mittelpunkt der klinischen Entscheidung gerückt hat, dass zunehmend klinisch relevante outcomes Berücksichtigung finden. Studien älterer Jahrgänge orientieren sich häufig an „Surrogatendpunkten", d.h. Ergebnisparametern, die an sich nicht von unmittelbarer Bedeutung für die Patienten sind, aber stellvertretend für wichtige Endpunkte stehen können. Solche Parameter sind häufig physiologische oder biochemische Marker, die relativ schnell und einfach gemessen werden können und denen eine Vorhersagefunktion für spätere Ereignisse zugemessen wird. Diese Vorhersagefunktion ist allerdings manchmal spekulativ und nicht durch zuverlässige Daten nachgewiesen. In der Medizin spielen häufig die sog. „long term outcomes" (Zielgrößen, die dauerhaft von Bedeutung sind und meistens nicht unmittelbar nach Ende einer Behandlung erfasst werden können) eine große Rolle.

In dem vorgestellten Beispiel ist es z. B. möglich, den Erfolg der antibiotischen Behandlung am otoskopischen Befund zu messen, der für den Patienten an sich nicht von unmittelbarer Bedeutung ist. Für den Patienten entscheidend sind vielmehr Zielgrößen wie z. B. die Dauer der Erkrankung, das Auftreten von Komplikationen inklusive Hörschäden und das Auftreten medikamentöser Nebenwirkungen.

Letztendlich sollte die Frage möglichst knapp formuliert werden, ohne dabei relevante Aspekte zu vernachlässigen. Dabei sollte man auch den zu erwartenden Umfang der Information mit einbeziehen: Je mehr an Information man erwartet, desto spezifischer sollte die Formulierung der Frage ausfallen.

Eine mögliche Formulierung zur Umwandlung des vorgestellten klinischen Problems in eine beantwortbare Frage könnte lauten: *Wie beeinflusst bei einem 15 Monate alten Kind mit akuter Otitis media in ansonsten ordentlichem Zustand eine antibiotische Behandlung im Vergleich zu keiner antibiotischen Behandlung den Krankheitsverlauf sowie die Komplikations- und Nebenwirkungsrate?*

Die klinische Frage leitet direkt zum zweiten Schritt des EBM-Konzeptes über, der Informationssuche, da die Schlüsselwörter der Frage gleichzeitig als Suchbegriffe der problemorientierten Literaturrecherche eingesetzt werden können.

2.3.2 Informationssuche

Daniel Galandi, Dirk Bassler

Nachdem das klinische Problem in eine konkrete Frage umgewandelt wurde, folgt als zweiter Schritt in der Praxis der Evidenz-basierten Medizin die Suche nach externer Evidenz. Dabei bietet die strukturierte Informationsbeschaffung in Form einer **systematischen Literaturrecherche** mit anschließender Beurteilung der Validität gegenüber anderen weit verbreiteten Wegen der Informationsbeschaffung (z. B. Rat von Kollegen, konventionelle Lehrbücher, klassische Übersichtsartikel usw.) erhebliche Vorteile. So geht beispielsweise aus den meisten konventionellen Lehrbüchern und narrativen Übersichtsarbeiten nicht hervor, mit welchen Methoden die Informationen gewonnen wurden. Auch der Kollege, der eine Studie zitiert, ist mitunter nicht in der Lage anzugeben, ob es sich bei der zitierten Quelle um eine kontrollierte klinische Studie oder eine unkontrollierte Anwendungsbeobachtung handelt – ein Unterschied, der erhebliche Auswirkungen auf die Validität der Information hat.

Optionen für die Literaturrecherche

Für eine strukturierte Informationsbeschaffung kommen im wesentlichen drei Wege in Frage:

- Rückgriff auf Primärliteratur (z. B. mit Hilfe von Medline, Embase, CancerLit u. a.),
- Rückgriff auf Sekundärliteratur (z. B. mit Hilfe der Zeitschrift „evidence based medicine“),
- Rückgriff auf Zusammenfassungen klinischer Studien (z. B. mit Hilfe der Cochrane Library).

Im vorliegenden Kapitel steht der Rückgriff auf die Originalliteratur mit Hilfe elektronischer Datenbanken im Mittelpunkt, auf die Nutzung der Sekundärliteratur wird ebenfalls eingegangen. Systematische Übersichtsarbeiten werden in den Kapiteln 4 und 6 behandelt. Am Ende des Kapitels werden die Online-Angebote einiger medizinischer Fachzeitschriften und Möglichkeiten der Literaturbestellung über das Internet vorgestellt.

Rückgriff auf Primärliteratur (Originalartikel)

Der Rückgriff auf die klinische Originalliteratur stellt den klassischen EBM-Ansatz dar. Dadurch werden Umwege im Informationsfluss vermieden. Diese Tatsache ist vor dem Hintergrund der schnellen Alterung des medizinischen Wissens von großer Bedeutung. Wenn der direkte Zugriff auf die Ergebnisse klinischer Forschung genutzt wird, kann die Zeitspanne zwischen dem Nachweis der Wirksamkeit einer Intervention und ihrer Integration in die Patientenversorgung erheblich verkürzt werden. Früher standen dem systematischen Rückgriff auf die klinische Originalliteratur erhebliche Schwierigkeiten im Weg. Diese waren im wesentlichen bedingt durch strukturelle Probleme beim Zugang zu den Datenquellen und durch individuelle Probleme aufgrund mangelhafter Kenntnisse im Umgang mit Datenbanken.

Zu Beginn des 21. Jahrhunderts ist die Medienstruktur so weit ausgebaut, dass der Einzelne mit geringem Aufwand eine extrem große Menge an Literatur vom Arbeitsplatz aus lokalisieren und teilweise auch direkt nutzen kann. Diese an sich begrüßenswerte Entwicklung birgt für den verantwortungsvollen Klinker die Aufforderung, sich dieses Informationsangebot auch zu Nutze zu machen. Die Größe des Informationsangebots, die unübersichtliche Präsentation, die uneinheitliche Qualität und die unterschiedlichen Suchoberflächen der Datenbanken bergen jedoch die Gefahr, sich in diesem Informationsdschungel zu verirren.

Elektronische Datenbanken

Die medizinischen Primärpublikationen haben mittlerweile einen Umfang erreicht, der eine elektronische Archivierung zwingend erforderlich macht. Die großen internationalen medizinischen Datenbanken (Medline, Embase) bieten die Möglichkeit, mit computergestützten Methoden gezielt nach Primärpublikationen zu suchen. Die zur Zeit vorhandenen Datenbanken decken, auch wenn mehrere Quellen kombiniert werden, nicht das gesamte Publikationsspektrum ab, ermöglichen aber die Suche in einem wesentlichen Teil der Daten. Zusätzlich zu den allgemeinen medizinischen Datenbanken gibt es eine Reihe von spezialisierten Datenbanken, die sich auf bestimmte Fachgebiete oder Erkrankungen beschränken. Tab. 2.**4** bietet eine Übersicht über einen Teil dieser Datenbanken.

Tabelle 2.**4** Beispiele für Spezialdatenbanken

Datenbank	Themengebiet
AIDSline	HIV und AIDS
CancerLit	maligne Erkrankungen
PsychLit	psychisch/psychiatrische Erkrankungen

Große internationale medizinische Datenbanken

Die Datenbank Medline (herausgegeben von der National Library of Medicine [NLM], USA) und ihr europäisches Pendant, die Datenbank Embase (herausgegeben von Elsevier, Niederlande), sind die beiden wichtigsten internationalen medizinischen Datenbanken. Sie sind von der Größe her vergleichbar, inhaltlich hat Embase einen Schwerpunkt auf der europäischen Literatur und auf pharmakologischen Fragestellungen. Ein weiterer nennenswerter (und bedauerlicher) Unterschied zwischen Medline und Embase besteht bezüglich der Nutzungskosten. Medline ist inzwischen unter diversen Internetadressen kostenfrei zugänglich, und diese Angebote werden auch bis auf weiteres bestehen bleiben. Die Nutzung von **Embase** ist an spezielle „hosts" gebunden (Rechner, die über das Internet oder das Telefonnetz erreichbar sind und die Datenbank beherbergen, also „hosten"), erfordert eine vorherige Anmeldung und ist mit erheblichen Kosten für das Recherchieren und vor allem für das Herunterladen der Literaturzitate verbunden. Die Kosten sind je nach Host unterschiedlich und decken nur die Bereitstellung der bibliographischen Angaben ab, evtl. in Verbindung mit einer Zusammenfassung des Artikels (abstract), der vollständige Artikel muss anderweitig besorgt werden.

Tabelle 2.**5** Eigenschaften von Medline

Herausgeber	National Library of Medicine, USA
Einführung	1966 (als Schriftversion Index Medicus)
Umfang	ca. 9 Millionen Zitate
Quelle	aktuell 3800 Zeitschriften
Neue Einträge	jährlich etwa 370.000
Sprache	englisch
Fachgebiete	Humanmedizin, Psychologie, Veterinärmedizin, Zahnmedizin
Thesaurus	Medical Subject Headings (MeSH) mit hierarchischem Aufbau

Medline

Da Medline die mit Abstand weiteste Verbreitung hat, als allgemeine medizinische Datenbank einen sehr großen Bereich abdeckt und über einen konventionellen Internetzugang problemlos erreichbar ist, soll die Nutzung medizinischer Datenbanken stellvertretend für alle Datenbanken in diesem Kapitel an Medline erläutert werden. Die generellen Prinzipien der Datenbanknutzung (Freitextsuche, Schlagwortsuche, Kombinieren von Suchbegriffen etc.) können von Medline auf nahezu alle Datenbanken übertragen werden. Bei der praktischen Nutzung anderer Datenbanken wird man sich anfangs trotzdem mit den speziellen Eigenschaften der jeweiligen Datenbank und ihrer Nutzeroberfläche vertraut machen müssen.

Wichtige Charakteristika von Medline sind in Tab. 2.**5** zusammengefasst.

Zugangsmöglichkeiten

Ein freier Zugriff auf Medline ist unter den in Tab. 2.**6** aufgelisteten Internetadressen möglich. Zusätzlich gibt es Firmen, die Medline unter einer eigens programmierten Oberfläche mit speziellen Suchoptionen anbieten. Diese Angebote sind gegen eine Gebühr entweder ebenfalls über das Internet zugänglich oder als sog. Intranetversionen auf CD-ROM für die breite Nutzung innerhalb einer Institutionen verfügbar. In Tab. 2.**7** werden einige dieser Anbieter aufgeführt. Der Vorteil der frei zugänglichen Inter-

Tabelle 2.6 Freie Medline-Internetadressen (Auswahl)

Anbieter	Internetadresse
PubMed (National Library of Medicine)	Http://www.ncbi.nlm.nih.gov/entrez/query.fcgi?db = PubMed
DIMDI (Deutsches Instituts für medizinische Dokumentation und Information)	Http://www.dimdi.de

Tabelle 2.7 Kommerzielle Medline-Anbieter

Anbieter	Internetadresse
Ovid	http://www.ovid.de
KnowledgeFinder	http://www.kfinder.com
SilverPlatter	http://www.silverplatter.com

netversionen besteht darin, dass sie von jedem Rechner mit Internet-Anschluss verfügbar sind und keine Abhängigkeit vom Angebot der Bibliothek, Klinik, Universität o. ä. besteht. Nachteile sind die teilweise langsamen Zugriffszeiten (vor allem bei Angeboten aus Übersee) und die Tatsache, dass sie im Vergleich zu den kostenpflichtigen Anbietern weniger Suchfunktionalität bieten und ein Speichern der Suchstrategie nicht möglich ist.

Praktische Anleitung zum Umgang mit Medline

Für die praktische Anleitung zum Umgang mit Medline wird in diesem Kapitel die PubMed-Oberfläche herangezogen. Dieses Angebot ist frei über das Internet verfügbar, direkt von der National Library of Medicine betreut und wird auch noch längerfristig zur Verfügung stehen. Die passende Internetadresse steht in Tab. 2.**6**. Es empfiehlt sich, beim Lesen des Kapitels oder danach die beschriebenen Suchschritte selbst am Computer nachzuvollziehen, um sich mit der PubMed-Software vertraut zu machen.

Im einzelnen werden die folgenden Aspekte der Datenbanknutzung erläutert:

- Freitextsuche,
- Schlagwortsuche mit Nutzung des kontrollierten Vokabulars (Thesaurus), d. h. in Medline die Medical Subject Headings (MeSH),
- Nutzung der Subheadings in Medline,
- Kombinieren von Suchbegriffen,
- Einschränken der Suchergebnisse (publication types etc.),
- Anzeigen und Speichern der Suchergebnisse.

Freitextsuche

Jede Medlinesuchstrategie sollte das Interessensgebiet möglichst exakt beschreiben, da sonst Verwirrung durch eine Unmenge irrelevanter Zitate droht. Medline ist eine amerikanische, d. h. englischsprachige Datenbank. Daher muss die Literatursuche auch mit englischen Begriffen durchgeführt werden. Eine Übersetzung von Medline existiert nicht. Das einzige nicht englischsprachige Feld in Medline ist der Originaltitel von anderssprachigen Zitaten, der in der Regel mit aufgenommen wird. Diese Tatsache kann man sich beispielsweise zu Nutze machen, wenn man den entsprechenden englischen Begriff für eine Erkrankung, ein Medikament o. ä. nicht kennt. So führt eine Suche mit dem Begriff ‚Basedow' zur Identifikation passender deutschsprachiger Artikel. Durch den Vergleich des Originaltitels mit dem englischsprachigen Titel kann man in Erfahrung bringen, dass Morbus Basedow im englischen Sprachraum als „Graves' disease" bezeichnet wird. Um jetzt die internationale Literatur zu durchsuchen, kann man in einem nächsten Schritt den korrekten englischen Ausdruck für die Suche verwenden.

Die **praktische Durchführung** einer Freitextsuche in PubMed ist einfach. Der Suchbegriff wird in die Suchzeile eingegeben und die Suche entweder mit der Returntaste der Computertastatur oder durch Mausklick auf den „Go"-Button abgeschickt. Die Suchergebnisse werden dann nach einigen Sekunden im unteren Bildschirmteil angezeigt (Abb. 2.**1**). Durch Mausklick auf die farblich hervorgehobenen Namen der Autoren wird dann die komplette Referenz mit Abstract des ausgewählten Artikels dargestellt (Abb. 2.**2**). Wenn die Suche mehr als zwanzig Treffer ergeben hat, werden diese auf mehreren Seiten aufgelistet, in denen unter ‚select page' geblättert werden kann (Abb. 2.**1**).

Abb. 2.**2** zeigt die Kategorien, aus denen sich ein Medline-Eintrag in der Regel zusammensetzt.

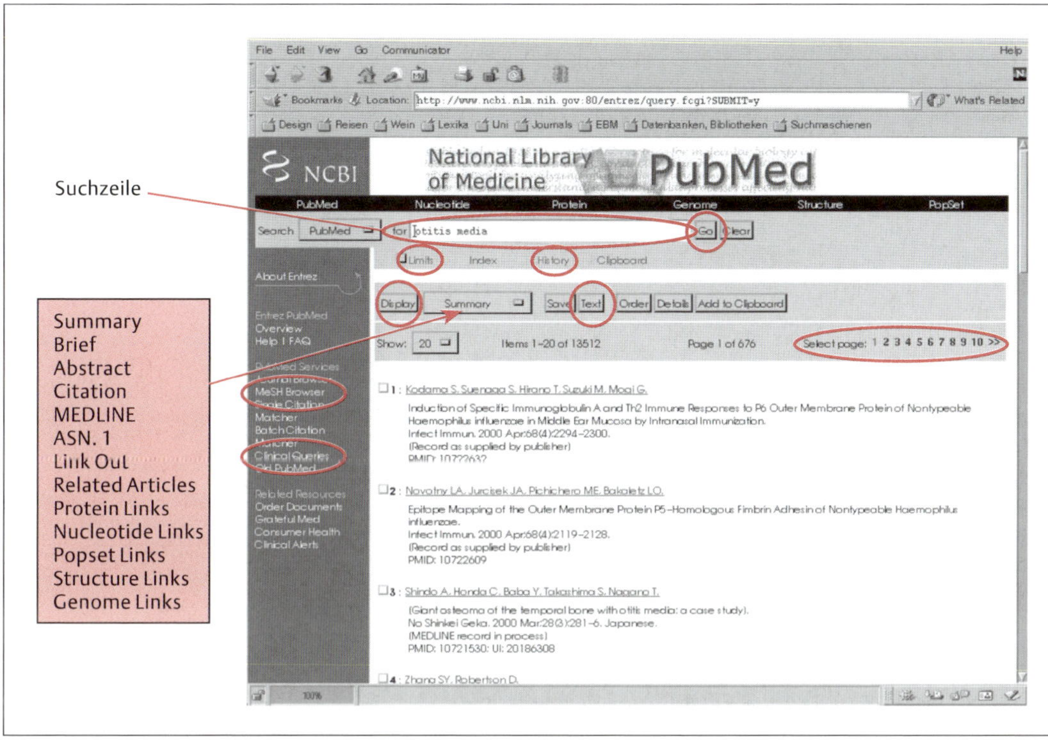

Abb. 2.**1** **PubMed-Startseite.**
Auf der PubMed-Startseite können Suchbegriffe für die Freitextsuche in die Suchzeile eingegeben und mit Mausklick auf „Go" abgeschickt werden. Das Suchergebnis wird im unteren Bildschirmteil angezeigt. Die Darstellung der Suchergebnisse kann durch die Auswahlliste und Mausklick auf Display (oder Text zum anschließenden Speichern) verändert werden (z. B. Anzeige des Abstracts). Wenn mehr als 20 Treffer erzielt wurden, werden diese auf mehreren Seiten angezeigt, die einzeln angewählt werden können. Zusätzlich können auf dieser Seite der MeSH-Browser, die Suche mit „clinical queries", sowie die Limit- und History-Darstellung aktiviert werden.

Ein Abstract ist nur für einen Teil der Zitate verfügbar. Alle diese Felder können nach dem Vorkommen eines oder mehrerer Worte bzw. Wortbestandteile durchsucht werden. Bei der Freitextsuche gilt es vor allem die unterschiedlichen Schreibweisen und Endungen einzelner Worte zu beachten. Manchmal werden von den Autoren auch nur die Abkürzungen bestimmter komplexer Begriffe benutzt. Außerdem existieren für viele medizinische Begriffe Synonyme. Tab. 2.**8** enthält jeweils ein Beispiel für diese Situationen. Um eine zuverlässige Suche im Freitext-Modus durchzuführen, müssen diese sprachlichen Feinheiten beachtet werden.

Eine Möglichkeit, um Begriffe mit identischem Wortstamm und unterschiedlichen Endungen mit einer einzigen Sucheingabe zu erfassen, besteht in der Anwendung des sog. Jokerzeichens, das auch als Trunkierung bezeichnet wird. Es wird nur der Wortstamm des Suchbegriffs eingegeben und mit dem Jokerzeichen, (in PubMed der Stern, „*"), abgeschlossen. Die Suche mit „antibiot*" identifiziert demnach unter anderem die Begriffe „antibiotic", „antibiotical" oder „antibio-

Tabelle 2.**8** Beispiele für sprachliche Besonderheiten, die bei der Freitextsuche beachtet werden müssen

Abkürzung	necrotizing enterocolitis = NEC
Schreibweise	pediatrics = paediatrics
Synonym	mucoviscidosis = cystic fibrosis

Unique Identifier	20023528	
Authors	Mason AC.DavisonSP. Manders EK	
Institution	Division of Plastic and Reconstructive Surgery, University of Pittsburgh School of Medicine, PA 15260, USA	
Title	Tissue expander infections in children: look beyond the expander pocket.	
Source	Annals of Plastic Surgery. 43(5): 539-41. 1999 Nov.	
NLM Journal Code	5vb	
Country of Publication	United Staates	
MeSH Subject Headings	Case Report Child, Preschool Female Haemophilus influenzae Haemophilus Infections/ di [Diagnosis] Human Infant	**Otitis Media**/ co [Complications] Pharyngitis/ co [Complications] *Prosthesis-Related Infections/ et [Etiology] Streptococcal Infections/ di [Diagnosis) Streptococcus agalactiae *Tissue Expanders/ ae [Adverse Effects]
Abstract	Infection of the expander pocket is the most common complication encountered with soft-tissue expansion. It is usually due to direct inoculation with skin flora either at the time of expander insertion or from extrusion of the device. The authors report two cases of infection of tissue expanders in which the children had concomitant infected sites distant from the prosthesis. Etiological bacteria of common pediatric infections like otitis media and pharyngitis were cultured from the infected expander pocket, raising suspicion that translocation of the organism to the expander had occurred. Aggressive antibiotic treatment, removal of the prosthesis, and flap advancement is advocated.	
ISSN	0148-7043	
Publication Type	Journal Article.	
Language	English	
Entry Month	200002, Entry Week: 2000021.	

Abb. 2.**2** **Vollständiges Medline-Zitat.**
Ein vollständiges Medline-Zitat enthält die folgenden Felder:
Unique identifier: Achtstellige Nummer, die jeden Medline-Eintrag eindeutig identifiziert.
Authors: Autoren des Artikels, dargestellt sind der Nachname und die Initialen des/der Vornamen.
Institution: Abteilung, aus der die Arbeit stammt.
Title: Englischer Titel der Arbeit (bei Arbeiten, die im Original anderssprachig sind, wird auch der Originaltitel angezeigt).
Source: Zeitschrift mit Ausgabe (Volume) und Heft (Issue), Seitenzahl und Publikationsdatum.
NLM Journal Code: Von der National Library of Medicine verwalteter Schlüssel für die Einordnung der Zeitschriften.
Country of Publication: Land, in dem die Arbeit publiziert wurde (nicht das Land, in dem die Arbeit verfasst wurde!)
MeSH Subject Headings: Die MeSH-Terms, die diesem Artikel zugeordnet sind; hinter dem Schrägstrich die zugeordneten Subheadings. Bei den Schlagwörtern, denen ein „*" vorangeht, handelt es sich um Major Topic Headings.
Abstract: Zusammenfassung der Arbeit (nicht immer vorhanden).
ISSN: ISSN-Nummer der Zeitschrift, in der die Arbeit publiziert worden ist.
Publication Type: Informationen zur Art der Publikation (journal article, clinical trial, etc.).
Language: Sprache der Originalpublikation.
Entry Month: Zeitpunkt der Aufnahme des Zitats in die Datenbank.

tics“. Der Wortstamm als eigenständiger Begriff (im Beispiel „antibiot“) wird in PubMed aber nicht bei der Suche berücksichtigt, und auch Freizeichen können nicht durch das Jokerzeichen ersetzt werden.

Um unterschiedliche Schreibweisen, Synonyme und Abkürzungen zu erfassen, bleibt bei der Freitextsuche nur die Recherche mit den verschiedenen in Frage kommenden Begriffen und die Kombination der einzelnen Suchergebnisse (siehe unten).

Nutzung der Medical Subject Headings

Die Medline Datenbank verfügt über ein kontrolliertes Vokabular (**Thesaurus**), die Medical Subject Headings (MeSH). Der MeSH-Index ist ein hierarchisch aufgebautes System von Schlagwörtern, die durch Mitarbeiter der NLM den einzelnen Artikeln zugeordnet werden. Im Moment (I/2000) gibt es ca. 19.000 MeSH-Terms, der Katalog wird aber regelmäßig überarbeitet und um neue Schlagwörter ergänzt.

Um den Aufbau und die Struktur der MeSH-Schlagwörter zu verdeutlichen, ist in Abb. 2.**3** die Einordnung des MeSH-Terms „anorexia“ zu sehen. Dieser Begriff kommt an mehreren Stellen des MeSH vor, deshalb werden mehrere Schlagwortbäume dargestellt. Dieser Fall ist relativ häufig, da viele Begriffe mehreren Kategorien zugeordnet sind. Ein weiteres Beispiel betrifft den MeSH-Term „enterocolitis, necrotizing“, der sowohl im Bereich „bacterial infections“ als auch im Bereich „gastrointestinal diseases“ vorkommt.

Die Nutzung des MeSH unterscheidet sich in einigen Punkten substanziell von der Freitextsuche. Im MeSH ist es nicht notwendig, nach Synonymen oder mit unterschiedlichen Schreibweisen zu suchen, da im Rahmen des kontrollierten Vokabulars für eine bestimmte Erkrankung

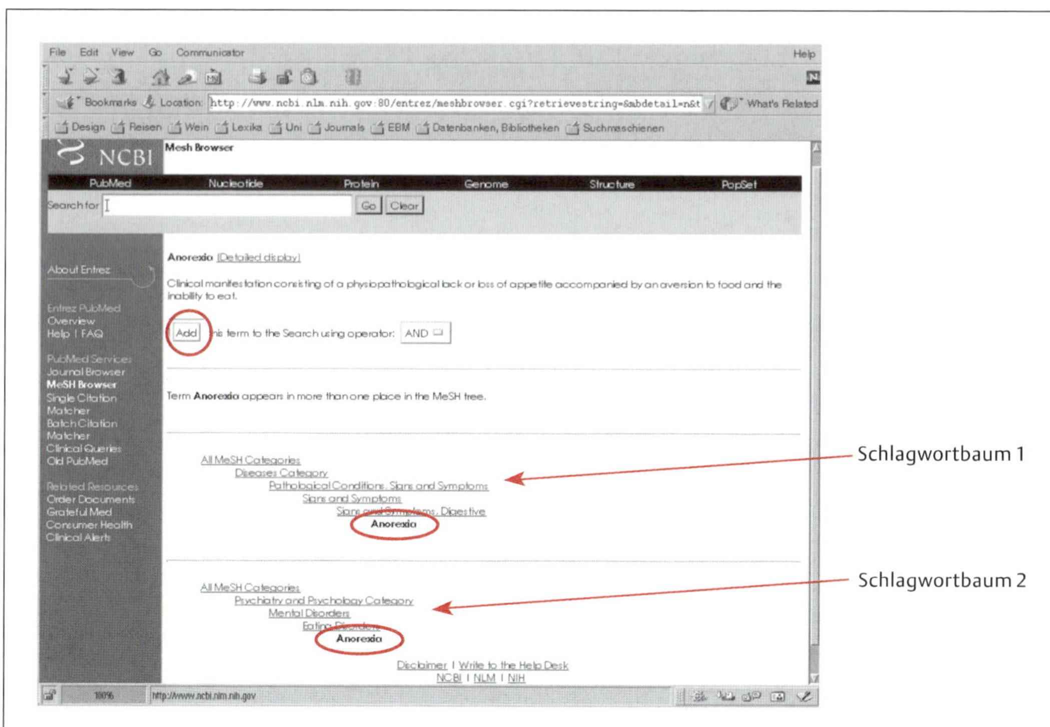

Abb. 2.3 **MeSH-Browser – Aufbau der Medical Subject Headings.**
Einordnung eines MeSH-Terms in die Baumstruktur des MeSH-Katalogs. Hier am Beispiel „anorexia“, der an unterschiedlichen Stellen des MeSH vorkommt, deshalb Anzeige mehrerer Bäume. Durch Mausklick auf „add“ wird der ausgewählte Suchbegriff der Suchstrategie hinzugefügt.

genau ein Begriff gewählt wird, der dann immer für die Indexierung von Arbeiten zu dem entsprechenden Thema eingesetzt wird. So wird für Nierenerkrankungen der MeSH-Term „kidney diseases" verwendet und nicht der Begriff „renal diseases" oder andere denkbare Begriffe. Der Zugang zu den regulären MeSH-Terms wird über sog. „**entry-terms**" erleichtert, die automatisch zum richtigen MeSH-Term führen, auch wenn bezüglich der Schreibweise keine Ähnlichkeit besteht. So führt beispielsweise die Eingabe des Entry-Terms „cancer" den Nutzer im MeSH-Browser von PubMed automatisch zum passenden MeSH-Term „neoplasms".

Das macht die Suche relativ einfach, jedoch ist die Verwendung des exakten MeSH-Terms als Suchbegriff unabdingbar, was sich zum einen auf eine fehlerfreie Schreibweise dieses Suchbegriffes und zum anderen auf die logisch richtige Auswahl des Schlagwortes bezieht.

Am Beispiel „Anorexie" in Abb. 2.**4** lässt sich die Bedeutung der richtigen MeSH-Term-Auswahl gut verdeutlichen: Es gibt einen MeSH-Term „anorexia" und einen MeSH-Term „anorexia nervosa". Sucht man Artikel über Anorexia nervosa, sollte man für ein passendes Suchergebnis den zweiten Begriff wählen, da der erste nur für Datenbankeinträge verwendet wird, die sich mit anderen Anorexieformen befassen.

Um sich über die möglichen MeSH-Terms zu orientieren und sicherzustellen, dass man den passendsten wählt, sollte man sich die Baumstruktur wie in Abb. 2.**3** oder 2.**4** auf dem Bildschirm anzeigen lassen. Unter der PubMed-Oberfläche erreicht man das durch Mausklick auf den MeSH-Browser (Abb. 2.**1**). Im sich daraufhin öff-

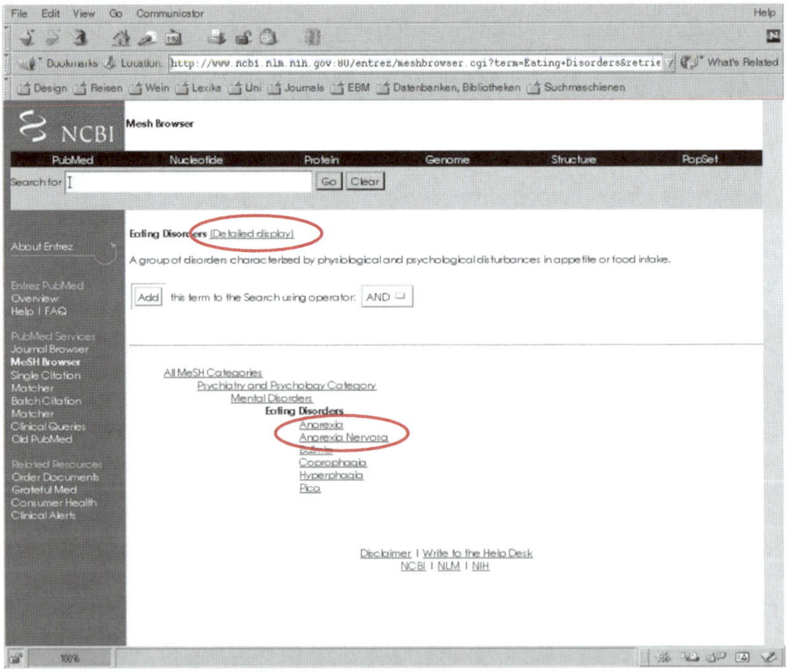

Abb. 2.**4** **MeSH-Browser – Auswahl der exakten MeSH-Terms.**
Die Wahl des richtigen MeSH-Terms ist essenziell für ein vollständiges Suchergebnis, Kontrolle der über- und untergeordneten MeSH-Terms bietet einen Überblick, ob eventuell andere, besser passende MeSH-Terms vorhanden sind („anorexia" und „anorexia nervosa"). Unter „detailed display" können weitere Suchkriterien bestimmt werden (Subheadings, Beschränkung auf Major Topic Headings, Ausschalten der „Explode"-Funktion).

nenden Fenster kann man den gewünschten Suchbegriff eingeben und das Programm versucht, aus allen vorhandenen MeSH-Terms den passenden auszuwählen. Wenn es einen exakt passenden MeSH-Term gibt, wird dieser wie in Abb. 2.**3** in einer Baumstruktur angezeigt. Wenn kein vollständig passender Begriff vorhanden ist, bietet das Programm eine Liste mit den am ehesten passenden Begriffen an, aus denen dann weiter ausgewählt werden kann. Auf diesem Weg findet man in aller Regel das gewünschte Schlagwort und kann mit Hilfe der über- bzw. untergeordneten Begriffe selbst kontrollieren, ob diese das Interessensgebiet eventuell noch treffender beschreiben. Durch Mausklick auf den „Add"-Button (Abb. 2.**3**) wird der Suchbegriff der Suchstrategie hinzugefügt. Jetzt können weitere MeSH-Terms im MeSH-Browser gesucht werden oder die Suche kann durch Mausklick auf den ‚PubMed Search'-Button (Abb. 2.**5**) abgeschickt werden. Die Suchergebnisse werden dann im nächsten Fenster angezeigt, entsprechend dem Vorgehen in der Freitextsuche.

Explode-Funktion

Wählt man in PubMed einen MeSH-Term, so werden alle untergeordneten MeSH-Terms automatisch in die Suche mit eingeschlossen. Die Suche mit dem MeSH-Term „eating disorder" identifiziert also auch alle Artikel, denen der MeSH „anorexia", „bulimia" etc. zugeordnet ist (Abb. 2.**4**). Diese Funktion, auch als „Explode-Funktion" bezeichnet, kann auch deaktiviert werden (Abb. 2.**6**). Bei der Nutzung anderer Medline-Programme (z. B. Ovid) ist zu beachten, dass diese teilweise andere Voreinstellungen haben, d. h. wenn nicht extra vom Nutzer aktiviert, ist die Explode-Funktion ausgeschaltet. Man sollte sich in der Hilfefunktion des benutzen Programms informieren, wie dieses Detail im einzelnen geregelt ist.

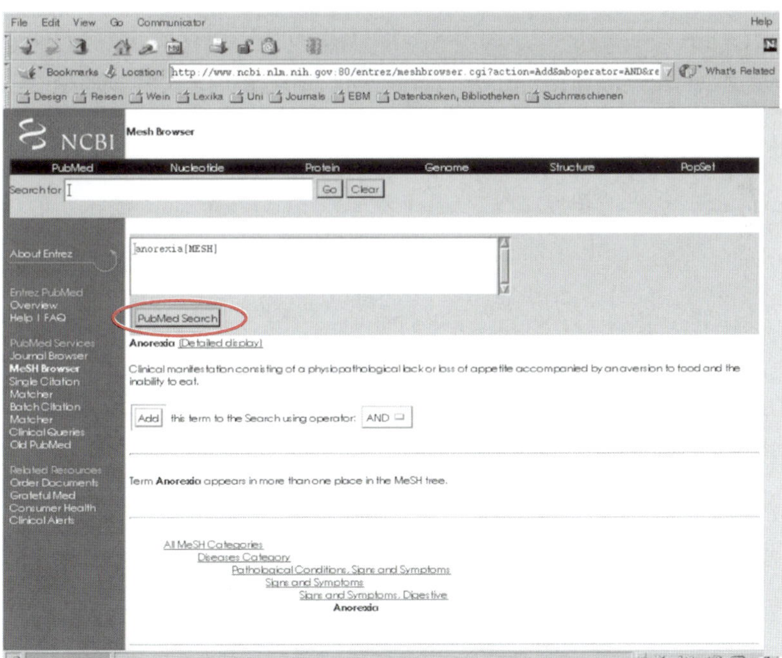

Abb. 2.**5** **Wahl eines weiteren MeSH-Terms oder Abschicken der Suche.**
An dieser Stelle kann entweder ein weiterer MeSH-Term durch den MeSH-Browser gesucht werden oder die im Fenster dargestellte Suchstrategie durch Mausklick auf „PubMed Search" abgeschickt werden.

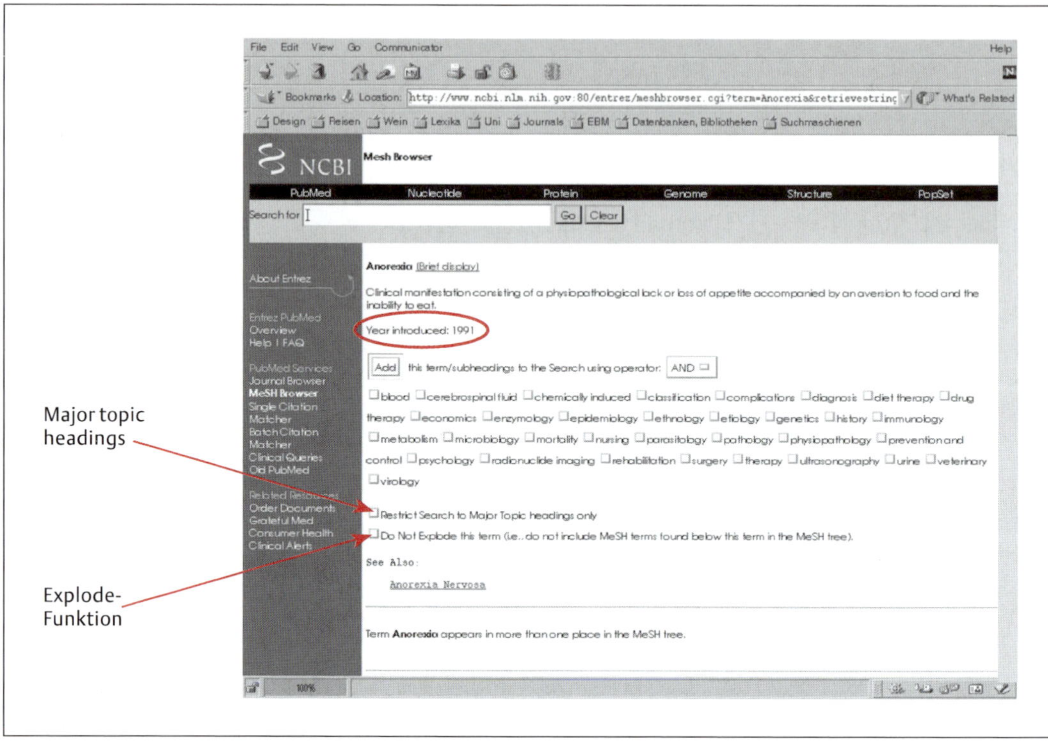

Abb. 2.**6** **„Detailed-display"-Anzeige.**
In der „Detailed-display"-Anzeige kann die Suche durch Auswahl von Subheadings verfeinert, durch Beschränkung auf Major Topic Headings eingegrenzt und die „Explode"-Funktion ausgeschaltet werden. Zusätzlich wird angezeigt, wann der gewählte MeSH-Term eingeführt worden ist, eine wichtige Information, da ältere Artikel mit diesem MeSH-Term nicht identifiziert werden können.

Major Topic Headings

Durch Aktivierung dieser Funktion (Abb. 2.**6**) beschränkt sich die Suche mit einem MeSH-Term auf diejenigen Artikel, die sich zentral mit diesem Thema auseinandersetzen, alle Artikel, die den Themenbereich nur am Rande berühren, werden nicht identifiziert. Bei einer zu großen Anzahl an Treffern lässt sich ein Suchergebnis mit dieser Funktion sinnvoll einschränken. Eine weitere wichtige Information, die im oberen Teil dieses Fensters gegeben wird, ist das Jahr, in dem der entsprechende MeSH-Term zum Schlagwort-Katalog hinzugefügt worden ist. Um ältere Artikel zu finden, muss eine Freitextsuche durchgeführt oder mit dem übergeordneten MeSH-Term gesucht werden, vorausgesetzt dieser wurde schon früher eingeführt.

Nutzung der Subheadings

Die Einschränkung der Suche mit Hilfe der Subheadings kann sehr nützlich sein, um das Ergebnis auf das Hauptinteressensgebiet zu fokussieren. Durch Mausklick auf die Zeile „detailed display" werden die Subheadings angezeigt (Abb. 2.**4**, 2.**6**). In Tab. 2.**9** ist eine komplette Liste aller vorhandenen Subheadings wiedergegeben. Es kann nicht jeder MeSH-Term mit jedem Subheading kombiniert werden. Für „anorexia" gibt es z. B. nicht die Kombinationsmöglichkeit mit dem Subheading „adverse effects", da dieses sich ausschließlich auf Medikamente bezieht.

Die meisten Subheadings erklären sich selbst, auf die Nutzung einiger Subheadings muss jedoch genauer eingegangen werden.

Tabelle 2.9 Subheadings in MedLine

abnormalities	manpower
administration-and-dosage	metabolism
adverse-effects	methods
agonistsanalogs-and-derivatives	microbiology
analysis	mortality
anatomy-and-histology	nursing
antagonists-and-inhibitors	organization-and-administration
biosynthesis	parasitology
blood	pathogenicity
blood-supply	pathology
cerebrospinal-fluid	pharmacokinetics
chemical-synthesis	pharmacology
chemically-induced	physiology
chemistry	physiopathology
classification	poisoning
complications	prevention-and-control
congenital	psychology
contraindications	radiation-effects
cytology	radiography
deficiency	radionuclide-imaging
diagnosis	radiotherapy
diagnostic-use	rehabilitation
diet-therapy	secondary
drug-effects	secretion
drug-therapy	standards
economics	statistics-and-numerical-data
education	supply-and-distribution
embryology	surgery
enzymology	therapeutic-use
epidemiology	therapy
ethnology	toxicity
etiology	transmission
genetics	transplantation
growth-and-development	trends
history	ultrasonography
immunology	ultrastructure
injuries	urine
innervation	utilization
instrumentation	veterinary
isolation-and-purification	virology
legislation-and-jurisprudence	

Für die Einschränkung auf therapeutische Fragestellungen im Rahmen einer Erkrankung existieren die folgenden Subheadings: diet-therapy, drug-therapy, radiotherapy, surgery und therapy. Das Subheading „therapy" bezieht sich nur auf Artikel, die *nicht* einer der anderen Kategorien zugeordnet werden können. Eine Suche nach der medikamentösen Therapie einer Erkrankung muss also mit dem Subheading „drug-therapy" durchgeführt werden, das Subheading „therapy" würde hier nicht zum Erfolg führen.

Das Subheading „therapeutic-use" bezieht sich ausschließlich auf Medikamente und kann nicht als Ergänzung zu Erkrankungen angewendet werden (Beispiel: „penicillin/therapeutic-use" aber „otitis media/drug-therapy").

In gleicher Weise hängen die Subheadings „diagnosis" (bezieht sich auf Erkrankungen) und „diagnostic-use" (bezieht sich auf Medikamente) zusammen.

Das Subheading „psychology" bezieht sich auf die psychologischen Aspekte primär nicht psychiatrischer oder psychischer Erkrankungen (z. B. „diabetes/psychology").

Wenn keine spezielle Auswahl mithilfe der Subheadings getroffen wird, sucht PubMed mit allen Subheadings.

Bei einer sensitiven Literatursuche mit Hilfe der Subheadings ist leider zu beachten, dass sie mitunter nicht sehr sorgfältig zugeordnet wurden und auf diese Weise relevante Artikel übersehen werden können. Wenn eine Suche mit einer bestimmten MeSH/subheading-Kombination nicht zum Ziel geführt hat, sollte die Suche ggf. noch einmal ohne die Subheading-Einschränkung durchgeführt werden. Unter Umständen finden sich dann weitere relevante Artikel, wobei aber leider auch die Präzision der Suche abnimmt und mehr irrelevante Artikel identifiziert werden.

Bei der Nutzung von MeSH-Terms und Subheadings ist die Hierarchie von MeSH/subheading-Kombinationen zu beachten (Tab. 2.**10**). Ist ein kombinierter MeSH-Term vorhanden, z. B. für Bleivergiftungen „lead poisoning", dann muss dieser Term benutzt werden, die Suche mit der Kombination des MeSH-Terms „lead" und dem MeSH-Term bzw. dem Subheading „poisoning" würde nicht zum Ziel führen. Wenn kein präformierter MeSH-Term zur Verfügung steht, ist die Kombination aus MeSH-Term und Subheading die richtige, wie z. B. „acetaminophen" als MeSH-Term und „poisoning" als Subheading. Ist zu einem bestimmten MeSH-Term kein Subheading vorhanden, welches das Hauptinteressensgebiet befriedigend umschreibt, so sollten zwei passende MeSH-Terms kombiniert werden, z. B. „child" und „poisoning". Wenn es keinen adäquaten MeSH-Term zu einer Fragestellung gibt, bleibt nur die Freitextsuche.

Tabelle 2.**10** Kombination MeSH-Term/Subheadings

Präkombinierter MeSH-Term:	Bleivergiftung: „lead poisoning"
Kombination aus MeSH-Term und Subheading	Paracetamolvergiftung: „acetaminophen" (MESH) und „poisoning" (Subheading)
Kombination von zwei MeSH-Terms	Vergiftungsfälle bei Kindern: „child" (MESH) und „poisoning" (MESH)

Kombinieren von Suchbegriffen

Für die Kombination einzelner Suchbegriffe werden die so genannten Booleschen Operatoren „AND", „OR" oder „NOT" verwendet.

Die Funktion der Booleschen Operatoren ist in Abb. 2.**7** graphisch dargestellt.

Im PubMed-Programm können einzelne Suchbegriffe auf zwei Wegen miteinander kombiniert werden. In die Suchzeile auf der Startseite (Abb. 2.**1**) werden die zu kombinierenden Begriffe eingegeben und durch den gewünschten Operator (in GROSSBUCHSTABEN) verbunden. Diese Eingabe ist schnell und unkompliziert, wird aber unübersichtlich, sobald mehr als zwei oder drei Begriffe mit unterschiedlichen Operatoren verknüpft werden. In diesem Fall empfiehlt es sich, die Begriffe zunächst nacheinander in die Suchzeile zu tippen. Im nächsten Schritt kann man sich durch Mausklick auf „history" (Abb. 2.**1**) die bisherigen Suchbegriffe auf dem Bildschirm darstellen lassen und die einzelnen Zeilen kombinieren, indem die Zeilennummern und der Operator in die Suchzeile eingegeben werden (z. B. #1 AND #2).

Eingrenzen des Suchergebnisses

Auch eine gut ausgearbeitete Suchstrategie wird häufig mit einer zu großen Anzahl an Artikeln enden, sodass eine weitere, möglichst sinnvolle

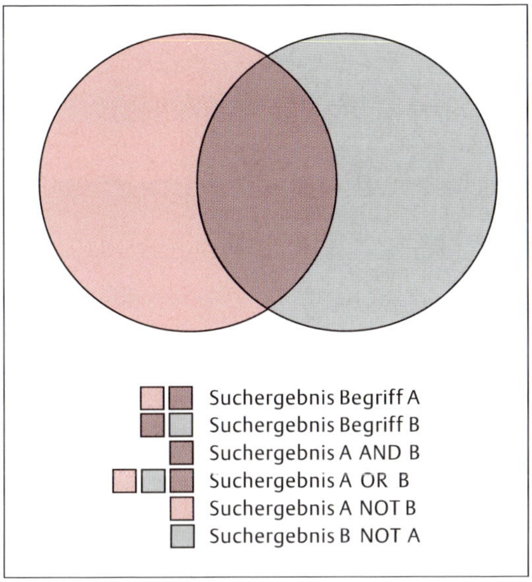

Abb. 2.**7** **Kombinieren von Suchbegriffen mit Hilfe der Booleschen Operatoren.**
AND: Die Suchstrategie „antibiotics AND otitis media" identifiziert alle Artikel, die die Begriffe „antibiotics" *und* „otitis media" enthalten.
OR: Die Suchstrategie „antibiotics OR otitis media" identifiziert alle Artikel, die den Begriff „antibiotics" *oder* „otitis media" bzw. beide enthalten.
NOT: Die Suchstrategie „antibiotics NOT adults" identifiziert alle Artikel, die den Begriff „antibiotics" enthalten, schließt aber davon alle Artikel aus, in denen das Wort „adult" vorkommt.

Reduktion der Treffer erforderlich ist. Neben Subheadings und Major Topic Headings bietet das PubMed-Programm mithilfe der „Limit"-Funktion noch eine Reihe weiterer Optionen (Abb. 2.**1**, 2.**8**).

Eine weitere sehr komfortable Möglichkeit, Suchergebnisse unter PubMed einzuschränken ist die Nutzung der „clinical queries" (Abb. 2.**1**). Hiermit werden von Fachleuten entwickelte, komplexe Suchstrategien aktiviert, die die Suche auf Arbeiten zu Therapie, Diagnostik, Ätiologie oder Prognose einschränken. Zusätzlich kann bestimmt werden, ob die Suche mit großer Sensitivität (erzeugt ein umfangreiches Suchergebnis) oder mit großer Spezifität (beschränkt das Suchergebnis auf eine kleinere Anzahl Artikel) durchgeführt werden soll.

Anzeige und Speicherung der Suchergebnisse
Ausgehend von der Anzeige der Rechercheergebnisse besteht für einige Zitate die Möglichkeit, durch Mausklick auf die Internet-Seite dieser Zeitschrift zu wechseln und sich den Volltext des Artikels anzeigen zu lassen (Abb. 2.**9**). Wie Artikel erreicht werden können, die nicht als Online-Publikation im Internet stehen, wird im letzten Abschnitt dieses Kapitels erläutert.

Das Abspeichern der Suchergebnisse ist über die „Speichern"-Funktion des Internet-Browsers problemlos möglich. Ein Import der Zitate in spezielle Literaturverwaltungsprogramme (Reference Manager, ProCite o. ä.) ist ebenfalls möglich. Dazu müssen jedoch die speziellen Anforderungen der einzelnen Programme beachtet werden. Ein einheitlich definiertes Format ist das Medlars- oder Medline-Format. Dateien in diesem Format können von den meisten Literaturverwaltungsprogrammen importiert werden. In PubMed können Dateien im Medlars- bzw. Medline-Format erstellt werden, indem zunächst mit Hilfe der Auswahlliste (Abb. 2.**1**) die Darstellung „Medline" gewählt wird und durch Mausklick auf „Text" schließlich die Darstellung im gewünschten Format erfolgt. Daraufhin kann mithilfe der „Speichern"-Funktion des Internet-Browsers eine Textdatei erstellt und in die Literaturverwaltungssoftware importiert werden.

Rückgriff auf Sekundärliteratur

Im Zusammenhang mit der medizinischen Informationssuche versteht man unter Sekundärliteratur Veröffentlichungen, die einzelne bereits publizierte Artikel zusammenfassen und in strukturierter und komprimierter Form wiedergeben. Damit unterscheidet sich die Sekundärliteratur essenziell von systematischen Übersichtsarbeiten oder Meta-Analysen, die durch einen integrativer Ansatz mehrere Einzelstudien in einer Arbeit zusammenfassen. Als valide Informationsquelle aus dem Bereich der Sekundärliteratur ist die Zeitschrift „evidence based medicine" hervorzuheben, in der methodisch hochwertige und klinisch relevante Arbeiten aus der medizinischen Fachliteratur ausgewählt und in einer strukturierten Zusammenfassung dargestellt werden. Diese Zusammenfassung wird durch den Kommentar eines Experten aus dem

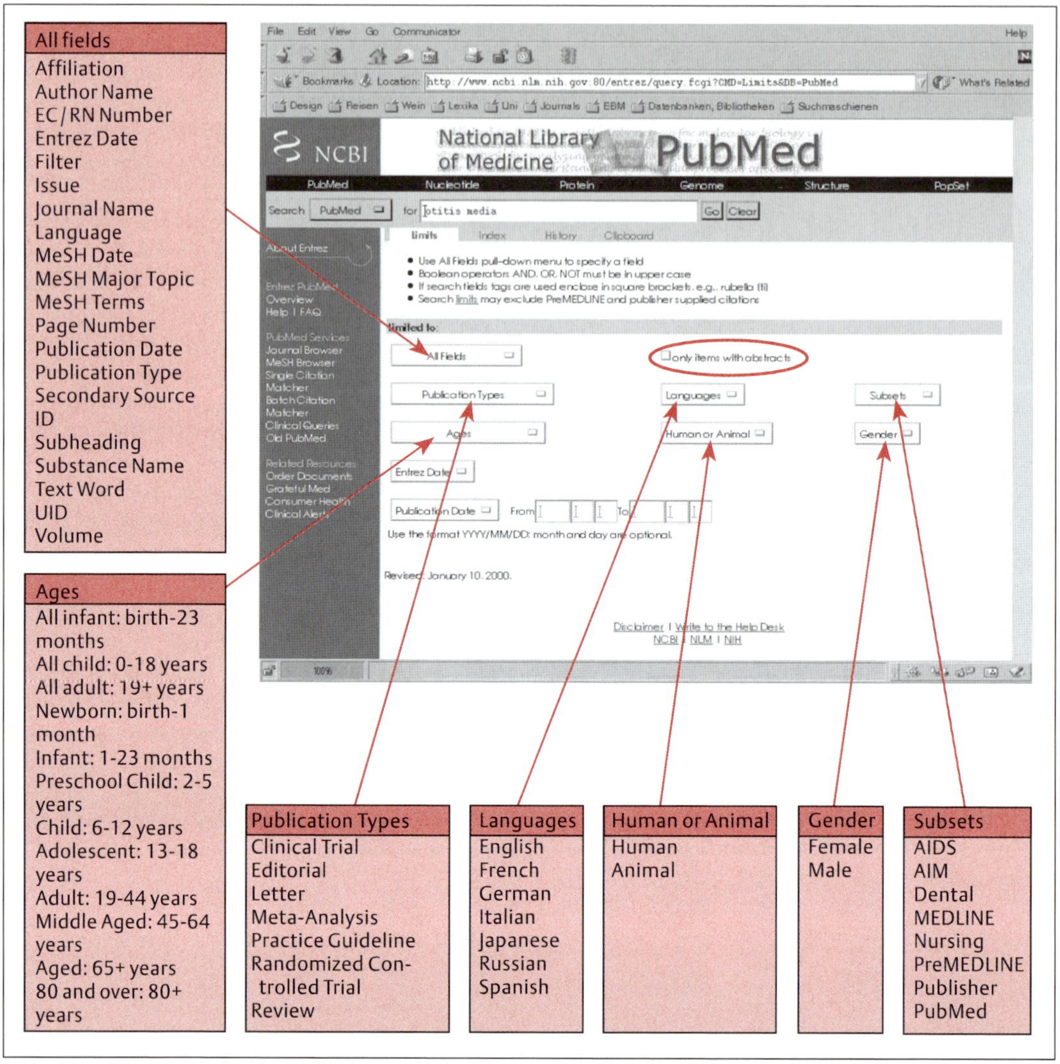

Abb. 2.**8** **Eingrenzung der Literatursuche mit Hilfe der „Limit-Funktion".**
„All Fields": Dieses Feld ermöglicht es, die Suche auf eine bestimmte Kategorie zu beschränken (z. B. Titel oder Autor).
„Only items with abstracts": Dadurch kann die Auswahl auf Artikel beschränkt werden, die mit Abstract in Medline aufgenommen sind.
„Publication types": Mithilfe der Publication Types lässt sich die Suche auf eine bestimmte Publikationsart einschränken. Sehr nützlich ist zum Beispiel die Einschränkung auf „review", wenn man an einem allgemeinen Überblick zu einer Frage interessiert ist. „meta-analysis" oder „randomized controlled trial" bietet sich an, wenn eine therapeutische Fragestellung im Mittelpunkt steht.
„Ages"/„Gender"/ „Languages"/ „Human or Animal"/ „Entrez Date"/ „Publication Date": Zusätzlich kann auf dieser Seite die Suche auf bestimmte Altersgruppen (Neugeborene, Säuglinge, Kinder allgemein), Geschlecht, Sprache, Artikel mit Tierversuchen oder Untersuchungen an Menschen und einen bestimmten Aufnahme- oder Publikationszeitraum eingeschränkt werden.
„Subsets": Mit der Funktion „subsets" kann die Suche auf einen bestimmten Teil der PubMed-Datenbank eingeschränkt werden. Das Kürzel AIM steht für Abridged Index Medicus und beschränkt die Suche auf die medizinischen „Mainstream"-Zeitschriften.

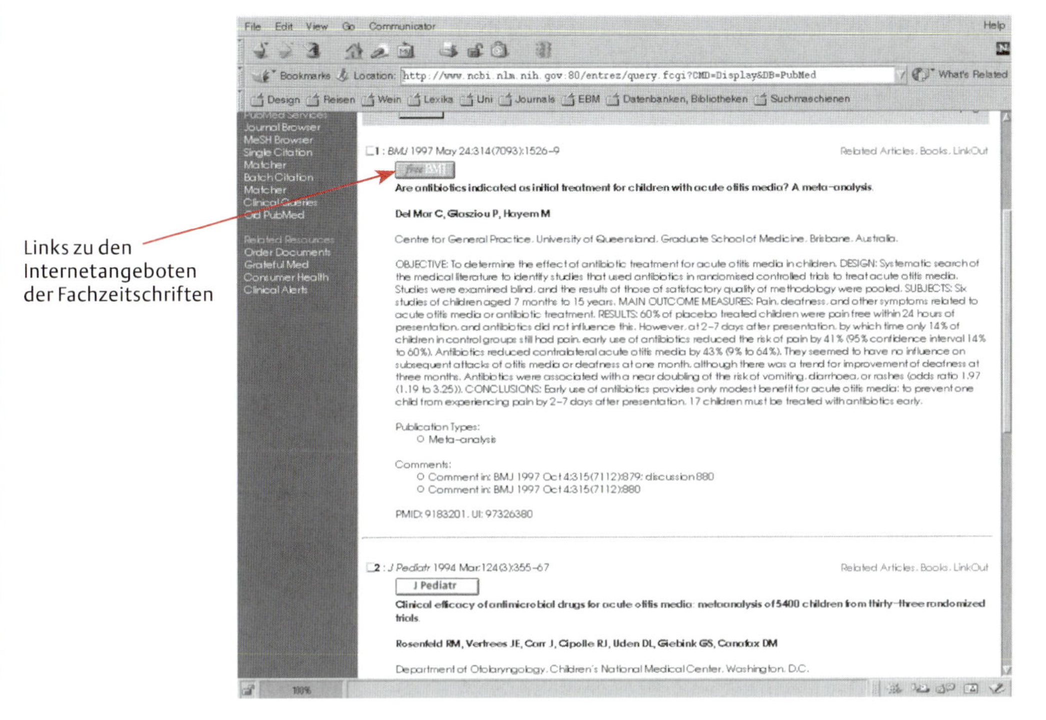

Abb. 2.**9** **Anzeige des Suchergebnisses – Links zu Fachzeitschriften.**
Darstellung der Suchergebnisse mit Abstract durch Wahl in der Auswahlliste (Abb. 2.**1**). Durch Mausklick auf die Symbole der Fachzeitschriften gelangt man direkt auf die Internetseite der betreffenden Zeitschrift, zum Teil mit der Möglichkeit, auf den Volltext des Artikels zuzugreifen.

jeweiligen Fachgebiet ergänzt, der den Artikel kurz bewertet und in den Stand der Forschung einordnet. Abb. 2.**10** zeigt einen Beitrag aus der deutschsprachigen Ausgabe (deckungsgleiche Übersetzung der englischen Ausgabe) zum Thema der antibiotischen Behandlung der kindlichen Otitis media. Die in den Zusammenfassungen angebotenen Informationen und Daten reichen in der Regel aus, um die Ergebnisse der dargestellten Studie in der Patientenversorgung anwenden zu können, sodass die Beschaffung der Originalartikel oft entfallen kann. Als Literaturquellen für „evidence based medicine" dienen Arbeiten aus den großen internationalen allgemeinmedizinischen (BMJ, JAMA, Lancet, N Engl J Med) und ca. 60 medizinischen Spezialzeitschriften. Im Durchschnitt erfüllen ca. 2% der gescreenten Artikel die methodischen Kriterien, um in „evidence based medicine" aufgenommen zu werden.

Die bisher erschienenen Ausgaben (1995–1999) liegen auch in elektronischer Form als englischsprachige Datenbank „best evidence" auf CD-ROM vor. Leider ist der Umfang dieser Datenbank noch zu gering (unter 2000 Einträge), um als umfassende Informationsquelle gelten zu können (Stand I/2000).

Abb. 2.**11** zeigt die Literaturrecherche zur Frage der Antibiotikatherapie bei Kindern mit Otitis media in der Datenbank „best evidence".

THERAPIE

Coamoxiclav zeigt bei Kindern mit persistierender Otitis media mit Erguß eine kurzfristige Wirksamkeit

van Balen FA, de Melker RA, Touw-Otten FW. ***Double-blind randomised trial of co-amoxiclav versus placebo for persistent otitis media with effusion in general practice.*** *Lancet. 1996 Sep 14; 348:713-6.*

Zielsetzung
Untersuchung der Wirksamkeit einer Coamoxiclav-Suspension (Amoxicillin und Clavulanat-Kalium) bei Kindern mit persistierender bilateraler Otitis media mit Erguß (OME).

Studiendesign
14tägige randomisierte, doppelblinde, placebokontrollierte Studie.

Studienumgebung
57 Allgemeinpraxen in den Niederlanden.

Patienten
Alle Patienten im Alter zwischen 6 Monaten bis 6 Jahren wurden von den beteiligten Ärzten mittels Otoskopie und Tympanometrie untersucht, wenn sie ≥ 1 folgender Kriterien erfüllten: objektiver oder subjektiver Hörverlust, Sprach- oder Sprechstörungen, Mundatmung, rezidivierende Infekte der oberen Luftwege in der Anamnese, rezidivierende Otitis media in der Familienanamnese oder einen Schub einer akuten Otitis media innerhalb der letzten 6 Wochen. 433 Patienten, bei denen eine bilaterale OME diagnostiziert wurde, wurden 3 Monate lang sorgfältig beobachtet. Nach diesem Zeitraum wurde bei 223 Patienten eine persistierende bilaterale OME festgestellt. Bei 162 Patienten lag eine elterliche Einverständniserklärung zur Studienteilnahme vor. Ausschlußkriterien waren: antimikrobielle Therapie innerhalb der letzten 4 Wochen vor der Studie; Penicillin-Allergie; beeinträchtigte Immunität; Überweisung zu einem HNO-Facharzt; kraniofaziale Anomalien; Down-Syndrom oder zystische Fibrose. Bei 153 Patienten (94%) erfolgte eine vollständige 2wöchige Nachbeobachtung.

Intervention
82 Patienten wurden einer Coamoxiclav-Suspension (20 mg/kg Amoxicillin und 5 mg/kg Clavulanat-Kalium) zugeteilt, die 14 Tage lang 3mal täglich verabreicht wurde. 80 Patienten wurden Placebo zugeteilt. Alle Patienten erhielten abschwellende Nasentropfen.

Wichtigste Zielgrößen
Durch Tympanogramm nach 2 Wochen bestätigte persistierende OME beider Ohren und persistierende OME eines oder beider Ohren.

Wichtigste Ergebnisse
Bei 149 Patienten lagen auswertbare Tympanogramme vor. Bei 42 Patienten (53%), die Coamoxiclav erhielten, bestand nach 2 Wochen eine persistierende bilaterale OME verglichen mit 59 Patienten (84%), die Placebo erhielten (p = 0,001). {Diese absolute Risikoreduktion (ARR) von 31% bedeutet, daß 4 Patienten 2 Wochen lang mit Coamoxiclav behandelt werden müßten (NNT) (anstelle von Placebo), um 1 zusätzlichen Patienten vor einer persistierenden bilateralen OME zu bewahren, 95% CI 2 bis 6; die relative Risikoreduktion (RRR) betrug 37%, CI 21% bis 51%.}[a] Eine persistierende OME eines oder beider Ohren war auch bei den Patienten seltener zu verzeichnen, die Coamoxiclav anstelle von Placebo erhielten (77% vs. 93%, p = 0,03) {ARR 16%; NNT 7, CI 4 bis 23; RRR 17%, CI 5% bis 29%}[a]. Nebenwirkungen, wie gastrointestinale Beschwerden und Hautausschlag, traten häufiger unter Coamoxiclav als unter Placebo auf (44% vs. 22%, p = 0,03).

Schlußfolgerung
Bei Kindern mit persistierender bilateraler Otitis media mit Erguß stellt Coamoxiclav eine kurzfristig wirksame antibiotische Behandlung dar.

Unterstützung durch: SmithKline Beecham (Augmentan); Zyma Geigy (Otriven); The Netherlands Organization for Scientific Research.

Korrespondenzadresse: Dr. F.A. van Balen, Department of General Practice, University of Utrecht, 3584 CG Utrecht, The Netherlands. FAX 31-30-253-9028.

[a] Zahlen errechnet aus den im Artikel genannten Daten.

Kommentar

Das Hauptrisiko der OME besteht in der durch den Hörverlust bedingten verzögerten Sprachentwicklung. Jedoch gibt es nur wenig Hinweise, die für diese Beziehung sprechen, und der Nachweis, daß eine Behandlung daran etwas ändert, steht auf noch schwächeren Füßen. In der Tat haben Culpepper und Froom (1) gefragt, ob das Vorgehen bei der OME nicht als Behandlung auf der Suche nach einem Problem betrachtet werden sollte.
Die Metaanalyse von Williams und Mitarbeitern (2) zeigt, daß, obwohl die antibiotische Behandlung der OME über einen kurzen Zeitraum wirksam ist, keine Daten vorliegen, die einen Nutzen von länger als 1 Monat nachweisen. Daher fordern die Autoren den Nachweis einer langfristigen Wiederherstellung des Hörvermögens, bevor Antibiotika bei der OME als anerkannte Therapie hervorgehoben werden.
Leider erfüllt die Studie von van Balen und Mitarbeitern nicht dieses Kriterium. Die Patienten wurden nur bis zum Abschluß der antibiotischen Behandlung nachbeobachtet. Es wurde zwar ein kurzzeitiger Nutzen gezeigt, jedoch kennen wir nicht die längerfristigen Wirkungen bei einer Krankheit, die für ihre hohe Rezidivrate berüchtigt ist. Nur 43 Patienten (26%) der Studie waren jünger als 3 Jahre, d. h. die Altersgruppe, in der eine Sprachverzögerung am bedenklichsten ist. Den Daten zufolge erlitten 119 Patienten (73%) einen Hörverlust, wobei aus der Studie nicht hervorgeht, wie dies gemessen wurde, welcher Schweregrad bei den Hörverlusten bestand und ob die Behandlung zu irgendeiner Verringerung der Hörverluste führte – ein Ergebnis, das von größtem Interesse wäre.
Diese Studie zeigt, daß eine OME mit Antibiotika behandelt werden kann, aber sie hilft leider den Ärzten nicht bei der Entscheidung, ob sie überhaupt behandelt werden sollte.

Anthony S. Dixon, MB, ChB
University of Hong Kong
Ap Lei Chan, Hong Kong

Literatur

1. Culpepper L, Froom J. Otitis media with effusion in young children: treatment in search of a problem? Agency for Health Care Policy and Research. J Am Board Fam Pract. 1995; 8: 305-16.
2. Williams RL, Chalmers TC, Stange KC, Chalmers FT, Bowlin SJ. Use of antibiotics in preventing recurrent acute otitis media and in treating otitis media with effusion. A meta-analytic attempt to resolve the brouhaha. JAMA. 1993;270:1344-51.

Abb. 2.**10** **evidence based medicine – Sekundärliteratur.**
Darstellung eines strukturierten Abstracts aus der deutschen Ausgabe der Zeitschrift „evidence based medicine" mit einem unabhängigen Kommentar im unteren Seitenteil.

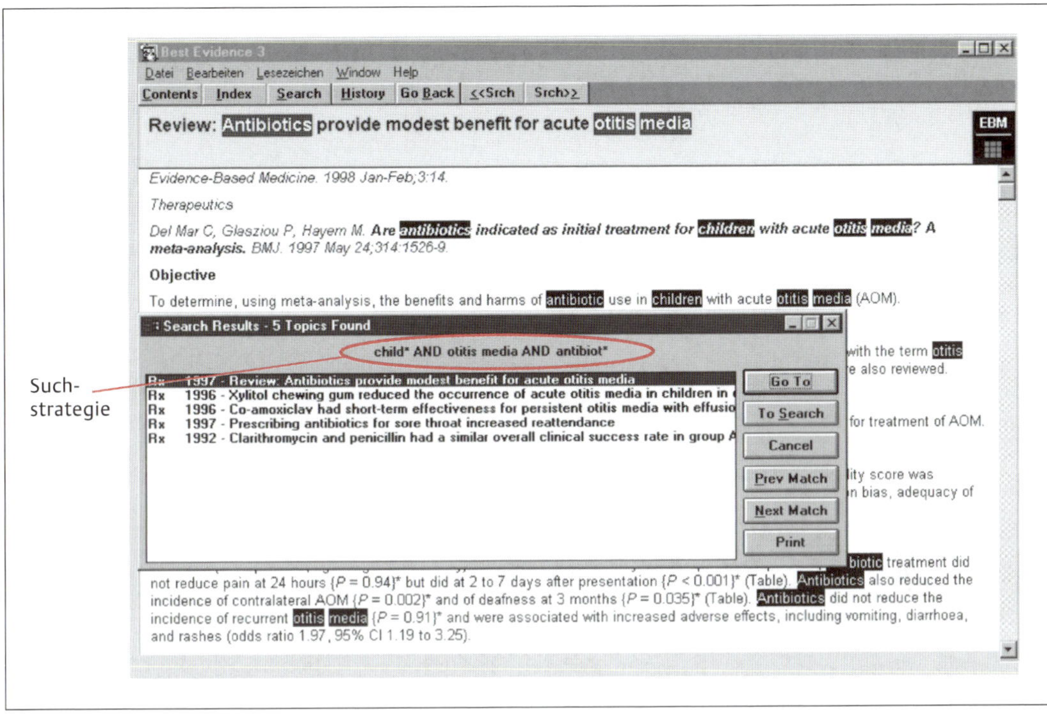

Abb. 2.**11** **„best evidence“.**
Die Suche in der Datenbank „best evidence“ mit der Suchstrategie „child* AND otitis media AND antibiot*“ identifiziert fünf Artikel. Hinter dem Fenster der Suchmaschine ist der erste Artikel zu erkennen.

Literaturbeschaffung über das Internet

Die Erreichbarkeit medizinischer Literatur war bis vor kurzem von einer lokalen medizinischen Fachbibliothek abhängig. Inzwischen bietet das Internet einige komfortable Möglichkeiten, sich Literatur selbst zu beschaffen. Die meisten medizinischen Fachzeitschriften haben inzwischen eigene Internetseiten, über die der Inhalt dieser Zeitschriften teilweise oder vollständig zugänglich ist. Für viele dieser Angebote ist allerdings eine vorherige Anmeldung notwendig und die Nutzung ist mit einer Gebühr ähnlich den Abonementgebühren verbunden.

Unter der Internetadresse:
http://www.bibliothek.uni-regensburg.de/ezeit/search.phtml?bibid=AAAAA&colors=7
kann man sich einen Überblick über die vorhandenen elektronischen Angebote verschaffen (Stand I/2000).

Ein anderer Weg, Literatur über das Internet zu bestellen, besteht in der Nutzung von Dokumentenlieferdiensten, wo einzelne Artikel bestellt werden können, die dann per email, Fax oder Post zugesandt werden. Für den medizinischen Bereich bietet sich beispielsweise der Dokumentenlieferdienst „Subito“ an. Unter der Internetadresse http://www.subito-doc.de können die Bestände von 22 Partnerbibliotheken durchsucht und in der Regel alle gängigen medizinischen Publikationen bestellt werden. Eine vorherige kostenlose Registrierung ist nicht zwingend notwendig, bei einer regelmäßigen Nutzung aber sinnvoll. Die Kosten für die Zusendung eines Artikels hängen von der Lieferform und der Dringlichkeit der Bestellung ab. Die Lieferzeit beträgt in der Regel nicht mehr als 72 h, gegen Aufpreis ist auch ein Eilversand möglich. Neben der Zusendung von Artikelkopien ist auch die Fernleihe von Monographien und Büchern möglich.

Indikationen für verschiedene Suchstrategien

Die Zielsetzung der Recherche, der mögliche (Zeit-)Aufwand für die Suche und eine Reihe anderer Faktoren spielen bei der Durchführung von Literaturrecherchen eine wesentliche Rolle. Wenn nur wenig Zeit zur Verfügung steht, wie im Stationsalltag, sollte die Suche mit einem Schlagwortkatalog am Anfang stehen und wenn notwendig (z. B. im Falle fehlender oder ungenauer MeSH-Terms) durch eine Freitextsuche ergänzt werden. Die Benutzung der „clinical queries" bietet sich in dieser Situation als weitere Option an.

Wer mehr Zeit zur Verfügung hat, kann eine komplexere Suchstrategie entwickeln, die das Hauptinteressensgebiet sowohl auf der Basis des MeSH als auch im Freitext sucht. Auf diesem Weg entstehen schnell Suchstrategien mit mehr als 20 oder 30 Zeilen. In Abb. 2.**12** ist eine von der Cochrane Collaboration entwickelte, sehr ausführliche Suchstrategie zur Identifikation kontrollierter klinischer Studien in Medline dargestellt, die durch medizinisch-inhaltliche Suchbegriffe ergänzt werden muss.

Eine andere Möglichkeit zur Ausweitung der Literatursuche stellt die Zuhilfenahme zusätzlicher Datenbanken dar (Embase, CancerLit etc.). In diesem Zusammenhang ist das Angebot des Deutschen Instituts für Medizinische Information und Dokumentation (DIMDI) in Köln sehr hilfreich (Tab. 2.**6**). Das DIMDI „hostet" eine ganze Reihe von Datenbanken, von denen einige frei über das Internet zu recherchieren sind; für andere Datenbanken ist eine Anmeldung notwendig und es werden Nutzungsgebühren berechnet. Der Vorteil dieses Angebots besteht in der Tatsache, dass die angebotenen Datenbanken gleichzeitig mit der gleichen Suchstrategie durchsucht werden können und nicht einzeln bearbeitet werden müssen. Zusätzlich gibt es die Möglichkeit, alle Zitate, die in mehreren Datenbanken gefunden wurden (Dubletten), löschen zu lassen. Es wird dann automatisch das preiswerteste Angebot ausgewählt, d. h. ein Zitat, das in Medline und in Embase enthalten ist wird als Medline-Zitat ausgegeben und das Embase-Zitat wird nicht berechnet.

#1 Search: **randomized controlled trial** Field: **Publication Type**
#2 Search: **"randomized controlled trials" [MESH]**
#3 Search: **controlled clinical trial** Field: **Publication Type**
#4 Search: **"random allocation" [MESH]**
#5 Search: **"double blind method" [MESH]**
#6 Search: **"single-blind method" [MESH]**
#7 Search: **#1 OR #2 OR #3 OR #4 OR #5 OR #6**
#8 Search: **clinical trial** Field: **Publication Type**
#9 Search: **"clinical trials" [MESH]**
#10 Search: **clinica* AND (trial* OR trial)**
#11 Search: **(single* OR doubl* OR trebl* OR tripl*) AND (blind* OR mask*)**
#12 Search: **"placebos" [MESH]**
#13 Search: **placebo***
#14 Search: **random***
#15 Search: **"research design" [MESH:NOEXP]**
#16 Search: **#8 OR #9 OR #10 OR #11 OR #12 OR #13 OR #14 OR #15**
#17 Search: **"comparative study" [MESH]**
#18 Search: **"evaluation studies" [MESH]**
#19 Search: **"follow up studies" [MESH]**
#20 Search: **"prospective studies" [MESH]**
#21 Search: **control* OR prospectiv* OR volunteer***
#22 Search: **#17 OR #18 OR #19 OR #20 OR #21**
#23 Search: **"animal" [MESH] NOT ("human" [MESH] AND "animal" [MESH])**
#24 Search: **#7 OR #16 OR #22**
#25 Search: **#24 NOT #23**

Abb. 2.**12** **Hochsensitive Suchstrategie der Cochrane Collaboration zur Identifikation randomisierter Therapiestudien.**
Diese 25-zeilige Suchstrategie wurde von Informationswissenschaftlern der Cochrane Collaboration zur möglichst vollständigen Identifikation von randomisierten Therapiestudien in Medline entwickelt. Die Zeilen 1 bis 6 nutzen die MeSH-Terms und Publication Types zur Suche nach Studien und zielen darauf ab, eine geringe Trefferzahl mit hoher Relevanz zu erhalten. Der zweite Block (Zeilen 8 bis 15) kombiniert MeSH und Freitextsuche, um auch Studien zu finden, die im ersten Block übersehen worden sind, und führt zu einem umfangreicheren Suchergebnis mit der Gefahr, mehr nicht relevante Treffer zu erhalten. In den Zeilen 17 bis 21 wird die Suche noch weiter vertieft (Erhöhung der Sensitivität), wiederum mit einem Absinken der Spezifität (mehr nicht relevante Treffer). Zeile 23 identifiziert alle Artikel, die ausschließlich über Tierversuche berichten, diese werden dann in Zeile 25 ausgeschlossen.
Die Anwendung von Recherchen mit diesem Umfang unter der PubMed-Oberfläche ist nicht zu empfehlen, da die Wartezeiten extrem lang werden. Hier liegt der große Vorteil von lokal installierten Medline-Programmen (Ovid, SilverPlatter u. a.).

Informationssuche anhand des klinischen Beispieles zur Otitis media

Die Schlüsselwörter der klinischen Frage können als Suchbegriffe für die elektronische Literatursuche eingesetzt werden. Anhand der Frage *„Wie beeinflusst bei einem 15 Monate alten Kind mit akuter Otitis media in ansonsten ordentlichem Zustand eine antibiotische Behandlung im Vergleich zu keiner antibiotischen Behandlung den Krankheitsverlauf sowie die Komplikations- und Nebenwirkungsrate?“* wäre beispielsweise eine Literatursuche in Medline wie in Abb. 2.**13** vorstellbar, die zu zwei passenden Meta-Analysen führt.

Eine Literatursuche in der Datenbank „best evidence“ könnte nach dem Beispiel von Abb. 2.**11** erfolgen und führt zu insgesamt fünf Treffern, eine systematische Übersichtsarbeit und vier kontrollierte klinische Studien, von denen eine als Zusammenfassung mit Kommentar in Abb. 2.**10** vorgestellt wird.

Im nächsten Schritt des EBM-Konzeptes wird die gefundene Literatur kritisch bewertet, was wiederum anhand der gefundenen Literatur zum klinischen Beispiel geschehen soll.

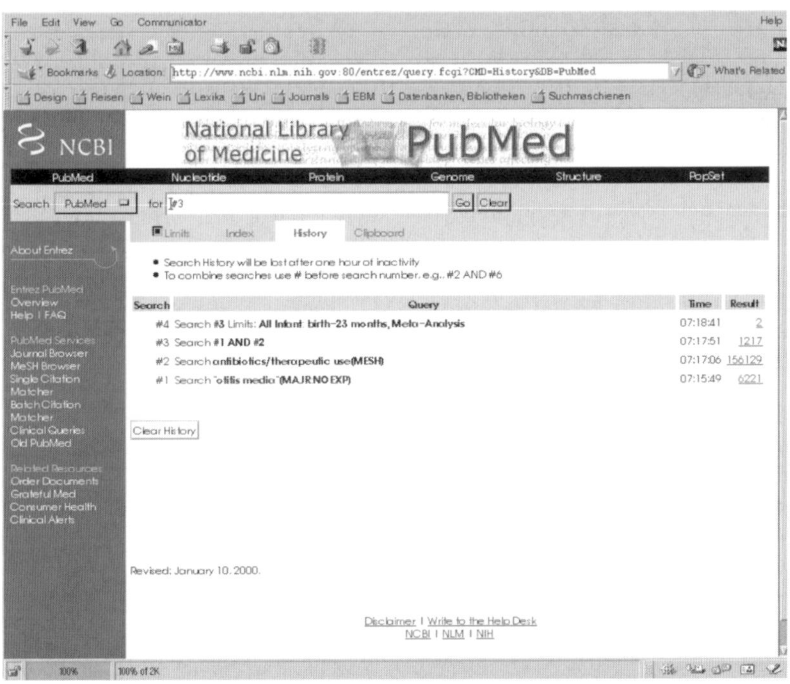

Abb. 2.**13** **Beispielsuche in Medline.**
Suche in Medline zur Antibiotikagabe bei Kindern mit Otitis media. Zunächst Suche mit dem MeSH-Term „otitis media“ mit Einschränkung auf „Major Topic Headings“ und abgeschalteter „Explode“-Funktion in Zeile #1 und mit dem MeSH-Term „antibiotics“ mit Einschränkung auf den Subheading „therapeutic-use“ in Zeile #2. In Zeile #3 Kombination der beiden MeSH-Terms mit AND. Die Einschränkung des Ergebnisses auf Kinder im Alter von 0 – 23 Monaten sowie auf Meta-Analysen zu diesem Thema in Zeile #4 ergibt zwei Zitate.

2.3.3 Kritische Bewertung der Literatur

Die kritische Bewertung der Literatur erfolgt in *zwei Schritten*: zunächst muss geprüft werden, ob die Literatur inhaltlich der Fragestellung entspricht und damit von Bedeutung ist. Trifft dies zu, folgt eine Beurteilung der Validität der Literatur. Die Reihenfolge der beiden Schritte kann beliebig variiert werden, eine **inhaltliche Beurteilung** fällt den meisten Medizinern jedoch leichter als eine methodische. Unter **Validität** versteht man das Ausmaß, in dem die Literatur die Wirklichkeit widerspiegelt und frei von systematischen Fehlern ist. Die Beurteilung der Validität erfolgt in Abhängigkeit von der Fragestellung (Therapie, Diagnose, Prognose etc.) anhand unterschiedlicher Kriterien.

Dabei muss zwischen der Validitätsbeurteilung von unterschiedlichen Literaturtypen (systematische Übersichtsarbeit, klinische Studie, Expertenempfehlungen etc.) und der Validitätsbeurteilung einer einzelnen klinischen Studie unterschieden werden.

Validitätsbeurteilung unterschiedlicher Literaturtypen

Eine Beurteilung der Validität unterschiedlicher Literaturtypen wird durch das in Tab. 2.**11** dargestellte Schema erleichtert, das eine hierarchische Einteilung der Evidenz („levels of evidence") enthält. Es sollte auf der Suche nach verwertbaren Erkenntnissen von oben nach unten durchlaufen werden. Die oberste Evidenzstufe wird durch systematische Übersichtsarbeiten auf der Grundlage von randomisierten klinischen Studien gebildet. Es muss jedoch davor gewarnt werden, jeder systematischen Übersichtsarbeit oder Meta-Analyse blind zu glauben, da qualitative Mängel bei der Erstellung das Ergebnis verzerren können. Im Kapitel 4.4 wird ausführlich auf die Probleme und Gefahren bei der Erstellung von systematischen Übersichtsarbeiten eingegangen, und Kapitel 4.7 beschreibt die relevanten Kriterien, die dem Einzelnen eine kritische Beurteilung einer konkreten Meta-Analyse erlauben.

Die unterste Evidenzstufe wird durch Expertenmeinungen gebildet, die zwar inhaltlich absolut zutreffen können, aber im Vergleich zu den anderen Literaturtypen am wenigsten Gewähr dafür bieten, die Wirklichkeit verzerrungsfrei wiederzugeben. (Diese Evidenzstufe bezieht sich auf Expertenmeinungen, die nicht systematisch und Evidenz-basiert erarbeitet wurden.)

Die Informationssuche anhand eines klinischen Beispiels (Mittelohrentzündung) mit der im vorausgehenden Kapitel dargestellten Suchstrategie in der Datenbank best evidence führt zu zwei passenden Meta-Analysen (Abb. 2.**11**).

Klinisches Beispiel. Die Arbeit von Del Mar und Mitarbeitern ist eine im Rahmen der Cochrane Collaboration durchgeführte systematische Übersichtsarbeit, die nach Veröffentlichung in der Cochrane Library im British Medical Journal (BMJ) publiziert wurde. Diese Meta-Analyse soll im folgenden auf ihre Validität geprüft werden (Tab. 4.**6**, Kap. 4.7)

Sind die Ergebnisse der Meta-Analyse von Del Mar et al. valide?

Behandelt die Übersichtsarbeit eine klar umschriebene klinische Fragestellung?/Sind die Ein- und Ausschlusskriterien für die Berücksichtigung der Einzelstudien explizit aufgeführt?

Die Übersichtsarbeit von Del Mar et al. orientiert sich an den vier Fragekategorien der Evidenz-basierten Medizin und beschreibt im

Tabelle 2.**11** Levels of Evidence
(AHCPR Publication 1992; 92-0032: 100 – 107)

Ia	Evidenz aufgrund von Meta-Analysen randomisierter, kontrolllierter Studien
Ib	Evidenz aufgrund mindestens einer randomisierten, kontrolllierten Studie
IIa	Evidenz aufgrund mindestens einer gut angelegten, kontrollierten Studie ohne Randomisierung
IIb	Evidenz aufgrund mindestens einer gut angelegten, quasi-experimentellen Studie
III	Evidenz aufgrund gut angelegter, nicht-experimenteller deskriptiver Studien (z. B. Fall-Kontroll-Studien)
IV	Evidenz aufgrund von Berichten/Meinungen von Expertenkreisen, Konsensuskonferenzen und/oder klinischer Erfahrung anerkannter Autoritäten

Abschnitt „Criteria for considering studies for this review" sowohl das Patientenkollektiv, die Intervention mit Kontrolle als auch die bewerteten Zielgrößen. Der Schwerpunkt der beurteilten Zielgrößen liegt auf für den Patienten relevanten Outcomes, wie beispielsweise das Schmerzerleben.

Die methodologischen Standards, nach denen die Studien selektiert wurden, sind aufgeführt: Die Studien wurden nach der Randomisierung, dem Ausmaß der Nachkontrolle („follow-up") und nach der Verblindung beurteilt. Studien, die nach dem „Intention-to-treat"-Prinzip (Kap. 3.2.1) ausgewertet wurden, wurden bevorzugt.

Ist es möglich, dass relevante Studien nicht berücksichtigt wurden?

Die angewandte Suchstrategie wird detailliert beschrieben. Sie beinhaltet auch die manuelle Suche nach Artikeln und die Überprüfung von Referenzlisten. Publikations- und Sprachbias könnten die Präzision der Schätzung allerdings beeinflusst haben (Kap. 4).

Wurde die Validität der eingeschlossenen Studien überprüft?

Die methodische Qualität der Studien wurde blind beurteilt. Die Meta-Analyse enthält Angaben zur methodischen Qualität der eingeschlossenen Studien. In fünf der sechs Studien, die für die Patienten relevante Zielgrößen beurteilten, wurden ein verblindetes Randomisierungsverfahren und eine verblindete Beurteilung der Zielgrößen angewandt. In zwei der Studien konnten nicht alle ursprünglich randomisierten Kinder für die Erhebung der Zielgrößen rekonstituiert werden (die Ausfälle lagen unter 10%).

Ist die Art und Weise, wie die Studien überprüft wurden, reproduzierbar?

Die Meta-Analyse enthält eine Tabelle mit den Charakteristika der für die Meta-Analyse berücksichtigten Studien und die Literaturangaben der bewusst ausgeschlossenen Studien. Eine Liste mit den Charakteristika der ausgeschlossenen Studien (um die Nachvollziehbarkeit der Entscheidung über den Ausschluss zu gewährleisten), wäre ebenfalls wünschenswert.

Sind die Ergebnisse der einzelnen Studien vergleichbar?

Die graphische Darstellung in Form eines Forestplots (Kap. 4.6) ermöglicht die Beurteilung der Heterogenität bzw. Homogenität auf einen Blick. Da die Konfidenzintervalle der Einzelstudien sich überlappen, kann bei der Meta-Analyse von Del Mar und Mitarbeitern von einer relativ geringen Heterogenität ausgegangen werden.

Damit kann die Validität der systematischen Übersichtsarbeit von Del Mar et al. zusammenfassend als gut beurteilt werden.

Validitätsbeurteilung von Einzelstudien

Existiert zu einer Fragestellung keine systematische Übersichtsarbeit, so besteht die nächste Evidenzstufe aus randomisierten Einzelstudien. Auf die Beurteilung der methodischen Qualität von klinischen Studien wird ausführlich in Kap. 3.2 eingegangen. Sackett und Mitarbeiter führen diese Beurteilung anhand der in Tab. 2.**12** dargestellten Kriterien durch. Zentrale Bedeutung wird der zufälligen Zuordnung (Randomisierung), der verdeckten Zuordnung („concealment of allocation"), der Geheimhaltung der Gruppenzuordnung (Verblindung), den Studienabbrechern („drop-outs"), der Analyseform der Studie („intention to treat") sowie Verzerrungen durch ungleiche Ko-Interventionen und Auswertungen

Tabelle 2.**12** Kriterien zur Validitätsbeurteilung von Einzelstudien zu therapeutischen Fragestellungen

Leitfragen
- Erfolgte die Zuordnung von Patienten zu Behandlungen randomisiert und wurde die Randomisierungsliste geheimgehalten?
- Wurden bei der Gesamtbeurteilung der Studie alle darin aufgenommenen Patienten berücksichtigt, und wurden die Patienten in den Gruppen analysiert, denen sie randomisiert zugeordnet worden waren?

Detailfragen
- Waren Patienten und Ärzte gegenüber der durchgeführten Behandlung verblindet?
- Wurden die Gruppen, abgesehen von der experimentellen Behandlung, gleich behandelt?
- Waren die Gruppen zu Beginn der Studie einander ähnlich?

(„performance, detection bias") zugemessen (Kap. 3).

Klinisches Beispiel. Die Informationssuche anhand des klinischen Beispiels zur Mittelohrentzündung mit der im vorausgehenden Kapitel dargestellten Suchstrategie in der Datenbank best evidence führt u.a. zu einer klinischen Studie von Balen et al. über die Wirkung von Coamoxiclav bei Kindern mit persistierender Otitis media und Paukenerguss (Abb. 2.**10**).

Sind die Ergebnisse der Studie von Balen et al. valide?

Erfolgt die Zuordnung von Patienten zu Behandlungen randomisiert und wurde die Randomisierungsliste geheimgehalten?

Die Zuordnung der Kinder in die Behandlungsgruppen erfolgte durch Randomisierung, über die Geheimhaltung der Randomisierungsliste kann anhand der Publikation in best evidence keine Aussage getroffen werden.

Wurden bei der Gesamtbeurteilung der Studie alle darin aufgenommenen Patienten berücksichtigt, und wurden die Patienten in den Gruppen analysiert, denen sie randomisiert zugeordnet worden waren?

Von den 162 in die Studie aufgenommenen Kindern wurden 153 (94%) vollständig über zwei Wochen nachbeobachtet, und bei 149 lagen schließlich auswertbare Tympanogramme vor. Ob die Patienten in den Gruppen analysiert wurden, denen sie zugeordnet worden waren, kann anhand der Publikation in best evidence nicht explizit beurteilt werden.

Waren Patienten und Ärzte gegenüber der durchgeführten Behandlung verblindet?

Bei der Studie von Balen und Mitarbeitern handelt es sich um eine doppelblinde, placebokontrollierte Studie.

Wurden die Gruppen, abgesehen von der experimentellen Therapie, gleich behandelt?

Ob die Gruppen abgesehen von der experimentellen Behandlung gleich behandelt wurden, kann anhand der Publikation in best evidence nicht explizit beurteilt werden. Es wird lediglich erwähnt, dass alle Patienten abschwellende Nasentropfen erhielten.

Waren die Gruppen zu Beginn der Studie einander ähnlich?

Anhand der beschriebenen Ein- und Ausschlusskriterien wird die Zusammensetzung des Gesamtkollektivs beschrieben. Eine Gegenüberstellung der beiden Gruppen anhand bestimmter Merkmale (z.B. Geschlecht) enthält die Publikation in best evidence nicht.

Zusammengefasst kann die Studie von Balen et al. als valide beurteilt werden, da zentrale Punkte wie Randomisierung, Verblindung und Studienabbrecher berücksichtigt wurden. Mit einer gewissen Abbruchrate ist in jeder Studie zu rechnen. Solange diese Rate nicht allzu groß ist (als grober Richtwert gilt ≤ 10%), kann die Studie als valide beurteilt werden. (Anzufügen ist, dass zu manchen der Validitätskriterien aufgrund der verkürzten Darstellungsform keine Aussage möglich ist.)

2.3.4 Anwendung auf den Patienten

Der vierte Schritt des Konzeptes der Evidenz-basierten Medizin befasst sich mit der Anwendbarkeit der als inhaltlich relevant und valide befundenen Information auf den eigenen Patienten. In diesem Zusammenhang ist besonders die Beantwortung der vier in Tab. 2.**13** zusammengefassten Fragen relevant:

1. *Sind die Eigenschaften des konkreten Patienten und der in die Studie eingeschlossenen Patienten gleich?*

Es existiert eine Vielzahl von Patienteneigenschaften (Alter, Geschlecht, Komorbidität, soziodemographische und biologische Einflüsse usw.), die einen Einfluss auf die Ergebnisse von Studien haben können. Bei der Frage nach der Anwendbarkeit von Studienergebnissen stellt sich die Frage, ob sich der konkrete Patient so sehr von der Studienpopulation unterscheidet, dass die Ergebnisse der Studie nicht übertragbar sind. Megastudien und systematische Übersichtsarbeiten lassen teil-

Tabelle 2.**13** Anwendung einer validen Information auf den individuellen Patienten

- Sind die Patienten-Eigenschaften gleich (z. B. Alter, Komorbidität etc.)?
- Können die Therapieergebnisse auch bei meinem Patienten erwartet werden (z. B. Compliance)?
- Sind die Therapieergebnisse so bedeutend, dass sie einen Behandlungsversuch rechtfertigen?
- Entspricht die Behandlungsform samt ihren Konsequenzen den Wünschen und Vorstellungen des Patienten?

weise Rückschlüsse auf Subgruppen zu, die besonders von einer bestimmten Maßnahme profitieren bzw. für die sich eine bestimmte Maßnahme besonders nachteilig auswirkt (Kap. 4.3). Die Glaubwürdigkeit solcher Unterschiede sollte allerdings anhand einer Reihe von Fragen getestet werden (Kap. 4.7).

2. *Können die Therapieergebnisse auch bei dem konkreten Patienten erwartet werden?*
Auch wenn man zu dem Schluss kommt, dass die Studienergebnisse aufgrund vergleichbarer Patienteneigenschaften auf den konkreten Patienten übertragbar sind, so ist das noch keine Garantie dafür, dass man bei dem konkreten Patienten auch mit vergleichbaren Ergebnissen rechnen kann. Im englischen Sprachraum wird zur Beurteilung der Effektivität einer Maßnahme zwischen den beiden Begriffen „efficacy" und „effectiveness" unterschieden. „Efficacy" beschreibt dabei die unter Idealbedingungen erreichbare Wirksamkeit. Eine Studie wird nahezu unter solchen Idealbedingungen durchgeführt. Sie zeichnet sich durch eine hohe interne Validität aus (Kap. 3.2), ihre Ergebnisse sind unter alltäglichen Bedingungen aber nur bedingt reproduzierbar. Der Begriff „effectiveness" beschreibt die unter Alltagsbedingungen erreichbare Wirksamkeit einer medizinischen Intervention, also unter den Bedingungen, die das Leben der Patienten bestimmen. Wird z. B. in einer Studie die Wirksamkeit einer antiobstruktiven Dauerinhalation beim asthmatischen Kind untersucht und bestätigt, so muss man sich im Zusammenhang mit einem konkreten Patienten z. B. die folgenden Fragen stellen: Kann man mit einer regelmäßigen und dauerhaften Inhalation durch das Kind bzw. die Eltern rechnen? Kann man davon ausgehen, dass das Kind bzw. die Eltern die Inhalationstechnik richtig erlernen?

3. *Sind die Therapieergebnisse so bedeutend, dass sie einen Behandlungsversuch rechtfertigen?*
Zu Beantwortung dieser Frage muss man die Dimension eines Studienergebnisses abschätzen und in Verbindung mit der konkreten Patientensituation beurteilen. Kapitel 5 befasst sich mit den Zielgrößen zur Messung der Wirksamkeit einer Behandlung und dem Vergleich der Maßzahlen. Zur Abschätzung der Dimension eines Studienergebnisses wird in der Evidenz-basierten Medizin häufig die „number needed to treat" (NNT) (Kap. 5) herangezogen, die die Anzahl der Patienten nennt, die behandelt werden müssen, um einen positiven Behandlungseffekt zu erzielen. So bedeutet eine NNT von zehn, bezogen auf das klinische Beispiel der antiobstruktiven Inhalationstherapie, dass zehn Kinder inhalieren müssten, um bei einem eine klinisch relevante antiobstruktive Wirkung zu erzielen. Die Bedeutung dieser Aussage kann nur unter Einbeziehung des medizinischen Fachwissens und der konkreten Patientensituation erfasst werden. Handelt es sich bei dem positiven Behandlungseffekt z. B. um einen verhüteten Todesfall, so rechtfertigt das entsprechend große NNTs, während eine nur geringfügige Anhebung des FEV_1-Werts ohne assoziierte klinische Auswirkung eine große NNT nicht unbedingt rechtfertigt. Im Umgang mit NNTs, die pauschal nach den in Kapitel 5 beschriebenen Formeln berechnet wurden, sollten die individuellen Eigenschaften des Patienten mit berücksichtigt werden. David Sackett führt in seinem Buch „Evidenz-basierte Medizin" (Sackett 1999) zu diesem Zweck mathematische Formeln und Nomogramme an, die das „patientenspezifische Ausgangsrisiko" (vom englischen „patient expected event rate" [PEER]) mit einbeziehen. Zur Orientierung genügt es jedoch, die Anfälligkeit seines Patienten im Vergleich zu den Studienpatienten einzuschätzen und die NNT entsprechend nach oben oder unten zu korrigieren. Treten bei Ihrem persönlichen Patienten z. B. weniger

Hustenanfälle pro Woche auf als bei den in der Studie beschriebenen Patienten, so müsste man die NNT von zehn aus dem oben angeführten Beispiel gedanklich etwas nach oben verlagern. Bei der Abwägung, ob die Größe eines Therapieergebnisses einen Behandlungsversuch rechtfertigt, sollen auch Therapienebenwirkungen mit berücksichtigt werden sowie fakultativ ökonomische Gesichtspunkte.

4. *Entspricht die Behandlungsform samt ihren Konsequenzen den Wünschen und Vorstellungen des Patienten?*
Der letztendlich ausschlaggebende Punkt bei der Entscheidung über die Anwendbarkeit einer Therapie auf einen konkreten Patienten ist die Übereinstimmung mit den Vorstellungen des Patienten. Die Auseinandersetzung mit dem Patienten über die vorgesehene Behandlung samt ihren Konsequenzen ist sicherlich kein neuer Aspekt und kein Verdienst der Evidenz-basierten Medizin. Die Evidenz-basierte Medizin kann aber dazu beitragen, eine solide wissenschaftliche Grundlage für die Argumentation zu schaffen und diese z. B. durch die NNT in eine Form zu bringen, die leichter fassbar ist und den Betroffenen dadurch eher sprachlich nahe gebracht werden kann.

Klinisches Beispiel

Sind die Eigenschaften des konkreten Patienten und der in die Studie eingeschlossenen Patienten gleich?

Die systematische Übersichtsarbeit von Del Mar et al. stellt die Literatur mit der höchsten Evidenzstufe dar und ist auch inhaltlich passend. Die Eigenschaften des konkreten Patienten aus dem klinischen Beispiel (15 Monate altes Mädchen, akute Mittelohrentzündung, mäßig eingeschränkter Allgemeinzustand) und der Patienten in der Meta-Analyse (Kinder jeden Geschlechts, akute Mittelohrentzündung, jeder Therapierahmen) stimmen soweit grob überein, dass von einer Übertragbarkeit der Ergebnisse ausgegangen werden kann.

Können die Therapieergebnisse auch bei dem konkreten Patienten erwartet werden?

Die Eltern des erkrankten Kindes machen einen zuverlässigen Eindruck, und entsprechend ihrer Erfahrung als Arzt nehmen die Kinder das zu verordnende Antibiotikum als Saft mit Fruchtgeschmack nicht ungern ein. Sie gehen demzufolge davon aus, dass die Therapieergebnisse der Meta-Analyse auch bei dem 15 Monate alten Mädchen erwartet werden können, was z. B. die Compliance betrifft.

Sind die Therapieergebnisse so bedeutend, dass sie einen Behandlungsversuch rechtfertigen?

Entsprechend der Meta-Analyse von Del Mar, müsste man ca. zwölf Kinder antibiotisch behandeln, um einem Kind eine gewisse Schmerzlinderung nach zwei Tagen zu verschaffen. Einen vorteilhaften Einfluss des Antibiotikums auf die Rückfall- oder Komplikationsrate der Mittelohrentzündung konnte, ebenso wie eine positive Auswirkung auf das Hörvermögen, nicht festgestellt werden. Andererseits ist die Antibiotika-Einnahme mit Nebenwirkungen, vermehrten Kosten und einer Auswirkung auf die bakterielle Resistenz verbunden. Sie schätzen daher die Erfolge der primären antibiotischen Therapie als so gering ein, dass eine zuwartende Haltung gerechtfertigt ist und beschließen, das Kind in den nächsten drei Tagen erneut einzubestellen, um den klinischen Verlauf zu kontrollieren.

Entspricht die Behandlungsform samt ihren Konsequenzen den Wünschen und Vorstellungen des Patienten?

Da die Eltern der Antibiotika-Einnahme von vornherein sehr kritisch gegenüberstanden, sind sie mit ihrem Beschluss einverstanden. Sie versprechen, das Kind spätestens in drei Tagen erneut vorzustellen und auf den klinischen Verlauf zu achten.

2.3.5 Evaluation

Gemäß dem Konzept von David Sackett besteht der fünfte und letzte Schritt beim Praktizieren von Evidenz-basierter Medizin in der Bewertung des eigenen Handelns:

- Wie haben Sie ihre ärztlichen Entscheidungen bisher begründet?
- Übernehmen Sie kompromisslos die von Expertengruppen oder in Leitlinien gegebenen Empfehlungen?
- Inwieweit entspricht Ihr alltägliches klinisches Handeln der in den klinischen Kapiteln erarbeiteten Evidenz?
- Benutzen Sie bei der Medline-Suche MeSH-Schlagwörter, Thesaurus, Einschränkungsfelder und intelligente Volltextsuche oder beschränken Sie sich weiterhin auf ein einziges Textwort?
- Achten Sie beim Lesen von Studien auch auf den Methodenteil oder genügt ihnen die Ergebniszusammenfassung im Abstract?

In Kapitel „Evidenz-basierte Medizin in der Praxis" (1.1) werden verschiedene Situationen genannt, wie und wann man Evidenz-basierte Medizin praktizieren kann. Evidenz-basierte Medizin zu praktizieren bedeutet nicht ein stoisches Festhalten an einem „Fünf-Schritte-Konzept" und an den in den klinischen Kapiteln erarbeiteten Empfehlungen. Evidenz-basierte Medizin stellt die Qualitätskriterien und Techniken für die patientenbezogenen Anwendung klinischer Forschungsergebnisse zur Verfügung und fordert die individuelle ärztliche Entscheidung auf dieser Wissensgrundlage.

2.4 Pro und Kontra Evidenz-basierte Medizin

2.4.1 Evidenz-basierte Medizin als neuer Bewertungsmaßstab im Gesundheitswesen

Die Denkanstöße, die durch die Entwicklung zu einer streng an wissenschaftlichen Kriterien orientierten Medizin gegeben wurden, liefern gleichzeitig neue Maßstäbe zur Bewertung der Strukturen des Gesundheitssystems. Neue gesellschaftliche Entwicklungen, allen voran der zunehmende ökonomische Druck, haben zu einem Bedarf an Bewertungsmaßstäben für die verschiedenen Bereiche des Gesundheitswesens geführt. So müssen beispielsweise klinische Leitlinien, ein unverzichtbares Instrument der ärztlichen Qualitätssicherung, unter anderen Perspektiven betrachtet werden. Für eine Beurteilung von klinischen Leitlinien nach Maßstäben der Evidenz-basierten Medizin spricht neben der Notwendigkeit der klaren Darstellung der Entscheidungsfindung die zunehmende Globalisierung des Gesundheitssystems. Heutzutage stehen zum gleichen Thema Leitlinien unterschiedlichster Herkunft und Qualität zur Verfügung, die von Interessengruppen aus unterschiedlichen Bereichen (Medizin, Politik, Wirtschaft usw.) zu Rate gezogen werden. Damit diese verschiedenen Interessengruppen ihre unterschiedlichen Ziele verfolgen können, ist es wichtig, dass die Leitlinien transparent und in ihrem Entstehungsprozess nachvollziehbar sind. Diese Forderungen werden auch von Vertretern der Evidenz-basierten Medizin erhoben, die großen Wert auf eine klare Darstellung der Entscheidungsfindung legen. Untersuchungsergebnisse zur Auswirkung von Evidenz-basierter Medizin auf patientenbezogene Endpunkte (zum Beispiel Änderungen der Krankheitsdauer) liegen für Evidenz-basierte Leitlinien vor und zeigen, dass sich die Evidenz-basierte Medizin als Grundlage für neue Bewertungsmaßstäbe für verschiedene Bereiche des Gesundheitswesens anbietet.

2.4.2 Klinische Erfolge

Der Erfolg, der bereits durch das Praktizieren Evidenz-basierter Medizin auf verschiedenen Ebenen des Gesundheitssystems erzielt wurde, spricht für die Orientierung der zukünftigen Medizin an den Methoden dieser rationaleren Medizin.

Die Therapieausrichtung nach Ergebnissen randomisierter klinischer Studien hat in vielen Fachgebieten zur Verbesserung der Patientenbetreuung beigetragen (z. B. der Effektivitätsnachweis der Thrombolysetherapie bei Patienten mit Myokardinfarkt). Neue wissenschaftliche Erkenntnisse werden dank wirkungsvoller ärztlicher Fortbildungsmethoden schneller umgesetzt (z. B. der aktuelle Wissensstand zur Hypertoniebehandlung). Die quantitative Zusammenfassung von Studienergebnissen hat den Nutzen und Schaden von Therapiemaßnahmen unter neuen Gesichtspunkten dargestellt (z. B. der Einsatz von Steroiden bei drohender Frühgeburtlichkeit und der Einsatz von Antiarrhythmika bei Herzrhythmusstörungen). Evidenz-basierte Medizin hat sich in der Klinik bereits vielfach bewährt.

2.4.3 Erfolge in der Ausbildung

Auch im Bereich der medizinischen Ausbildung sind durch das Praktizieren Evidenz-basierter Medizin schon Erfolge zu verzeichnen. In einer kontrollierten Studie konnte gezeigt werden, dass sich bei Medizinstudenten die Fähigkeiten in Zusammenhang mit einer elektronischen Literaturrecherche schon durch einen dreistündigen Kurs verbessern ließen (Rosenberg 1998). Auch was die kritische Bewertung der Literatur angeht, konnte durch eine kontrollierte Studie der Erfolg eines entsprechenden Trainingsprogramms belegt werden (Bennett 1998). Die Auswertung des britischen „Critical appraisal skills programme" (CASP) zeigte reproduzierbare Erfolge bei objektiven Messungen (Ibbotson 1998). In einer systematischen Übersichtsarbeit konnte ebenfalls gezeigt werden, dass sich kritische Literaturbewertungen durch Schulungen bei Medizinstudenten und in geringem Ausmaß auch bei Assistenzärzten steigern lässt (Norman 1998).

2.4.4 Publikationspraxis

Die Grundsätze der Evidenz-basierten Medizin haben einen Umdenkungsprozess in der Publikationspraxis eingeleitet. Viele der großen internationalen Zeitschriften haben sich einem neuen Publikationskonzept angeschlossen, das als formale Vorlage für die Publikation von Studienergebnissen dienen soll (CONSORT Statement = **Con**solidated **S**tandards **o**f **R**eporting **T**rials). Vergleichbare Konzepte existieren für die Publikation von Meta-Analysen (QUORUM = **Qu**ality **o**f **R**eporting **o**f **M**eta-Analyses, Moher 1999) und (MOOSE = **M**eta-analysis **o**f **O**bservational **S**tudies in **E**pidemiology, Stroup 2000).

2.4.5 Evidenz-basierte Medizin: „Alter Wein in neuen Schläuchen?"

Ein häufiger Einwand im Zusammenhang mit Evidenz-basierter Medizin besteht darin, dass es sich bei Evidenz-basierter Medizin um nichts Neues, sondern lediglich um die Anknüpfung an eine seit über hundert Jahren bestehende Denkweise handle.

Diesem Argument ist, was die Verwurzelung in einer langen Tradition angeht, nichts entgegenzusetzen. Wesentliche Forderungen der Evidenz-basierten Medizin lassen sich lange zurückverfolgen. Neu an der Evidenz-basierten Medizin der heutigen Zeit ist die Umsetzung einer an Traditionen anknüpfenden Denkweise unter aktuellen Bedingungen, die den Wandel vom Industrie- zum Informationszeitalter berücksichtigen (Raspe 1996).

2.4.6 Evidenz-basierte Medizin als „Kochbuchmedizin"

Ein weiterer Einwand besteht darin, dass Evidenz-basierte Medizin zu einer Kochbuchmedizin führe, die den Erfahrungen und Präferenzen von Ärzten und Patienten nicht genügend Spielraum lasse.

Die klinische Praxis der Evidenz-basierten Medizin beginnt beim individuellen Patienten, indem sie dessen Problem in eine Frage umwandelt, und sie endet beim individuellen Patienten, indem sie die Anwendbarkeit einer validen Information auf den Patienten prüft. Evidenz-basierte Medizin berücksichtigt neben der externen Evidenz auch die Intuition und Erfahrung des behandelnden Arztes und lässt genügend Spielraum für eine persönliche Beziehung und Interaktion zwischen Arzt und Patient.

2.4.7 Evidenz-basierte Medizin = Sparmedizin?

Evidenz-basierter Medizin wird häufig vorgeworfen, nur den Deckmantel für Einsparungen im Gesundheitswesen zu liefern. Es trifft zu, dass die Identifikation ineffektiver Maßnahmen zu Einsparungen im Gesundheitswesen führen kann.

Das Hinterfragen medizinischer Maßnahmen nach streng wissenschaftlichen Kriterien hat im medizinisch-ökonomischen Bereich bereits mehrfach zur Kostendämpfung beigetragen (z. B. durch den Verzicht auf Arzneimittel mit nicht belegter Wirksamkeit oder fragwürdige diagnostische Tests). Finanzielle Einsparungen sind aber nicht Ziel der Evidenz-basierten Medizin. Evidenz-basierte Medizin versteht sich als eine am Patienten orientierte Medizin, die durch ihren rationalen Ansatz zur Kostendämpfung beitragen kann, aber nicht zwingenderweise muss. In diesem Zusammenhang kann die Identifikation effektiver Maßnahmen sogar zu Verteuerungen führen. Erklärtes Ziel der Evidenz-basierten Medizin ist die Beurteilung medizinischer Maßnahmen nach der wissenschaftlich nachgewiesenen Wirksamkeit und nicht nach ihrem finanziellen Aufwand. Evidenz-basierte Medizin wird den Entscheidungsträgern im Gesundheitswesen die Verantwortung der Prioritätensetzung und Kosteneinsparung im Zusammenhang mit medizinischen Maßnahmen nicht abnehmen, sie kann aber einen wissenschaftlichen Beitrag zu dieser Diskussion liefern und mit ihrer Forderung nach Transparenz eine offene und konstruktive Debatte fördern.

2.4.8 Evidenz-basierte Medizin: forschungsfeindlich?

Als Argument gegen die Evidenz-basierte Medizin wird häufig angeführt, sie sei fortschrittshemmend und konservativ, weil keine neuen Daten und Erkenntnisse geschaffen werden. Evidenz-basierte Medizin erlaube lediglich eine kritische Vergegenwärtigung dessen, was bereits als Erkenntnis vorliegt.

Richtig ist, dass Evidenz-basierte Medizin eine kritische Vergegenwärtigung des vorliegenden Erkenntnisstandes ermöglicht. So hat beispielsweise die Cochrane Collaboration, die mit ihrem Ziel, die Ergebnisse aus möglichst allen kontrollierten klinischen Therapiestudien zu einer Fragestellung unter Zuhilfenahme biometrischer

Methoden wie der Meta-Analyse zusammenzufassen, eine neue Erkenntnisebene geschaffen. Diese Erkenntnisebene erlaubt neue Schlussfolgerungen für die klinische Praxis und für zukünftigen Forschungsbedarf aus bereits vorliegenden Daten. Damit ist die Arbeit der Cochrane Collaboration, die u. a. aus den Bestrebungen nach mehr Wissenschaftlichkeit und Evidenz in der Medizin entstanden ist, zukunftsweisend und innovativ und in keiner Weise fortschrittshemmend.

Literatur

Alderson P, Bunn F, Lefebvre C, et al. Human albumin solution for resuscitation and volume expansion in critically ill patients (Cochrane Review). In: The Cochrane Library, Issue 4. Oxford: Update Software1999.

Antman EM, Lau J, Kupelnick B, Mosteller F, Chalmers TC. A comparison of results of meta-analyses of randomized control trials and recommendations of clinical experts. JAMA. 1992;268:240-8.

Bennett KJ, Sackett DL, Haynes BC, Neufeld VR, Tugwell P, Roberts R. A controlled trial of teaching critical appraisal of the clinical literature to medical students. JAMA. 1998;257:2451-4.

Davidoff F, Haynes B, Sackett D, Smith R. evidence based medicine: a new journal to help doctors identify the information they need. BMJ. 1995;310:1085-6.

Davis DA, Thomson MA, Oxman AD, Haynes RB. Evidence for the effectiveness of CME. A review of 50 randomised controlled trials. JAMA. 1992;268:1111-7.

Echt DS, Liebson PR, Mitchell B et al. Mortality and morbidity in patients receiving encainide, flecainide, or placebo: the Cardiac Arrhythmia Suppression Trial. N Engl J Med. 1991;324:781-8.

Editor‘s choice. Doctors‘ information: excessive, crummy, and bent. BMJ. 1997;315.

Gøtzsche P, Olsen O. Is screening for breast cancer with mammography justifiable? Lancet. 2000;355:129-34.

Ibbotson T, Grimshaw J, Grant A. Evaluation of a programme of workshops for promoting the teaching of critical appraisal skills. Med Education. 1998; 32:486-91.

Moher D, Cook DJ, Eastwood S, et al. Improving the quality of reports of meta-analyses of randomised controlled trials: the QUORUM statement. Quality of Reporting of Meta-analyses. Lancet. 1999;354:1896-900.

Morganroth J, Bigger JT Jr., Anderson JL. Treatment of ventricular arrhythmia by United States cardiologists: a survey before the Cardiac Arrhythmia Suppression Trial results were available. Am J Cardiol. 1990; 65:40-8.

Norman GR, Shannon SI. Effectiveness of instruction in critical appraisal (evidence based medicine) skills: a critical appraisal. Can Med Assoc J. 1998;158:177-81.

Pickering GW. The purpose of medical education. BMJ. 1956.

Raspe H. Evidence based medicine: Modischer Unsinn, alter Wein in neuen Schläuchen oder aktuelle Notwendigkeit? Z ärztl Fortbild. 1996;90:553-62.

Rosenberg WMC, Deeks J, Lusher A, Snowball R, Dooley G, Sackett DL. Improving searching skills and evidence retrieval. J Royal Coll Phys. 1998;32:557-63.

Ruberman W, Weinblatt E, Goldberg JD, et al. Ventricular premature beats and mortality after myocardial infarction. N Engl J Med. 1977;297:750-7.

Sackett DL. Evidenz-basierte Medizin. Bern – Wien – New York: Zuckschwerdt; 1999.

Shin JH, Haynes RB, Johnston ME. Effect of problem-based, self-directed undergraduate education on life-long learning. Can Med Assoc J. 1993;148:969-76.

Stroup DF, Berlin JA, Morton SC, et al. Meta-analysis of observational studies in epidemiology: a proposal for reporting. Meta-analysis of Observational Studies in Epidemiology (MOOSE) group. JAMA. 2000;283:2008-12.

Tröhler U. Was ist therapeutische Erfahrung? Dtsch Ärztebl. 1991;88(39);A-3218-22.

3 Klinische Studien

3.1 Studiendesign – eine Einführung 47
3.1.1 Einführende Beispiele 47
3.1.2 Die Problematik historischer Vergleiche 50
3.1.3 Beobachtungsstudien und Registerdaten 51
3.1.4 Randomisierte klinische Studien 54
3.1.5 Studienplanung 56
3.1.6 Stichprobenumfangsbestimmung 57

3.2 Qualitätsbeurteilung 60
3.2.1 Die Qualität randomisierter kontrollierter Studien 60
3.2.2 Scales zur Beurteilung der Studienqualität 65

3.3 Sinn und Unsinn einer einheitlichen Berichterstattung über klinische Studien: das CONSORT-Statement ... 71
3.3.1 Hintergrund 71
3.3.2 Zur Notwendigkeit einer einheitlichen Berichterstattung 71
3.3.3 Der Weg zum CONSORT-Statement .. 72
3.3.4 Inhalt des CONSORT-Statements 72
3.3.5 Ist die Durchführung von Studien und deren Veröffentlichung nicht schon kompliziert genug? 76

3.1 Studiendesign – eine Einführung

Claudia Schmoor, Gabi Schulgen, Martin Schumacher

3.1.1 Einführende Beispiele

Die Erforschung und Entwicklung neuer Therapien in der Medizin findet in der Regel nur in kleinen Schritten statt. Bahnbrechende Erfolge in der Entwicklung innovativer Behandlungen zur Heilung bislang inkurabler Erkrankungen sind selten. Doch auch vergleichsweise kleine Effekte neuer Therapien können klinisch relevant sein und beträchtliche Auswirkungen auf das Wohlbefinden des individuellen Patienten haben. Um daher die Wirksamkeit und Verträglichkeit neuer Therapien abzusichern, ist ihre systematische Erprobung und Überprüfung erforderlich. Der erste Einsatz einer erfolgversprechenden medizinischen Behandlung beim Menschen sollte daher als **klinisches Experiment** verstanden werden, mit dem Ziel, die Wirksamkeit der Therapie nachzuweisen und ihre Verträglichkeit abzusichern.

Die traditionelle Vorgehensweise, den Behandlungserfolg neuer Substanzen mit den Ergebnissen zu vergleichen, die in einem vorausgegangenen Zeitraum mit herkömmlichen Verfahren erzielt wurden, hat vielfach nicht zu überzeugenden Erkenntnissen geführt. Abb. 3.1 zeigt das Beispiel der Entwicklung der durch Scharlach im Kindesalter verursachten Letalität im Verlauf eines Jahrhunderts. Hier zeigt sich, dass die größte Reduktion der Sterblichkeitsrate bereits vor der Entwicklung der ersten wirksamen medikamentösen Behandlung stattgefunden hat (Silverman 1985; McKeown 1976). Drastische Veränderungen des natürlichen Verlaufs einer Erkrankung können also auch ohne medizinische Behandlung allein durch die Verbesserung der allgemeinen Lebensbedingungen der Bevölkerung hervorgerufen werden.

Im folgenden sollen anhand einer konkreten Untersuchung, der sog. Salk-Polio-Studie, die wesentlichen Punkte der Bedeutung klinischer Studien illustriert werden. Die Salk-Polio-Studie ist zwar keine klinische Studie im engeren Sinne, sondern eine Präventionsstudie im öffentlichen Gesundheitswesen. Sie ist jedoch einerseits in historischer Hinsicht sehr interessant, da sie als größtes Experiment gilt, das je im öffentlichen Gesundheitswesen durchgeführt wurde und ist

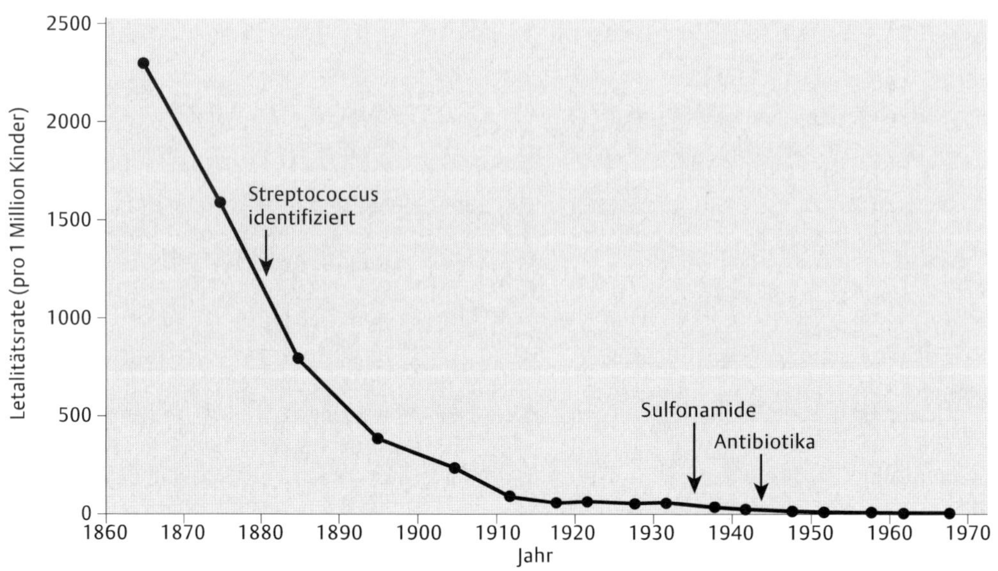

Abb. 3.**1** Entwicklung der durch Scharlach verursachten Letalität bei Kindern im Alter unter 15 Jahren in England und Wales im Zeitraum von 1861 bis 1970 (nach Silverman 1985, McKeown 1976).

andererseits vom methodischen Standpunkt auch heute noch hochaktuell (Francis 1955, Meier 1985, Meier 1998).

In den frühen fünfziger Jahren war in den USA die Frage zu klären, ob durch eine Impfung mit dem von Jonas Salk entwickelten Impfstoff eine Reduzierung der Poliomyelitis-Inzidenz erreicht werden kann. Dazu standen verschiedene Vorgehensweisen zur Debatte.

Die einfachste Möglichkeit schien in der Durchführung eines **historischen Vergleichs** zu bestehen, d. h. im Jahre 1954 möglichst viele Kinder in den entsprechenden Altersgruppen (im wesentlichen der Primary School) zu impfen und die Polio-Inzidenz dieses Jahres mit den Inzidenzen der Vorjahre zu vergleichen. Die Polio-Inzidenz betrug zu dieser Zeit in den Vereinigten Staaten etwa 50 pro 100.000, unterlag jedoch beträchtlichen jährlichen Schwankungen, wie aus Abb. 3.**2** deutlich zu erkennen ist.

Man konnte also nicht ausschließen, dass aufgrund dieser Schwankungen die Inzidenz des Jahres 1954 auch bei Wirkungslosigkeit des Impfstoffes geringer sein würde als im Vorjahr. Das Auftreten einer Epidemie hätte andererseits die Inzidenz derart erhöhen können, dass eine tatsächliche Wirkung des Impfstoffes nicht erkannt worden wäre. Daher musste diese retrospektive Vorgehensweise a priori verworfen werden.

Als nächste Möglichkeit bot sich die Durchführung einer **prospektiven Beobachtungsstudie** an, bei der etwa den Eltern von Kindern in den entsprechenden Altersgruppen eine freiwillige Teilnahme an der Impfaktion angeboten würde. Die Inzidenz der Poliomyelitis in der Kohorte der geimpften Kinder hätte dann mit der Polio-Inzidenz in der Kohorte der nicht geimpften Kinder verglichen werden können. Bei diesem Vorgehen jedoch – so wurde befürchtet – würde die Zustimmung zur Teilnahme an der Impfaktion wesentlich vom sozioökonomischen Status und dem Gesundheitsbewusstsein der Eltern bestimmt sein, das wiederum, wie man wusste oder zumindest vermutete, auch einen Einfluss auf das Auftreten der Poliomyelitis hatte. Man musste also, wie beim historischen Vergleich, davon ausgehen, dass Impf- und Kontrollgruppe nicht vergleichbar sein würden.

Man entschied sich schließlich für eine **kontrollierte randomisierte Studie**, bei der die Kinder der Eltern, die ihre Einwilligung zur Teil-

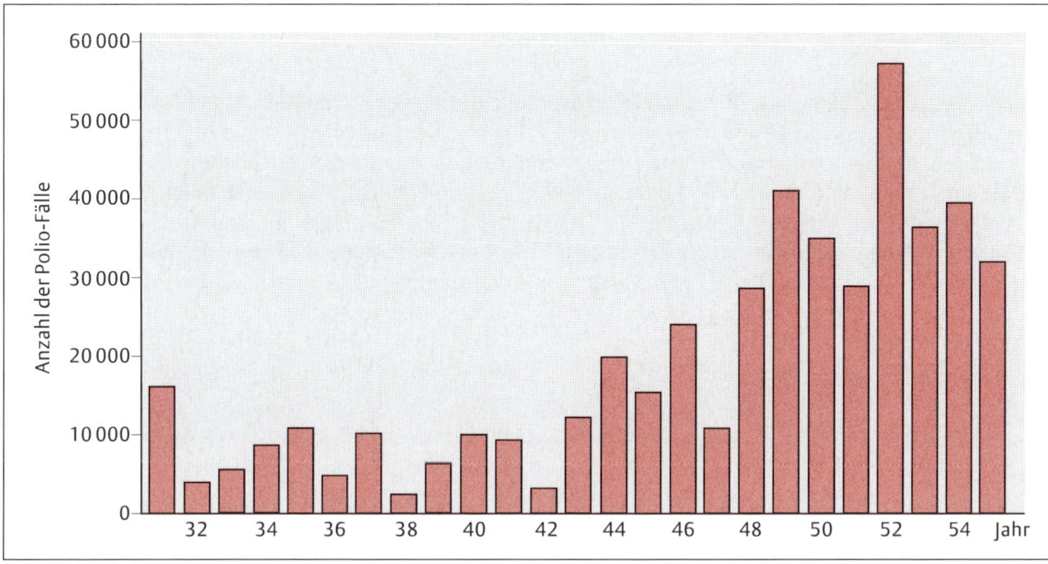

Abb. 3.**2** Anzahl der Poliofälle in den USA während der Jahre 1931 bis 1955 (nach Francis 1955).

nahme an der Studie gegeben hatten, der Impf- bzw. der Kontrollgruppe zufällig zugeteilt wurden. Auf diese Weise sollten offenkundige und weniger offenkundige Selektionsmechanismen ausgeschlossen werden, die das Studienergebnis hätten verfälschen können. Darüber hinaus befürchtete man eine Verfälschung der Studienergebnisse durch mögliche Voreingenommenheit der untersuchenden Ärzte bei der Diagnose der Poliomyelitis bei geimpften und nichtgeimpften Kindern. Um auch diese Verzerrungsquelle auszuschließen, entschied man sich für die Durchführung einer sog. **Doppelblind-Studie**, bei der weder die Kinder (bzw. deren Eltern) noch die impfenden und untersuchenden Ärzte wussten, ob mit dem Salk-Impfstoff oder aber nur mit Placebo geimpft worden war.

Bei den über 400.000 Kindern, die an der randomisierten Studie teilnahmen, zeigte sich, dass die Inzidenz in der Gruppe der geimpften Kinder nur etwa halb so groß war wie in der Gruppe der unbehandelten Kinder: nur 82 Kinder der geimpften Gruppe gegenüber 162 Kinder der Kontrollgruppe erkrankten an Polio (Tab. 3.**1**).

Die **Stichprobenumfänge** für diese Studie scheinen auf den ersten Blick immens hoch – wir werden später noch auf die Begründung eingehen. Sicher ist jedoch das überzeugende Ergebnis dieser Studie, die ohne jeden Zweifel einen Meilenstein in der Bekämpfung der Poliomyelitis darstellte, auch wenn schon einige Jahre später der Salk-Impfstoff durch neue, bessere Vakzine abgelöst wurde.

Tabelle 3.**1** Ergebnis der Salk-Polio-Studie: Anzahl der an Polio erkrankten und der gesunden Kinder in den Interventionsgruppen (nach Francis 1955)

Impfung mit	**an Polio erkrankt**	
	ja	**nein**
Salk-Impfstoff	82	200.663
Placebo	162	201.067

3.1.2 Die Problematik historischer Vergleiche

Am Beispiel der Salk-Polio-Studie haben wir bereits Gründe für die Durchführung randomisierter Studien aufgeführt. Hier wollen wir mögliche Verzerrungsquellen und deren Auswirkungen bei der Verwendung historischer Kontrollen in Therapiestudien näher untersuchen, die die scheinbaren Vorteile (geringerer benötigter Stichprobenumfang, geringere Kosten, Patienten müssen nicht einer möglicherweise schlechteren Kontrollbehandlung ausgesetzt werden) infrage stellen. Neben der bewussten und auch unbewussten Selektion von Patienten wird als wichtigstes Argument gegen historische Kontrollen meist der sogenannte **Zeittrend** angeführt. Green (1982) und später Dupont (1985) haben einen Aspekt dieses Zeittrends in einer Graphik dargestellt, die in etwas abgewandelter Form in Abb. 3.**3** wiedergegeben ist.

Das Fortschreiten der Krankheit ist dabei repräsentiert durch den vertikalen Abstand zwischen den beiden divergierenden Linien, und die Stadien bezeichnen Abschnitte des Fortschreitens der Krankheit. Wenn man davon ausgeht, dass die Definition der Krankheitsstadien über die Jahre gleichgeblieben ist, könnte man zu dem Schluss gelangen, dass Patienten, die früher als Patienten z. B. im Stadium II diagnostiziert wurden, dieselbe Prognose haben wie heutige Patienten im Stadium II. Aufgrund der Verbesserung diagnostischer Möglichkeiten durch die Entwicklung neuer Diagnoseverfahren werden Krankheiten jedoch heute früher erkannt bzw. auch ein fortgeschrittenes Krankheitsstadium wird heute eher als solches diagnostiziert. So kann eine früher noch nicht diagnostizierbare Krankheit heute bereits im Stadium I erkannt werden. Ebenso werden heute Patienten im Stadium II diagnostiziert, die man früher als Stadium I-Patienten klassifiziert hätte. Würde man daher heute eine klinische Studie an Patienten mit Stadium I durchführen und Patienten als Kontrollen verwenden, die vor einigen Jahren als Stadium I diagnostiziert wurden, so würde auch bei gleicher Wirkung der beiden Behand-

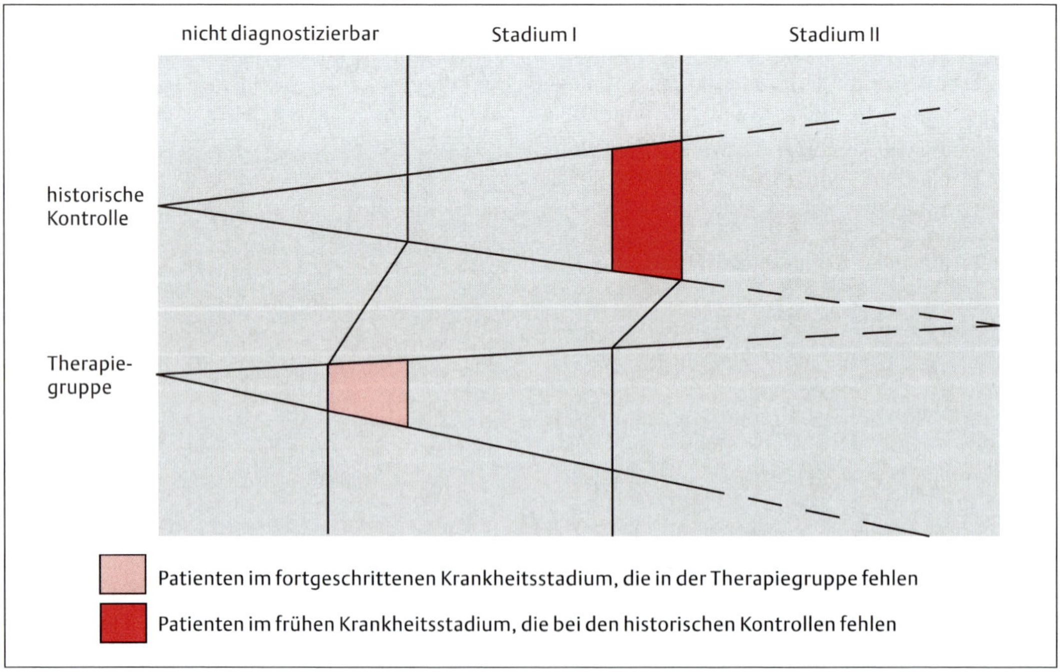

Abb. 3.**3** Schematische Darstellung der Auswirkungen des Zeittrends (nach Dupont 1985).

lungen die heutige Behandlungsgruppe besser abschneiden als die historischen Kontrollen. Denn zur Gruppe mit der neuen Behandlung gehören nun Patienten des frühen Stadiums I mit sehr guter Prognose und es fehlen Patienten im späten Stadium I mit schlechter Prognose.

Ohne Vergleichbarkeit von Therapie- und Kontrollgruppe kann es grundsätzlich zu irreführenden und falschen Aussagen über die Wirksamkeit oder Überlegenheit einer Therapie kommen. Dabei kann auch die Richtung der möglichen Verzerrung nicht generell angegeben werden. Während in den meisten Vergleichen von randomisierten und nicht-randomisierten Studien der Effekt der neuen Behandlung in den nicht-randomisierten Studien überschätzt wurde, sind auch entgegengesetzte Verhältnisse beobachtet worden (Kunz 1998).

Die Qualitätskriterien, die an historische oder insgesamt an externe Kontrollen zu stellen sind, müssen daher entsprechend streng sein (Pocock 1976). Kurz zusammengefasst, sollten die Kontrollen allen Kriterien einer normalerweise randomisierten klinischen Studie genügen. D. h., es muss ein vorher festgelegtes Behandlungsprotokoll, Ein- und Ausschlusskriterien und vorher festgelegte Zielkriterien geben, die den Bedingungen der aktuellen Studie weitgehend äquivalent sind. Dazu gehören beispielsweise der Dosierungsmodus und die Behandlungsdauer sowie die äußeren Bedingungen während und nach der Behandlung. Außerdem sollte die Verteilung von Störfaktoren wie Alter und Geschlecht sowie der wichtigsten prognostischen Faktoren in den beiden Gruppen vergleichbar sein. Historische Kontrollen sind nur dann zulässig, wenn sichergestellt ist, dass die Vergleichbarkeit zwischen historischen Kontrollen und der neuen Therapie in allen Punkten gegeben ist. Diese Anforderungen sind jedoch nur in den seltensten

Tabelle 3.**2** Hierarchie der Aussagekraft bei der Therapiebewertung (nach Green 1984)

8. Fallstudie
7. Fälle ohne Kontrollen
6. Fälle mit Literaturkontrollen
5. Auswertung von Computerdatenbanken
4. Beobachtungsstudien mit Kontrollgruppe
3. Klinische Studien mit historischen Kontrollen
2. Eine randomisierte kontrollierte klinische Studie
1. Mehrere randomisierte kontrollierte klinische Studien

Fällen erfüllbar. Eine mangelnde Vergleichbarkeit der Kontroll- und Behandlungsgruppe macht die Studienergebnisse angreifbar und führt dazu, dass das Ergebnis nicht valide ist.

Green & Byar (1984) haben verschiedene Studientypen gemäß ihrer Aussagekraft bei der Beurteilung der Wirksamkeit einer Therapie in Form einer Pyramide angeordnet (Tab. 3.**2**).

Die geringste Aussagekraft haben demnach einzelne Fallberichte, gefolgt von Beschreibungen mehrerer Fälle ohne Kontrollen bzw. mit Literaturkontrollen. Solche Berichte erscheinen häufig als sogenannte „Pilotstudien“. Die stärkste Aussagekraft besitzen mehrere kontrollierte randomisierte klinische Studien zur selben Fragestellung. Auf Platz 3 dieser Rangordnung sind die Studien mit historischen Kontrollen platziert. Auffällig ist, dass Beobachtungsstudien mit einer parallelen Kontrollgruppe und die Auswertung von Computerdatenbanken nur auf den Plätzen 4 und 5 rangieren, also noch hinter den historischen Kontrollen. Diese Studientypen und die Gründe für deren schlechtes Abschneiden sollen im folgenden Abschnitt näher dargestellt werden.

3.1.3 Beobachtungsstudien und Registerdaten

Die immer größer werdende Flut von Registern, Routinedokumentationen und Datenbanken bringt den verständlichen Wunsch mit sich, diese Daten auch für einen retrospektiven Therapievergleich einzusetzen und auf die kontrollierte prospektive Durchführung einer Therapiestudie zu verzichten. Nun besteht bei der Bewertung von Therapien, anders als etwa im epidemiologischen Bereich bei der Beurteilung der Auswirkungen von Risikofaktoren, die zusätzliche Schwierigkeit, dass die Folgen einer bewussten Handlung, mit der ja der Therapieerfolg hinsichtlich eines Kriteriums positiv beeinflusst werden sollte, beurteilt werden müssen. Bei dieser retrospektiven Vorgehensweise ist allerdings allenfalls der Spielraum des ärztlichen Ermessens nachträglich zu erkennen, nicht aber der Grund, weshalb ein Patient etwa mit einer hohen, ein anderer aber mit einer niedrigen Dosierung behandelt worden ist.

Das Phänomen, dass sich die Überlegenheit einer Therapie über eine andere bei der Analyse von nicht-randomisierten Beobachtungsstudien sogar umkehren kann, wird in der Literatur als **Simpson-Paradoxon** bezeichnet (Simpson 1951). Um dieses Phänomen klarzumachen, verwenden wir ein hypothetisches Beispiel (Green 1984): Bei einem Vergleich zweier Therapien (A und B) zeigt sich sowohl bei männlichen als auch bei weiblichen Patienten die Überlegenheit der Behandlung B, was in den berechneten relativen Risiken von 1,38 bzw. 2,50 für A zu B in Tab. 3.**3** zum Ausdruck kommt. Wenn man jedoch das Geschlecht der Patienten in der Analyse nicht berücksichtigen und alle Daten zusammenfassen würde, ergäbe sich ein berechnetes relatives Risiko von 0,80, das für eine Überlegenheit von A spricht.

Dieses Paradoxon findet seine Erklärung in der Unbalanciertheit der Randhäufigkeiten der beiden Tafeln im oberen Teil von Tab. 3.**3**: In unserem Beispiel haben die Männer eine schlechtere Prognose als die Frauen; die meisten männlichen Patienten in dieser Studie erhielten aber B. Die Frauen hatten eine weitaus bessere Prognose, und die Majorität der Frauen erhielt A. Damit ist klar, dass das Geschlecht der Patienten ein bedeutender Einflussfaktor ist, der das auf den ersten Blick erstaunliche Phänomen erklärt. Wenn dieser Faktor in der Analyse fälschlicherweise nicht berücksichtigt wird, wird eine Überlegenheit der Gruppe A vorgetäuscht, die jedoch nur durch die ungleiche Verteilung des Faktors Geschlecht hervorgerufen wird.

Man mag einwenden, dass ein solch extremes Resultat einer Umkehrung des Therapieeffektes nur konstruiert ist und in Wirklichkeit nicht auftreten wird. Wie leicht jedoch ein solcher Effekt in Beobachtungsstudien möglich ist und scheinbar unsinnige Ergebnisse produzieren kann, zeigt ein wahres Beispiel einer epidemiologischen Studie (Appleton 1996). In dieser Kohortenstudie zu Schilddrüsen- und Herzerkrankungen wurde der Überlebensstatus aller Teilnehmer 20 Jahre nach einer Basisuntersuchung Anfang der siebziger Jahre erhoben, bei der unter anderem die Rauchgewohnheiten erfasst worden waren. Tab. 3.**4** zeigt im oberen Teil den Überlebensstatus von 1314 Frauen, die gemäß der Basisuntersuchung als Raucherinnen bzw. Nichtraucherinnen eingestuft wurden. Bei den Nichtraucherinnen betrug die Mortalitätsrate 31 %

Tabelle 3.**3** Hypothetisches Beispiel für das Simpson-Paradoxon (nach Green und Byar 1984)

Patientengruppe	Behandlung	gestorben	überlebt	gesamt
männliche Patienten	A	20 (50 %)	20	40
	B	40 (36 %)	70	110
		60 (40 %)	90	150
		Relatives Risiko: 20/40 : 40/110 = 1,38		
weibliche Patienten	A	20 (10 %)	180	200
	B	4 (4 %)	96	100
		24 (8 %)	276	300
		Relatives Risiko: 20/2000 : 4/100 = 2,50		
alle Patienten	A	40 (17 %)	200	240
	B	44 (21 %)	166	210
		84 (19 %)	366	450
		Relatives Risiko: 40/240 : 44/210 = 0,80		

während nur 24% der Raucherinnen 20 Jahre nach der Basisuntersuchung verstorben waren. Das entspricht einem relativen Risiko der Raucherinnen gegenüber den Nichtraucherinnen von 0,76 mit einem 95%-Konfidenzintervall von 0,64–0,91, also einer Reduktion der Mortalitätsrate um ca. 25% durch das Rauchen! Welche Erklärung gibt es für dieses verblüffende und wenig glaubwürdige Ergebnis? Es lässt sich erklären durch die Vernachlässigung einer wichtigen Variablen, nämlich des Alters der Frauen zur Zeit der Basisuntersuchung, das sowohl mit den Rauchgewohnheiten als auch mit dem Mortalitätsrisiko zusammenhängt. Eine solche Variable (häufig auch Kovariable genannt), die sowohl mit der Exposition als auch mit der Erkrankungshäufigkeit zusammenhängt, bezeichnet man in der Epidemiologie als **Confounder**.

Der untere Teil von Tab. 3.**4** zeigt, dass der Anteil der Raucherinnen in der Altersgruppe über 65 Jahre deutlich geringer ist als in den anderen Gruppen, das Mortalitätsrisiko jedoch natürlicherweise mit dem Alter steigt. Mit Ausnahme der höchsten Altersgruppe ist das relative Risiko zu versterben in jeder Altersgruppe für Raucherinnen erhöht, was auf einen gesundheitsgefährdenden Effekt des Rauchens hinweist. Eine valide Analyse des Zusammenhangs zwischen Rauchen und Mortalität müsste also den Confounder Alter berücksichtigen. Dies ist möglich in einer sogenannten **stratifizierten Analyse**, bei der wie in Tab. 3.**4** dargestellt die Mortalitätsraten der Raucherinnen und Nichtraucherinnen separat in den Altersstufen (Strata) verglichen werden und anschließend diese vier altersspezifischen relativen Risiken mit einer geeigneten Gewichtung zu-

Tabelle 3.**4** Reales Beispiel für das Simpson-Paradoxon nach Appleton (1996). 20-Jahres-Überlebensraten von 1314 Frauen gemäß Raucherstatus, insgesamt und in vier Altersgruppen. Relative Risiken mit 95%-Konfidenzintervallen sind pro Vierfeldertafel angegeben

	Rauchen	gestorben	überlebt	gesamt
alle Frauen	ja	139 (24%)	443	582 (44%)
	nein	230 (31%)	502	732 (56%)
		369 (28%)	945	1314 (100%)
		Relatives Risiko: 0,76 (0,64–0,91)		
Alter unter 45	ja	19 (7%)	269	288 (46%)
	nein	13 (4%)	327	340 (54%)
		32 (5%)	596	628 (100%)
		Relatives Risiko: 1,73 (0,88–3,40)		
Alter 45–54	ja	27 (21%)	103	130 (62%)
	nein	12 (15%)	66	78 (38%)
		39 (19%)	169	208 (100%)
		Relatives Risiko: 1,35 (0,73–2,49)		
Alter 55–64	ja	51 (44%)	64	115 (49%)
	nein	40 (33%)	81	121 (51%)
		91 (39%)	145	236 (100%)
		Relatives Risiko: 1,34 (0,97–1,86)		
Alter über 65	ja	42 (86%)	7	49 (20%)
	nein	165 (85%)	28	193 (80%)
		207 (86%)	35	242 (100%)
		Relatives Risiko: 1,00 (0,88–1,14)		

sammengefasst werden. Diese stratifizierte Analyse ergibt ein relatives Risiko von 1,21 mit einem 95%-Konfidenzintervall von (1,03 – 1,41), d. h. also eine um ca. 20% erhöhte Mortalitätsrate der Raucherinnen im Vergleich zu den Nichtraucherinnen. Wie schon in dem hypothetischen Beispiel in Tab. 3.**3** führt also auch hier die Berücksichtigung einer einflussreichen Kovariablen dazu, dass sich das fälschlicherweise aus dem einfachen Zweigruppenvergleich ohne Kovariablenberücksichtigung berechnete Ergebnis umkehrt.

Bei der Analyse von Beobachtungsstudien und Registerdaten mit dem Ziel eines Therapievergleichs liegt allerdings selten ein so offenkundiger Faktor vor, wie es in unseren obigen Beispielen das Geschlecht der Patienten bzw. das Alter der Frauen war. Vielmehr werden solche Faktoren wesentlich subtiler und im Rahmen solcher Studien oft auch nicht dokumentiert sein, sodass eine Überprüfung unmöglich ist (Byar 1980, Dambrosia 1980).

3.1.4 Randomisierte klinische Studien

Ein Experiment ist dadurch gekennzeichnet – zumindest im engeren Bereich der Naturwissenschaften –, dass der Einfluss eines Faktors auf ein zu untersuchendes Kriterium durch Variation dieses Faktors bestimmt wird. Beobachtete Unterschiede hinsichtlich dieses Kriteriums dem Einflussfaktor zuzuschreiben, ist jedoch nur dann möglich, wenn alle anderen Einflussgrößen während des Experiments fixiert werden können oder die Versuchseinheiten in allen Aspekten identisch sind.

Übertragen auf klinische Studien, in denen der Einflussfaktor die Behandlung und die Versuchseinheiten Patienten sind, ist die Forderung nach Fixierung aller anderen Einflussgrößen oder gar identischen Versuchseinheiten selbstverständlich unerfüllbar. Patienten variieren auch bei beschränktem Indikationsgebiet und restriktiven Ein- und Ausschlusskriterien für eine Studie in so vielen anderen bekannten und unbekannten Faktoren, dass der Versuch, diese alle bei der Anwendung berücksichtigen zu wollen, von vornherein zum Scheitern verurteilt wäre.

Um diesem Dilemma zu entgehen, wird seit den vierziger und fünfziger Jahren dieses Jahrhunderts – im Bereich der Medizin besonders gefördert durch Sir Austin Bradford Hill (1951, 1962) – die **Randomisierung**, d. h. die zufällige Zuteilung der Patienten zu den Therapiegruppen, weithin akzeptiert und bei Therapiestudien eingesetzt. Die Randomisierung bietet den äußerst wichtigen Vorteil, dass die Gefahr einer Verzerrung der Ergebnisse durch Selektion, d. h. durch bewusste und auch unbewusste systematische Zuordnung von Patienten mit besonders guter oder schlechter Prognose zu den einzelnen Behandlungen, ausgeschlossen wird.

Zwar bietet auch die Randomisierung keinen sicheren Schutz vor Unbalanciertheit bezüglich wichtiger Einflussfaktoren in den Gruppen, jedoch ist die Wahrscheinlichkeit für ein solches Ungleichgewicht äußerst gering. Darüber hinaus gewährleistet die zufällige Zuordnung der Patienten zu den Behandlungsgruppen die verzerrungsfreie Schätzung des Behandlungsunterschieds und die Validität statistischer Tests bei der Auswertung der Studie. Die Randomisierung ermöglicht es, einen beobachteten Effekt auch tatsächlich der Therapie zuschreiben zu können. Zusätzlich ist aber auch zu bedenken, dass die Randomisierung oft erst den Einsatz von **Verblindungstechniken** ermöglicht. Im Beispiel der Salk-Polio-Studie ging es um die vorurteilsfreie Diagnose der Poliomyelitis. Wie wichtig eine blinde Studienführung bei der Verwendung von subjektiv zu bewertenden Kriterien zur Beurteilung von Therapien sein kann, ist klar, wenn man sich Kriterien wie Ansprechen von Tumoren auf eine Behandlung, die Befindlichkeit und verschiedene Aspekte der Lebensqualität von Patienten oder subjektive Einschätzung von Verbesserung und Verschlechterung des Krankheitszustandes vor Augen hält.

Bisher wurde davon gesprochen, dass die Randomisierung der Patienten zu den Behandlungsgruppen einen verzerrungsfreien Therapievergleich ermöglicht. Hier soll nun ausgeführt werden, wie diese zufällige Zuteilung durchgeführt werden kann und was dabei zu beachten ist.

Der wichtigste Punkt ist das **„concealment" der Randomisierung**, d. h. die Geheimhaltung der nächsten randomisierten Therapie, bevor entschieden ist, ob der als nächstes anstehende Patient in die Studie aufgenommen wird (Torgerson 1999). Nur bei vollständigem Concealment ist gewährleistet, dass die Patienten nicht doch eventuell aufgrund gewisser Charakteristika systematisch den Behandlungsgruppen zugewiesen werden, was ja gerade durch die Randomisierung verhindert werden soll. Das bedeutet also auch, dass eine Zuteilung der Patienten zu den Behandlungsgruppen etwa in alternierender Reihenfolge oder aufgrund eines geraden oder ungeraden Geburtstages oder ähnlicher Kriterien inakzeptabel ist.

Die einfachste Möglichkeit der wirklich zufälligen Zuteilung der Patienten zu den Behandlungsgruppen, nachdem entschieden und festgehalten ist, dass ein Patient in die Studie aufgenommen wird, bestünde darin, eine Münze zu werfen und je nachdem, ob Kopf oder Zahl oben liegt, den Patienten zu Behandlung A oder B zuzuweisen. Dieses Verfahren ist jedoch ebenfalls nicht zu empfehlen, da es weder kontrollierbar noch reproduzierbar ist. Eine andere Möglichkeit besteht in der Erstellung einer Randomisierungsliste mit Hilfe von Zufallszahlen, die man entweder in Tabellen findet (z. B. Linder 1969, Wissenschaftliche Tabellen Geigy 1980) oder unter Verwendung entsprechender Computerprogramme generieren kann (z. B. SAS Institute 1990). Hier kann jedoch das Problem auftreten, dass zufallsbedingt recht unterschiedlich große Behandlungsgruppen entstehen können, was aus verschiedenen Gründen oft nicht erwünscht ist. In den meisten Fällen möchte man von vornherein sicherstellen, dass nach einer gewissen Zeit in allen Behandlungsgruppen die gleiche Anzahl Patienten sind. Diese Balanciertheit über die Zeit erreicht man durch eine sogenannte **Blockrandomisierung**, bei der nach vorgegebenen kleinen Anzahlen von Patienten immer wieder exakt gleich viele Patienten in den jeweiligen Therapiegruppen sind (Roberts 1998). Dies gewährleistet eine bessere Vergleichbarkeit der Gruppen, insbesondere wenn die Charakteristika der randomisierten Patienten im Laufe der Studie nicht konstant bleiben. Die Blocklänge sollte dabei einerseits kurz genug sein, um mögliche Imbalancen gering zu halten, andererseits so lang, dass eine Vorhersagbarkeit der nächsten Therapie am Ende eines Blockes nicht möglich ist. Besonders geeignet ist deshalb eine zufällig variierende Blocklänge.

Die zufällige Zuteilung der Patienten soll sicherstellen, dass es in den Behandlungsgruppen keine systematischen Verzerrungen bezüglich wichtiger Faktoren gibt. Dennoch kann per Zufall ein Ungleichgewicht hinsichtlich einiger Faktoren eintreten. Handelt es sich beispielsweise um eine multizentrische Studie, so sollte gewährleistet sein, dass in jeder Klinik alle Therapien gleich oft angewendet werden, um eine Vermengung des Klinikeffektes und des Therapieeffektes zu vermeiden. In diesem Fall sollte eine **stratifizierte Randomisierung** gewählt werden, d. h. es sollte für jede Klinik eine separate Randomisierungsliste nach einem der obigen Verfahren erstellt werden. In einigen Fällen scheint es angebracht, auch nach anderen Faktoren wie beispielsweise dem Geschlecht oder dem Krankheitsstadium zu stratifizieren, allerdings sollten nicht zu viele Faktoren als Stratifikationskriterien herangezogen werden.

Nachdem eine solche Randomisierungsliste erstellt wurde, muss gewährleistet sein, dass diese Vorgaben auch strikt eingehalten werden. Die sicherste, aber auch aufwendigste Methode ist die zentrale telefonische Randomisierung. Dabei meldet der Arzt den Patienten telefonisch bei der Studienzentrale an. Erst nach Abfrage und Überprüfung der Ein- und Ausschlusskriterien und Dokumentation einiger Basischarakteristika durch die Studienzentrale wird dem Arzt die zugewiesene Therapie mitgeteilt. Eine einfachere Möglichkeit besteht darin, dem Arzt eine Reihe versiegelter Umschläge zu geben, die er je nach Bedarf öffnet. Diese Möglichkeit lässt jedoch Spielraum für Manipulationen. Bei doppelblinder Studienführung können äußerlich völlig identische Medikamentenpackungen hergestellt werden, die mit Nummern versehen werden und die vom Hersteller gemäß der Randomisierungsliste präpariert sind. Hierbei sollten dem Arzt nicht zu viele Packungen auf einmal gegeben werden, damit nicht durch wahlloses Herausgreifen eine möglicherweise geblockte Randomisierung ihren Sinn verliert. Eine Kontrolle der tatsächlichen Reihenfolge der Behandlungszuweisung erreicht man durch die Abfrage des Datums und der Uhrzeit der Randomisierung.

3.1.5 Studienplanung

Bisher wurden zwei wesentliche Anforderungen an die Durchführung klinischer Studien genannt: Das Vorhandensein einer Kontrollgruppe und die zufällige Zuteilung der Patienten zu Behandlungs- und Kontrollgruppe. Diese und viele andere Aspekte, die bei der Durchführung und Auswertung einer Studie zu beachten sind, müssen in einem **Studienprotokoll** (Prüfplan, Versuchsplan) festgelegt sein. Dieses Protokoll muss vor Beginn der Studie von allen teilnehmenden Ärzten und Wissenschaftlern anderer Bereiche anerkannt sein. Die Beteiligten verpflichten sich damit, alle im Protokoll niedergelegten Vorschriften zu beachten. Gemäß den **„Guidelines for Good Clinical Practice (GCP)“**, die von der „International Conference on Harmonisation (ICH) of Technical Requirements for Registration of Pharmaceuticals for Human Use“ seit 1996 einheitlich für die USA, Europa und Japan empfohlen sind, soll das Studienprotokoll Angaben zu mindestens den folgenden Punkten enthalten:

- Zielsetzung und Begründung der Prüfung, Darstellung des wissenschaftlichen Hintergrunds und Zusammenfassung der bislang in diesem Zusammenhang durchgeführten Studien,
- Beschreibung des Prüfdesigns und Benennung der Hauptfragestellung der Studie (ggf. zusätzliche Nebenfragestellungen),
- Festlegung des Hauptzielkriteriums und Begründung seiner Eignung für die Erreichung des Prüfziels,
- Definition der Zielpopulation durch Ein- und Ausschlusskriterien,
- Methodik der Personenauswahl, Handhabung des Randomisierungsverfahrens und Beschreibung der Dekodierung bei Doppelblindstudien,
- begründete Angaben über die Zahl der in die Studie aufzunehmenden Patienten,
- Behandlung (Art, Dosis, Dauer, Art der Anwendung des Arzneimittels, ambulante/stationäre Durchführung) in den einzelnen Gruppen,
- zulässige und unzulässige Begleittherapien,
- Auflistung aller Ziel- und Begleitvariablen einschließlich Angabe der verwendeten Messverfahren und deren Validierung,
- ausführliche Beschreibung des Prüfungsablaufs einschließlich des Zeitplans für die Untersuchungstermine,
- Ermittlung, Bewertung und Dokumentation unerwünschter Begleiterscheinungen,
- Verfahren zur Kontrolle der Einhaltung des Prüfplans,
- eventuell notwendige Vorsichtsmaßnahmen einschließlich Handlungsanweisungen, wie etwa Veränderungen der Dosierungen,
- vorgesehene Gesamtdauer der Prüfung,
- biometrische Auswertungsmethoden mit Festlegung der Arbeitshypothesen und der Irrtumswahrscheinlichkeiten sowie Zeitpunkte und Umfang vorgesehener Zwischenauswertungen,
- Kriterien für den Abbruch der klinischen Prüfung sowohl im Einzelfall als auch für die gesamte Prüfung,
- Anleitung zur Dokumentation der Befunde,
- Ort (die Orte) der Prüfung sowie Art der Einrichtung, an der die Prüfung stattfindet,
- Name, Qualifikation und Verantwortungsbereiche aller an der klinischen Prüfung beteiligen Personen.

3.1.6 Stichprobenumfangsbestimmung

Die Größe einer klinischen Studie, d.h. die Anzahl der Patienten, die aufgenommen werden sollen, ist natürlich ganz entscheidend für die Aussagekraft einer Studie. Sie sollte vor Beginn der Studie festgelegt und mit Begründung im Studienprotokoll festgehalten werden. Um die Frage zu beantworten, wie viele Patienten benötigt werden, muss zuvor eine ganze Reihe von Punkten geklärt werden. Der erforderliche **Stichprobenumfang** ist abhängig von:

- der Fragestellung der Studie (z.B. wie viele Behandlungen verglichen werden sollen),
- dem Messniveau des Zielkriteriums (ein dichotomes Merkmal, das nur zwei Ausprägungen annehmen kann, oder ein stetiges Merkmal wie z.B. Blutdruck oder Überlebenszeit der Patienten),
- der Variabilität des Zielkriteriums,
- dem klinisch relevanten Unterschied zwischen den Therapien, der, sofern vorhanden, auch mit möglichst hoher Wahrscheinlichkeit entdeckt werden soll,
- der Compliance, d.h. der Bereitschaft der Patienten zur protokollgerechten Studiendurchführung,
- der zu erwartenden Dropout-Rate,
- der Dauer der Nachbeobachtungszeit,
- der zu verwendenden statistischen Auswertungsmethode.

Zur Klärung all dieser Punkte, durch die der erforderliche Stichprobenumfang determiniert ist, ist ein Zusammenwirken aller an der Studie beteiligten Wissenschaftler erforderlich.

Zur Methodik der Bestimmung des notwendigen Stichprobenumfangs findet man umfangreiche Literatur (Bock 1998, Campbell 1995). Im Folgenden soll nur das prinzipielle Vorgehen für ein Szenario exemplarisch dargestellt werden.

Dazu sind einige Grundprinzipien der schließenden Statistik zu erläutern. Statistik kann keine Beweise im engeren Sinne liefern, sie kann nur eine Entscheidungshilfe bieten, die auf Wahrscheinlichkeitsaussagen beruht. Die Logik der statistischen Schlussweise beim Therapievergleich ist die, dass man von der **Hypothese** ausgeht, es liege kein Wirkungsunterschied zwischen den Behandlungen vor. Dann wird aus den Daten der Studie eine geeignete Testgröße berechnet, die den gefundenen Unterschied zwischen den Behandlungsgruppen hinsichtlich des Zielkriteriums misst. Der statistische Test trifft dann eine Aussage darüber, wie wahrscheinlich es ist, diesen Wert der Testgröße zu beobachten unter der Hypothese, dass kein Unterschied zwischen den Behandlungen besteht. Ist diese Wahrscheinlichkeit zu gering, verwirft man die Hypothese und akzeptiert die Alternative, nämlich dass ein Unterschied vorliegt.

Dabei können zwei Arten von Fehlentscheidungen getroffen werden: Der **Fehler 1. Art** besteht darin, dass man sich für die Alternative entscheidet, also dafür, dass ein Unterschied vorliegt, obwohl die Hypothese gilt, also die Behandlungen gleich wirksam sind. Der **Fehler 2. Art** besteht darin, dass man die Hypothese nicht verwirft, obwohl in Wirklichkeit ein Wirkungsunterschied zwischen den Behandlungen besteht. Die Wahrscheinlichkeit für den Fehler 1. Art wird mit α bezeichnet, die Wahrscheinlichkeit für den Fehler 2. Art mit β. Diese möglichen Arten von Fehlentscheidungen sind in Tab. 3.**5** dargestellt.

Die Wahrscheinlichkeiten für diese beiden Arten von Fehlentscheidungen möchte man na-

Tabelle 3.**5** Fehler 1. und 2. Art beim statistischen Test

	Wirkungsunterschied tatsächlich vorhanden	**Wirkungsunterschied nicht vorhanden**
Entscheidung für Wirkungsunterschied	o.k.	Fehler 1. Art Wahrscheinlichkeit α
Entscheidung gegen Wirkungsunterschied	Fehler 2. Art Wahrscheinlichkeit β	o.k.

türlich so gering wie möglich halten. Die Wahrscheinlichkeit für den Fehler 1. Art wird unabhängig vom Stichprobenumfang auf einen vorgegebenen Wert α festgelegt. Die Wahrscheinlichkeit für einen Fehler 2. Art hängt sowohl vom Stichprobenumfang als auch von der Größenordnung des in Wirklichkeit vorliegenden Wirkungsunterschieds und der Variabilität des Zielkriteriums ab. Einfach zusammengefasst, lässt sich ein sehr großer Unterschied zwischen zwei Behandlungen bereits mit einer sehr kleinen Anzahl Patienten erkennen, während der Nachweis eines kleinen Unterschieds im Verhältnis zur Variabilität des Zielkriteriums eine größere Anzahl Patienten benötigt.

An dieser Stelle soll noch einmal explizit darauf hingewiesen werden, dass aus der Nichtverwerfung der Hypothese in einem statistischen Test nicht geschlossen werden darf, dass kein Unterschied zwischen den Behandlungen besteht. Die Tatsache, dass die Hypothese nicht verworfen wird, kann darauf zurückzuführen sein, dass der Stichprobenumfang einer Studie im Vergleich zur Variabilität des Zielkriteriums zu gering war, um einen Unterschied von moderater Größe zu erkennen. Sollte das Ziel einer Studie der Nachweis der Gleichheit zweier Behandlungen sein, ist nicht ein Test auf Unterschied zwischen den Behandlungsgruppen angezeigt, sondern die Planung und Durchführung eines sogenannten **Äquivalenztests** erforderlich, der hier jedoch nicht näher besprochen wird (Senn 1997, Kapitel 15).

Bei der Planung einer Studie mit dem Ziel des Überlegenheitsnachweises wird also der Unterschied zwischen den Behandlungsgruppen festgelegt, der mit der Studie nachgewiesen werden soll. Dieser Unterschied sollte so gewählt sein, dass er einerseits klinisch relevant, andererseits aber auch realistisch zu erwarten ist. Darüberhinaus werden Grenzen angegeben einerseits für die maximal tolerable Wahrscheinlichkeit für einen Fehler 1. Art (häufig 5%, $\alpha = 0{,}05$) und andererseits für die maximal tolerable Wahrscheinlichkeit für einen Fehler 2. Art (häufig 10% oder 20%, $\beta = 0{,}1$ oder 0,2). Aus diesen Angaben kann dann die Anzahl der in die Studie aufzunehmenden Patienten berechnet werden, die erforderlich ist, um den nachzuweisenden Wirkungsunterschied mit großer Wahrscheinlichkeit zu erkennen.

Zur Veranschaulichung dieser Vorgehensweise soll ein Beispiel betrachtet werden, in dem eine Standardbehandlung und eine neue Behandlung in einer Studie miteinander verglichen werden sollen, wobei das Zielkriterium einfach in Form von „Erfolg" oder „Misserfolg" der Behandlung (z. B. Erreichen oder Nicht-Erreichen einer Symptomverbesserung) definiert ist. Es soll angenommen werden, dass die Wahrscheinlichkeit für Erfolg unter der Standardbehandlung $P_1 = 0{,}4$ (40%) beträgt. Die neue Behandlung soll als besser beurteilt werden, wenn die Erfolgswahrscheinlichkeit mindestens $P_2 = 0{,}6$ (60%) beträgt. Diese Annahmen sollen dabei auf Erfahrungen aus anderen Studien basieren und im Studienprotokoll festgehalten worden sein. Wenn darüber hinaus festgelegt wird, dass die Wahrscheinlichkeit für den Fehler 1. Art 5% betragen soll und ein Unterschied von 0,2 (20%) zwischen den Behandlungen mit einer Wahrscheinlichkeit von 80%, d. h. $\beta = 0{,}2$, mit der Studie nachgewiesen werden soll, lässt sich berechnen, dass die notwendige Anzahl der in die Studie aufzunehmenden Patienten pro Behandlungsgruppe ca. $n = 100$ beträgt. Sollte man bereits einen kleineren Unterschied zwischen den Behandlungen z. B. von $P_1 = 0{,}4$ zu $P_2 = 0{,}5$ als klinisch relevant ansehen und verlangen, dass dieser mit den gleichen oben angegebenen Fehlerwahrscheinlichkeiten mit der Studie nachgewiesen werden soll, würde man pro Behandlungsgruppe ca. 390 Patienten benötigen.

Neben umfangreichen Tabellenwerken (Machin 1987) existieren auch graphische Hilfsmittel, sogenannte **Nomogramme**, zur Bestimmung des notwendigen Stichprobenumfangs. In Abb. 3.**4** ist exemplarisch ein solches Nomogramm für die Wahl von $\alpha = 0{,}05$ und $\beta = 0{,}2$ dargestellt. Abhängig von P_1 und der Differenz der Erfolgswahrscheinlichkeiten P_2-P_1 kann man den benötigten Stichprobenumfang daran ablesen. Man erkennt aus der Abbildung, dass der Stichprobenumfang umso größer sein muss, je kleiner der Wirkungsunterschied ist, den man mit vorgegebenen Irrtumswahrscheinlichkeiten α und β entdecken will. Wie man sieht, können jedoch auch kleine Studien vom Umfang $n = 25$ sinnvoll sein, wenn z. B. $P_1 = 0{,}5$ und die Differenz der Erfolgswahrscheinlichkeiten sehr groß (ungefähr 0,35) ist.

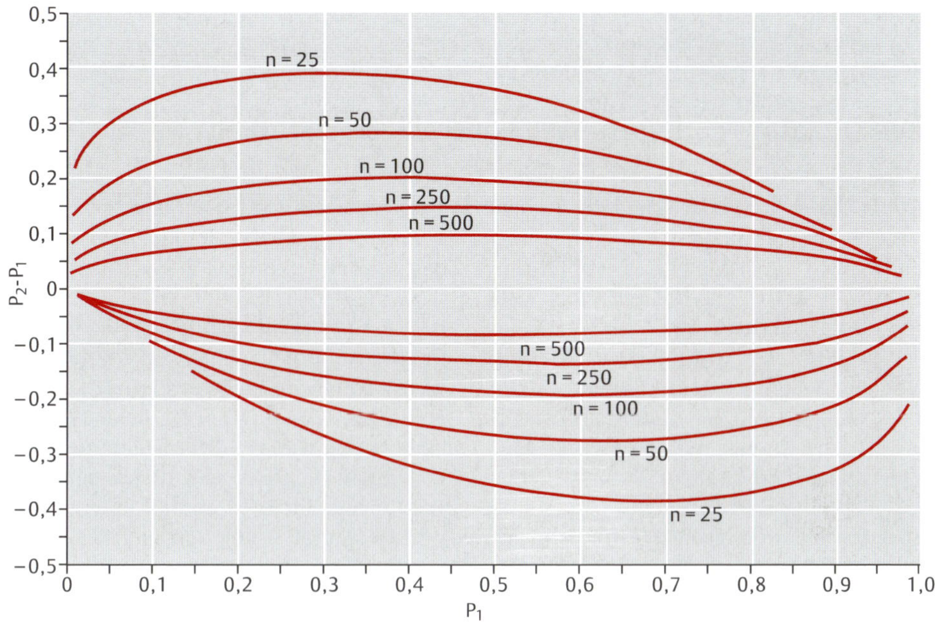

Abb. 3.**4** Erforderliche Stichprobenumfänge pro Behandlungsgruppe zum Test zweier unabhängiger Anteile P_1 und P_2 mit vorgegebenen Fehlerwahrscheinlichkeiten $\alpha = 0{,}05$ und $\beta = 0{,}2$ (nach Feigl 1978).

Abschließend soll nochmals das eingangs erwähnte Beispiel der Salk-Polio-Studie aufgegriffen werden, um die Größe dieser Studie zu erläutern. Um den Wirksamkeitsnachweis des von Jonas Salk entwickelten Impfstoffes gegen Poliomyelitis zu erbringen, wurden 400.000 Kinder in die Studie aufgenommen (Abschnitt 3.1.1). Diese ungewöhnlich hohe Zahl ergab sich aus folgenden Überlegungen:

In der Kontrollgruppe wurde eine Polio-Inzidenz von 50 : 100.000 erwartet, d. h. $P_1 = 0{,}00050$, die der mittleren jährlichen Inzidenz zur damaligen Zeit in den USA entspricht. Als „klinisch relevante Differenz" wurde eine Halbierung der Polio-Inzidenz angesehen, also ein Rückgang der Neuerkrankungsrate auf 25 : 100.000, d. h. $P_2 = 0{,}00025$. Die Wahrscheinlichkeit für einen Fehler 1. Art, fälschlicherweise auf eine Wirksamkeit des Impfstoffes zu schließen, wollte man auf $\alpha = 0{,}01$ (1 %) begrenzen. Die Wahrscheinlichkeit, einen Fehler 2. Art zu begehen, d. h. den Impfstoff als wirkungslos einzustufen, obwohl er die Polio-Inzidenz reduziert, wollte man ebenfalls sehr klein halten und deshalb auf $\beta = 0{,}05$ (5 %) festsetzen. Damit verfügt man über alle für die Berechnung des Stichprobenumfangs notwendigen Angaben und erhält für den Stichprobenumfang pro Gruppe einen Wert von ungefähr 213.600. Daraus resultiert der benötigte Gesamtstichprobenumfang in der Größenordnung von etwa 400.000 Kindern.

3.2 Qualitätsbeurteilung

Peter Jüni, Matthias Egger

3.2.1 Die Qualität randomisierter kontrollierter Studien

Die „Qualität" einer Studie ist schwierig zu definieren. Ist damit die Qualität des Studienprotokolls gemeint, die adäquate Durchführung oder Analyse der Studie, oder lediglich die Qualität der Präsentation (Ioannidis 1998, Verhagen 1998, Berlin 1999)? Ein wesentlicher Aspekt ist sicherlich die Validität der Studienresultate. Campbell schlug dazu in Anlehnung an psychologische Tests die Unterscheidung zwischen interner und externer Validität vor (Tab. 3.**6**, Campbell 1957, Campbell 1963). *Interne Validität* ist definiert durch die Richtigkeit der Studienresultate für die untersuchten Umstände (Fletcher 1982): Sind die Resultate einer Studie per se korrekt? Der Begriff bezieht sich ausschließlich auf die speziellen Bedingungen der Studie selbst.

Dem gegenüber steht die *externe Validität*, die definiert ist durch die Richtigkeit der Verallgemeinerung der Resultate auf andere Umstände (Fletcher 1982). Es gibt keine externe Validität per se. Der Begriff ist nur von Bedeutung für definierte, außerhalb der Studie liegende Bedingungen: Können die Resultate einer Studie für bestimmte Patientengruppen, Behandlungsregimes oder Endpunkte verallgemeinert werden, die in der Studie nicht untersucht wurden? Selbstverständlich ist interne Validität unerlässlich für externe Validität – nur korrekte Resultate dürfen verallgemeinert werden. Die wichtigsten Dimensionen interner und externer Validität werden im folgenden näher besprochen.

Tabelle 3.**6** Validität klinischer Studien (nach Campbell 1957, Campbell 1963, Fletcher 1982)

Interne Validität: Werden systematische Fehler (Bias) in einer Studie vermieden?	**Externe Validität: Können die Resultate einer Studie auf andere Umstände verallgemeinert werden?**
Selektions-Bias bei Eintritt • verzerrte Zuteilung der Patienten zu den Vergleichsgruppen	andere Patienten • Alter, Geschlecht • Schweregrad der Erkrankung • Risikofaktoren • Begleiterkrankungen
Ko-Intervention • ungleiche Behandlung der Vergleichsgruppen abgesehen von der randomisierten Intervention	andere Behandlungsmodalitäten • Dosierung, Timing und Verabreichungsweg • Intervention innerhalb einer Klasse von Interventionen • Begleitbehandlungen
Beobachter-Bias • verzerrte Erhebung der Endpunkte	andere klinische Rahmenbedingungen • Versorgungsniveau (primär – tertiär) • Erfahrung und Spezialisierung des Therapeuten
Selektions-Bias nach Eintritt • verzerrtes Auftreten und verzerrte Analyse der Studienabbrecher	andere Endpunkte • Art oder Definition des Endpunkts • Länge der Verlaufsbeobachtung
Interne Validität ist gewährleistet durch adäquates Design, Durchführung und Analyse einer Studie	*Die Beurteilung der externen Validität beruht auf klinischer Erfahrung*

Dimensionen interner Validität

Der Begriff „interne Validität" impliziert, dass beobachtete Unterschiede zwischen den Vergleichsgruppen einer kontrollierten Studie – abgesehen vom zufälligen Fehler – alleine durch die geprüften Behandlungen zustande kommen (Campbell 1963). Interne Validität ist bedroht durch *Bias*: Vorgänge zu jeglichem Zeitpunkt einer Untersuchung, die zu *systematischen* Abweichungen der Resultate von korrekten Werten führen (Murphy 1976). Wie in Tab. 3.**6** aufgeführt, können in kontrollierten Studien primär vier Typen von Bias auftreten (Altman 1991b, Chalmers 1989, Mulrow 1998): systematische Unterschiede zwischen den Vergleichsgruppen bezüglich

- Patientenmerkmalen (Selektions-Bias bei Studieneintritt),
- Behandlung zusätzlich zur randomisierten Intervention (Ko-Intervention),
- Erhebung der Zielgröße (Beobachter-Bias),
- Auftreten und Handhabung von Studienabbrechern (Selektions-Bias nach Studieneintritt).

Selektions-Bias bei Studieneintritt

Die Randomisierung zu zwei oder mehr Behandlungsgruppen einer kontrollierten Studie will die Vergleichbarkeit der Gruppen bezüglich aller bekannten oder unbekannten Einflussgrößen erreichen (Altman 1999). Dies hängt von zwei eng gekoppelten Maßnahmen ab (Tab. 3.**7**, Altman 1991a, Schulz 1996). Zuerst muss ein zufälliger und somit nicht vorhersagbarer Zuteilungsplan generiert werden, beispielsweise durch Aufwerfen einer Münze, Würfeln oder Verwendung eines Computeralgorithmus. Ein zufällig generierter Zuteilungsplan ist aber problematisch, wenn er offen auf dem Schreibtisch der für die Patientenrekrutierung verantwortlichen Studienärzte liegt und somit vorhersagbar wird. Denn die Kenntnis der zukünftigen Gruppenzuteilung kann die Studienärzte beim Entscheid, einen Patienten in die Studie aufzunehmen, beeinflussen. So können Hochrisiko-Patienten systematisch am Studieneintritt gehindert werden, falls sie einer (nach Ansicht der Studienärzte) „problematischen" Behandlung, zum Beispiel einer Placebo-Therapie, zugeteilt würden (Keirse 1988).

Oder der Studieneintritt bestimmter Patienten wird solange verzögert, bis nach Randomisierungsplan die „geeignete" Behandlung erhältlich wird (Chalmers 1989, Schulz 1996). Deshalb muss jede Zuteilung geheimgehalten werden. Dies kann zum Beispiel durch eine Klinikapotheke bewerkstelligt werden, welche identisch verpackte Medikamente aufgrund von Zufallszahlen codiert und an die beteiligten Studienzentren liefert. Eine sogenannte zentrale Randomisierung wird durch eine unabhängige Koordinationsstelle durchgeführt, welche die Zuteilung eines Patienten erst nach Bekanntgabe der Patientendaten telefonisch mitteilt. Eine populäre

Tabelle 3.**7** Korrektes Vorgehen bei der Randomisierung

Zufallsgenerator	Geheimhaltung der Zuteilung
Adäquat, wenn der generierte Zuteilungsplan unvorhersehbar ist: • computergenerierte Zufallszahlen • Münzenwerfen • Tabelle mit Zufallszahlen • Würfeln • Ziehen von Losen etc.	*Adäquat*, wenn Patienten und die für die Patientenrekrutierung Verantwortlichen die Zuteilung nicht vorhersagen können: • a priori kodierte Medikamentenpackungen identischen Aussehens • sequenziell numerierte, versiegelte und lichtundurchlässige Briefumschläge • zentrale Randomisierung etc.
Inadäquat, wenn der generierte Zuteilungsplan vorhersagbar ist: • aufgrund des Geburtsdatums • aufgrund des Eintrittsdatums • aufgrund der Patienten-Identifikationsnummer • wechselweise Zuteilung (engl. *alternation*) etc.	*Inadäquat*, wenn Patienten und die für die Patientenrekrutierung Verantwortlichen die Zuteilung vorhersagen können: • alle Zuteilungen, die auf einem inadäquaten Zufallsgenerator aufbauen • offene Zuteilungspläne • unversiegelte oder lichtdurchlässige Briefumschläge etc.

Methode schließlich ist die Geheimhaltung der Patientenzuteilungen in Briefumschlägen. Dabei dürfen die Umschläge erst nach dokumentiertem Entschluss, einen Patienten in eine Studie aufzunehmen, geöffnet werden. Werden die Umschläge jedoch frühzeitig geöffnet oder gegen helles Licht gehalten, um eine Patientenzuteilung frühzeitig herauszufinden, kann die Randomisierung unterwandert werden (Schulz 1995). Selbstverständlich bilden vorhersagbare Zuteilungsmechanismen, zum Beispiel die systematische Zuordnung nach Maßgabe des Eintritts- oder Geburtsdatums, keine zuverlässige Basis eines Zuteilungsplanes. Trotzdem werden sie zum Teil fälschlicherweise mit dem Gütesiegel „randomisiert" versehen.

Ein Beispiel zu Selektions-Bias zeigt die folgende Fallstudie.

Selektions-Bias bei Eintritt

In einer klassischen Studie untersuchten Wright et al in den vierziger Jahren den Gebrauch von Antikoagulanzien bei akutem Myokardinfarkt (Wright 1948). Patienten, die an geraden Daten in die Studie eintraten, erhielten Antikoagulanzien, Patienten, welche an ungeraden Daten eintraten, wurden einer Kontrollgruppe zugeteilt. Insgesamt 589 Patienten traten in die Antikoagulanziengruppe ein, jedoch nur 442 in die Kontrollgruppe (Pocock 1983) – ein maßgebliches Ungleichgewicht, das kaum zufällig zustande gekommen sein dürfte ($p < 0{,}001$). Offensichtlich hat die Patientenzuordnung versagt, weshalb die Resultate der Studie möglicherweise durch Selektonsbias verzerrt und schwierig zu interpretieren sind. Als wahrscheinliche Ursache der einseitigen Patientenauswahl zeigt sich die Zurückhaltung der Studienärzte, Patienten mit „kompliziertem" Myokardinfarkt in die Kontrollgruppe aufzunehmen.

Ko-Intervention und Beobachter-Bias

Die ärztliche Erwartung eines Erfolges kann die objektive Beurteilung einer Behandlung verunmöglichen (Altman 1991b, Noseworthy 1994). Wissen die untersuchenden Ärzte, wer welcher Vergleichsgruppe zugeteilt wurde, so können sie die Wirksamkeit einer Behandlung massiv überschätzen. Praktisch alle Endpunkte, z. B. ein neurologischer Funktionsstatus (Noseworthy 1994) oder die Pulmonalis-Angiographie (Egglin 1996), selbst sogenannt „harte" Endpunkte wie die kardiovaskuläre Mortalität, haben Grauzonen, bei denen das klinische Ermessen eine Rolle spielt. Die an der Studie beteiligten Untersucher sollten deshalb über die Gruppenzuteilung ihrer Patienten im Unklaren gelassen, d. h. „verblindet" werden, es sei denn, es wird der einzige Endpunkt hinzugezogen, der keinerlei Interpretationsspielraum zulässt: die Gesamtmortalität.

Beobachter-Bias

Noseworthy et al. präsentierten eine randomisierte kontrollierte Studie, in welcher Patienten mit Multipler Sklerose entweder zu einer immunsuppressiven Therapie mit Plasmapherese, Cyclophosphamid und Prednison oder zu einer Kontrollgruppe mit Schein-Plasmapherese und Placebopillen zugeteilt wurden (Noseworthy 1994). Alle Patienten wurden sechsmonatlich untersucht – jeweils von einem unabhängigen, verblindeten Untersucher als auch vom behandelnden Arzt, welcher über die effektive Therapie seiner Patienten Bescheid wusste. Während die blinden Untersucher niemals signifikante Unterschiede zwischen Placebo und aktiver Therapie beobachteten, stellten die behandelnden Ärzte nach 6, 12 und 24 Monaten signifikante Vorteile der aktiven Therapie gegenüber Placebo fest (Tab. 3.**8**). Die Erwartung eines Erfolges hat den behandelnden Ärzten eine objektive Beurteilung der immunsuppressiven Behandlung verunmöglicht und zu Beobachter-Bias geführt.

Ko-Interventionen zusätzlich zur randomisierter Behandlung, die einseitig einer Vergleichsgruppe zugute kommen, können ebenfalls zur Fehleinschätzung eines Behandlungseffektes führen, weshalb ebenfalls eine Verblindung der behandelnden Ärzte anzustreben ist. Möglicherweise weniger bedeutsam, zudem aus ethischen oder organisatorischen Gründen oft nicht durchführbar, ist die Verblindung der Patienten. Der viel zitierte und strapazierte Placeboeffekt (Beecher 1955), aber auch andere Faktoren, z. B. eine zusätzliche Selbstmedikation oder die Bemühung

Tabelle 3.**8** Beobachter-Bias: p-Werte für Zwischengruppenvergleiche*

Beobachtungszeitraum	Behandelnder Arzt	Verblindeter Untersucher
6 Monate	0,047	0,246
12 Monate	0,004	0,086
18 Monate	0,072	0,106
24 Monate	0,031	0,201

* Chi-Quadrat-Test: verglichen wurde der Anteil der Patienten der beiden Gruppen, der sich funktionell verbesserte, stabil blieb oder verschlechterte.

eines Patienten, den Erwartungen seines Arztes zu entsprechen (Kienle 1997), können zur Überschätzung der Behandlungsresultate führen. Deshalb ist es – vor allem bei subjektiven Endpunkten wie Schmerzintensität oder Lebensqualität – wünschenswert, dass auch die Patienten im Unwissen darüber gelassen werden, welche von mehreren Vergleichstherapien sie erhalten. Natürlich ist eine Verblindung nur dann erfolgreich, wenn sich die verglichenen Behandlungen ausreichend ähnlich sind: gleiche Verabreichungsbedingungen, gleiches Aussehen und – bei per os verabreichten Präparaten – ähnlicher Geschmack.

Selektions-Bias nach Eintritt

„Aus den Augen, aus dem Sinn" ist ein in klinischen Studien zwar häufiger, aber ungeeigneter Grundsatz. Patienten, die nach der Randomisierung von der Studie ausgeschlossen werden, sind häufig alles andere als repräsentativ für die gesamte Studienpopulation (Pocock 1983). Sie können eine Verschlechterung ihrer Grundkrankheit erfahren, gravierende Nebenwirkungen durch die Behandlung erlitten haben oder sogar aufgrund der Behandlung verstorben sein. Studienabbrecher sollten deshalb nicht nur mit Akribie beschrieben, sondern auch nach dem Intention-to-treat-Prinzip analysiert werden: Alle Patienten, die in die Studie aufgenommen wurden, werden in der Analyse berücksichtigt, unabhängig davon, ob sie die Studie beendeten oder nicht, und zwar in derjenigen Gruppe, der sie anfänglich zugeteilt wurden (Sackett 1979, May 1981). Eine Grundbedingung des Intention-to-treat-Prinzips ist allerdings, dass der untersuchte Endpunkt tatsächlich für alle Patienten erhoben wurde (Hollis 1999). Im Falle der Gesamtmortalität kann dies zumeist bewerkstelligt werden. Bei anderen Endpunkten ist dies jedoch unmöglich, weshalb unter Umständen gewisse Patienten von der Analyse ausgeschlossen werden müssen. In Sensitivitätsanalysen mit wechselnden Annahmen über den Verbleib der ausgeschlossenen Patienten sollte in diesem Fall die Möglichkeit eines Selektions-Bias nach Eintritt untersucht werden (Sackett 1979).

Selektions-Bias nach Eintritt

In einer randomisierten Studie von Fields et al. (1970) wurden 167 Patienten mit bilateraler Karotisstenose und Status nach transitorisch-ischämischer Attacke (TIA) nach dem Zufallsprinzip entweder einer chirurgischen oder einer konservativen Standardbehandlung zugeteilt. Wenn die 151 Patienten analysiert wurden, die nach Maßgabe des Protokolls zugelassen waren, zeigte sich eine hochsignifikante Reduktion des relativen Risikos für TIA, Schlaganfall oder Tod von 26 % durch die chirurgische Behandlung (95 %-Konfidenzintervall [KI] 6 – 42 %, p = 0,014). Allerdings mussten die randomisierten Patienten, um nach Protokoll analysierbar zu sein, das Krankenhaus nach der Ersthospitalisation lebend und ohne Schlaganfall verlassen haben. Diese Vorgabe führte dazu, dass 15 chirurgisch behandelte Patienten (5 verstorben, 10 mit Schlaganfall), aber nur ein konservativ behandelter Patient ausgeschlossen wurden. Der Einschluss dieser Patienten in die Analyse verändert die Einschätzung des Behandlungserfolges der Chirurgie maßgeblich: Die Reduktion des relativen Risikos für den kombinierten Endpunkt schrumpft auf nicht signifikante 17 % (95 %-KI -3 – 32 %, p = 0,094). Selektions-Bias nach Eintritt hat zu einer maßgeblichen Überschätzung des Erfolges der chirurgischen Behandlung bilateraler Karotisstenosen geführt.

Empirischer Nachweis von Bias

Wie in den oben geschilderten Fallbeispielen dargelegt, existieren diverse Studien, welche die Existenz der beschriebenen systematischen Fehler in kontrollierten Studien aufzeigen (Coronary Drug Project Research Group 1980, Keirse 1988, Noseworthy 1994, Peduzzi 1993, Pocock 1983). Zudem finden sich mehrere methodische Arbeiten, die in einer Strichprobe kontrollierter Studien den Effekt der verschiedenen Typen von Bias abschätzten (Chalmers 1983, Colditz 1989, Emerson 1990, Miller 1989, Moher 1998, Ottenbacher 1992, Schulz 1995). An dieser Stelle sollen nur die zwei qualitativ hochstehenden Studien von Schulz et al. (1995) und Moher et al. (1998) diskutiert werden (Tab. 3.**9**).

In beiden Studien führte die inadäquate oder fehlende Geheimhaltung des Zuteilungsplans zu einer Überschätzung des Behandlungserfolges von durchschnittlich 40 %. Demgegenüber war ein inadäquater Zufallsgenerator nicht mit einer Fehleinschätzung assoziiert. Wenn allerdings nur die Subgruppe von Studien mit Geheimhaltung der Zuteilung analysiert wurde (Schulz 1995), zeigten Studien mit inadäquatem Zufallsgenerator wiederum eine Überschätzung des Behandlungserfolgs von 25 %. Dies macht Sinn: Ein Zuteilungsplan kann nicht geheimgehalten werden, wenn er vorhersagbar ist (Schulz 1996).

Während Schulz et al. zeigen konnten, dass offene Studien im Vergleich zu Doppelblindstudien den Behandlungserfolg überschätzen, fanden Moher et al. (1998) keinerlei signifikante Assoziation. Allerdings hängt die Wichtigkeit der Verblindung von den Endpunkten einer Studie ab. So ist die Verblindung des Untersuchers sicherlich irrelevant, wenn der Einfluss einer Intervention auf die Gesamtmortalität untersucht wird. Unterschiedliche Endpunkte könnten deshalb die dis-

Tabelle 3.**9** Zusammenfassung der Resultate zweier empirischer Arbeiten, die Komponenten der methodischen Qualität kontrollierter Studien mit der Einschätzung des Behandlungseffektes in Verbindung bringen: Vergleich der Behandlungseffekte in Studien inadäquater oder unklarer Methodik mit den Referenzwerten in Studien adäquater Methodik

Autoren und Studienkollektiv	Methodische Komponente	Behandlungseffekt (95 %-Konfidenzintervall)	Interpretation
Schulz et al. (1995): 250 Studien aus 33 Meta-Analysen zu Schwangerschaft und Geburt	Geheimhaltung der Zuteilung		
	• adäquat	Referenzwert	
	• unklar	+33 %* (25 – 40 %)	Überschätzung des Effektes
	• inadäquat	+41 %* (27 – 52 %)	Überschätzung des Effektes
	Zufallsgenerator		
	• adäquat	Referenzwert	
	• inadäquat/unklar	+5 % (–12 – 19 %)	ähnliche Effekte
	Doppelblindstudie		
	• ja	Referenzwert	
	• nein	+17 %* (4 – 29 %)	Überschätzung des Effektes
	Studienabbrecher		
	• nein	Referenzwert	
	• ja	+7 % (–21 – 6 %)	ähnliche Effekte
Moher et al. (1998): 127 Studien aus elf Meta-Analysen zu kardiovaskulären, gastrointestinalen und psychiatrischen Erkrankungen und zu Schwangerschaft und Geburt	Geheimhaltung der Zuteilung		
	• adäquat	Referenzwert	
	• inadäquat/unklar	+37 %* (12 – 55 %)	Überschätzung des Effektes
	Zufallsgenerator		
	• adäquat	Referenzwert	
	• inadäquat/unklar	+11 % (–20 – 33 %)	ähnliche Effekte
	Doppelblindstudie		
	• ja	Referenzwert	
	• nein	–11 % (–63 – 24 %)	ähnliche Effekte

* Statistisch signifikant ($p < 0{,}05$)

krepanten Resultate der beiden Arbeiten erklären.

Nur Schulz et al. untersuchten den Einfluss von Selektions-Bias nach Studieneintritt. Unerwarteterweise fanden sie keine klare Assoziation. Die stichhaltigste Erklärung dafür ist die mangelhafte oder fehlende Beschreibung von stattgehabten Studienabbrüchen in manchen Studien (Schulz 1995, Gotzsche 1989).

Dimensionen der externen Validität

Der Begriff „externe Validität" bezieht sich auf die mögliche Verallgemeinerung der Resultate einer Studie auf andere Patienten, klinische Rahmenbedingungen, Behandlungspläne und Zielgrößen (Tab. 3.**6**, Campbell 1963). In verschiedenen Meta-Analysen konnte gezeigt werden, dass die Erfolge einer Behandlung je nach Patientenmerkmal oder Rahmenbedingung stark variieren können. So vermindern Antihypertensiva bei Hypertonikern mittleren Alters maßgeblich die Gesamtmortalität (Collins 1990), dieser Effekt konnte bei über 80-Jährigen nicht nachgewiesen werden (Gueyffier 1999). Gut bekannt ist die lineare Abnahme des Erfolgs einer Thrombolyse bei akuten Myokardinfarkt mit zunehmender Verzögerung zwischen Infarkt- und Thrombolysebeginn (Fibrinolytic Trial Trialists 1994). Der Effekt der medikamentösen Cholesterinsenkung schließlich hängt von der erzielten Reduktion des Gesamtcholesterins und der Behandlungsdauer ab (Thompson 1993).

Jede Studie sollte deshalb detaillierte Angaben zu untersuchtem Patientenkollektiv und verabreichter Behandlung liefern, z. B. mit Beschreibung von Ein- und Ausschlusskriterien und Tabellierung von prognostisch wichtigen Merkmalen der eingeschlossenen Patienten (Alter, Geschlecht, Erkrankungsdauer, Begleiterkrankungen etc.) (Altman 1998). Die Beurteilung der externen Validität beruht nicht primär auf epidemiologischen Gesichtspunkten, sondern auf klinischer Erfahrung. Im Einzelfall muss entschieden werden, ob die Resultate einer Studie auf eine bestimmte Situation extrapoliert werden können.

Qualität der Publikation

Die Beurteilung der Qualität einer Studie ist abhängig von der Publikationsqualität, d. h. der vollständigen Information über Design und Analyse in den Studienberichten (Moher 1995). Leider werden jedoch elementare methodologische Details häufig unterschlagen. So spezifizierte nur eine von 122 Studien zu Serotoninwiederaufnahme-Hemmern die Randomisierungsmethode (Hotopf 1997). Da mangelhafte Publikationsqualität häufig auch mangelhafte Methodik bedeutet (Liberati 1986, Schulz 1995), wird zumeist angenommen, dass die Qualität einer Studie ungenügend war, solange das Gegenteil nicht belegt ist. Im Einzelfall kann dies allerdings bedeuten, dass eine adäquat durchgeführte, jedoch mangelhaft publizierte Studie zu Unrecht als inadäquat abklassifiziert wird.

Anstelle der methodologischen Qualität kann deshalb die Qualität der Publikation beurteilt werden. Doch auch dies ist problematisch, da eine Studie, die klare methodische Mängel aufweist, aber lückenlos publiziert wurde, fälschlicherweise als von hoher Qualität eingeschätzt wird (Feinstein 1995). Die CONSORT-Erklärung (Begg 1996), die Richtlinien zur Publikation klinischer Studien liefert und weltweit von führenden medizinischen Zeitschriften übernommen wurde, hat diese Probleme sicherlich vermindert, trotzdem wird die mangelhafte Publikationsqualität der adäquaten Bewertung einer Studie weiterhin im Wege stehen.

3.2.2 Scales zur Beurteilung der Studienqualität

Scales, die zur Beurteilung der Studienqualität die Daten mehrerer Qualitätskomponenten zu einem einzigen numerischen Wert (dem *Qualitätsscore*) addieren, sind populär. Allein für die Jahre von 1981 – 1993 fanden Moher et al. 25 verschiedene Scales (Moher 1995, Moher 1996), viele weitere wurde seitdem publiziert. So identifizierten wir in einer Handsuche von fünf führenden englischsprachigen internmedizinischen Zeitschriften (Annals of Internal Medicine, BMJ, JAMA, Lancet und New England Journal of Medicine) für die Jahre 1993 – 1997 zusätzliche 14 Instrumente (Jüni 1999). Die verschiedenen Scales unterscheiden sich maßgeblich bezüglich Form und Inhalt (Tab. 3.**10**), zudem beziehen sich viele nicht nur auf die interne Validität einer Studie, sondern auch auf deren externe Validität, ethische Aspekte oder die Publikationsqualität (für Erklärungen zur Validität einer Studie s. Kap. 3.2.1). Dies wird in der Folge für zwei der gebräuchlichsten Scales kurz erläutert.

Tabelle 3.**10** Merkmale von 25 Scales zur Bewertung der Studienqualität, identifiziert durch Moher et al. (Moher 1995, Moher 1996). Anzahl Komponenten, Bandbreite der Punkteskala und Anteil relevanter Komponenten der internen Validität am Gesamtscore

Scale	Anzahl Komponenten	Punkte-Skala	Anteil am Gesamtscore (%)		
			Randomisierung	Verblindung	Studienabbrecher
Andrew (1984)	11	0 – 22	9	9	9
Beckerman (1992)	24	3 – 25	4	12	16
Brown (1991)	6	0 – 21	14	5	–
Chalmers I (1990)	3	0 – 9	33	33	33
Chalmers TC (1981)	30	0 – 100	13	26	7
Cho (1994)	24	0 – 49	14	8	8
Colditz (1989)	7	0 – 7	29	–	14
Detsky (1992)	14	0 – 15	20	7	–
Evans (1985)	33	0 – 100	3	4	11
Goodman (1994)	34	1 – 5	3	3	6
Gøtzsche (1989)	16	0 – 16	6	13	13
Imperiale (1990)	5	0 – 5	–	–	–
Jadad (1996)	3	0 – 5	40	40	20
Jonas (1993)	18	0 – 36	11	11	6
Kleijnen (1991)	7	0 – 100	20	20	–
Koes (1991)	17	0 – 100	4	20	12
Levine (1991)	29	0 – 100	3	3	3
Linde (1997)	7	0 – 7	29	29	29
Nurmohamed (1992)	8	0 – 8	13	13	13
Onghena (1992)	10	–10 – 100	5	10	5
Poynard (1988)	14	– 2 – 26	8	23	15
Reisch (1989)	34	0 – 34	6	6	3
Smith (1992)	8	0 – 40	–	25	13
Spitzer (1990)	32	0 – 32	3	3	9
ter Riet (1990)	18	0 – 100	12	15	5

Die Referenzen zu den verschiedenen Scales sind den Arbeiten von Moher et al. (1995, 1996) und Jüni et al. (1999) zu entnehmen.

Kritik zweier Scales

Der Chalmers-Scale, von einem der Pioniere der Meta-Analyse entwickelt (Chalmers 1981), kombiniert 30 verschiedene Komponenten zu interner und externer Validität, organisatorischen Aspekten, Datenpräsentation und -management (Tab. 3.**11**). Das Gewicht der akzeptierten Dimensionen interner Validität ist deshalb relativ gering. Wie aufgrund der großen Anzahl der Komponenten zu vermuten, ist der Scale sehr zeitaufwendig: auch routinierte Beurteiler benötigen um die 45 min, um eine einzige Studie zu bewerten (Moher 1995, Moher 1996). Da kein klar umschriebenes Qualitätskonzept auszumachen ist, sind die Qualitätsscores schwierig zu interpretieren. Was bedeutet es, wenn eine Studie 50 von 100 maximal möglichen Qualitätspunkten

Tabelle 3.**11** Komponenten des Qualitätsbeurteilungs-Scales (nach Chalmers 1981)

Interne Validität	**Vermeidung zufälliger Fehler**	**Externe Validität**	**Andere Aspekte**
Randomisierung: • adäquate Geheimhaltung der Zuteilung?	Power-Berechnungen: • Power-Berechnungen vor Beginn der Studie durchgeführt? • Post-hoc-Power-Berechnungen durchgeführt bei negativen Studien?	Patienten: • Ein und Ausschlusskriterien genannt? • Patienten, die nicht in die Studie aufgenommen wurden, beschrieben?	Datenmanagement: • Analyse von Überlebensdaten durchgeführt? • Adäquate Subgruppen-Analyse durchgeführt? • Regressions- oder Korrelations-Analysen durchgeführt?
Verblindung: • Patienten „blind“ bezüglich Behandlung? • Ärzte und Untersucher „blind“ bezüglich Behandlung? • Patienten und Ärzte „blind“ bezüglich Stand der Resultate? • Statistiker „blind“ bezüglich Resultaten? • Kontrollbehandlung (z. B. Placebo) als ununterscheidbar beschrieben? • Verblindung von Patienten und behandelnden Ärzten getestet?	Baseline-Charakteristika: • Baseline-Charakteristika der Patienten aufgeführt? • Baseline-Verteilungen wichtiger prognostischer Faktoren analysiert?	Behandlung: • Verabreichungsplan aufgeführt? • Bioverfügbarkeit untersucht? • Compliance untersucht?	Datenpräsentation: • Teststatistiken oder p-Werte aufgeführt? • Konfidenzintervalle aufgeführt? • Endpunkte tabelliert? • Zeit bis zum Auftreten eines Endpunkts aufgeführt (z. B. Überlebenszeit)?
Studienabbrüche: • Studienabbrecher beschrieben? • Anteil der Studienabbrecher geringer als 10 – 15 %? • Studienabbrecher adäquat analysiert (z. B. Intention-to-treat-Analyse)?			Organisatorisches: • Zeitpunkte von Studienbeginn und -ende genannt?
Analyse: • adäquate statistische Tests verwendet? • Korrektur für Mehrfachtestungen durchgeführt?			Nebenwirkungen der Therapie • Nebenwirkungen analysiert und diskutiert?

erreicht? Die Studie kann methodisch hochstehend und damit intern valide sein, sich jedoch nicht auf andere Situationen verallgemeinern lassen. Sie kann aber auch alle Kriterien der externen Validität erfüllen und eine optimale Präsentation aller Daten gewährleisten, aber methodisch so mit Problemen behaftet sein, dass die Resultate unbrauchbar sind. Es überrascht nicht, dass die Qualitätsscores des Chalmers-Scales nicht mit Bias assoziiert werden konnten (Emerson 1990).

Demgegenüber beschränkt sich der Jadad-Scale (Jadad 1996) explizit auf drei Aspekte der internen Validität (Tab. 3.**12**): Randomisierung, Verblindung und Studienabbrecher. Unglücklicherweise gibt er jedoch der Qualität der Publikation Vorrang vor der eigentlichen methodischen Qualität. So wird nur beurteilt, ab eine Beschreibung der Studienabbrecher vorliegt, unabhängig davon, ob eine Intention-to-treat-Analyse durchgeführt wurde. Noch problematischer ist, dass für die Randomisierung nur die Angemessenheit des Zufallsgenerators beurteilt wird, jedoch nicht, ob die Randomisierung geheimgehalten wurde. Eine offene und somit inadäquate Zufallszuteilung erhält deshalb gleich viele Qualitätspunkte wie eine lege artis durchgeführte zentrale Randomisierung. Wie in Tab. 3.**10** gezeigt, beträgt das Skalenmaximum des Jadad-Scales fünf Punkte, mit einem Schwellenwert von drei Punkten für Studien hoher Qualität. Drei Punkte – und damit der „Olymp“ hoher Qualität – sind jedoch auch durch eine Studie zu erreichen, die

- keine Geheimhaltung der Patientenzuteilung aufweist,
- unter Umständen nicht einmal randomisiert ist und
- keine Intention-to-treat-Analyse durchgeführt hat.

Trotz systematischer Entwicklung (Jadad 1996) und extensiver Validierung (Moher 1998) genügt der Scale deshalb heutigen Anforderungen nicht.

Tabelle 3.**12** Komponenten des Qualitätsbeurteilungs-Scales interne Validität (nach Jadad 1996)

Randomisierung: • Studie als randomisiert beschrieben? • adäquater Zufallsgenerator?
Verblindung: • Studie als doppelblind beschrieben? • Kontrollbehandlung (z. B. Placebo) als ununterscheidbar beschrieben?
Studienabbrecher: • Studienabbrecher nach Anzahl, Gruppenzugehörigkeit und Gründen beschrieben?

Diskrepanzen zwischen Scales

Im Hinblick auf die unterschiedlichen Inhalte der heute erhältlichen Scales überrascht es in keiner Weise, dass verschiedene Scales zu diskrepanten Qualitätsbewertungen führen. Dies wird im folgenden an einem Beispiel illustriert.

Nurmohamed et al fanden in einer Meta-Analyse von 17 Studien, die niedermolekulares mit unfraktioniertem Heparin zur Thromboseprophylaxe in der Allgemeinchirurgie verglichen, eine statistisch signifikante Reduktion der tiefen Venenthrombosen von 21 % durch niedermolekulares Heparin ($p = 0{,}012$) (Nurmohamed 1992). Wenn die Analyse allerdings beschränkt wurde auf Studien „hoher methodologischer Qualität“ (gemessen mit einem Achtkomponenten-Scale), zeigte sich kein signifikanter Vorteil mehr (Reduktion von 9 %, $p = 0{,}38$). Deshalb schlossen die Autoren, dass überzeugende Evidenz zugunsten des niedermolekularen Heparins fehle (Nurmohamed 1992). Wir wiederholten diese Meta-Analyse unter Verwendung von 25 verschiedenen Qualitätsbeurteilungs-Scales (Jüni 1999). Wie Abb. 3.**5** zeigt, variierten die Resultate je nach Scale erheblich. Die gepoolten Reduktionen des relativen Risikos variierten von 10 – 37 % für Studien hoher Qualität und von -13 – 48 % in den Studien tiefer Qualität. Nach Maßgabe von sechs Scales ergaben sich in Studien hoher Qualität keine signifikanten Vorteile niedermolekularen Heparins, während Studien tiefer Qualität eine signifikante Überlegenheit zeigten ($p < 0{,}05$). Für sieben Scales galt das Gegenteil: Studien hoher Qualität ließen einen Vorteil des niedermolekularen Heparins erkennen ($p < 0{,}05$), während sich in Studien tiefer Qualität keinerlei signifikanten Unterschiede ergaben. Bei den verbleibenden zwölf Scales waren keinerlei relevanten Unterschiede zwischen Studien hoher und tiefer Qualität auszumachen.

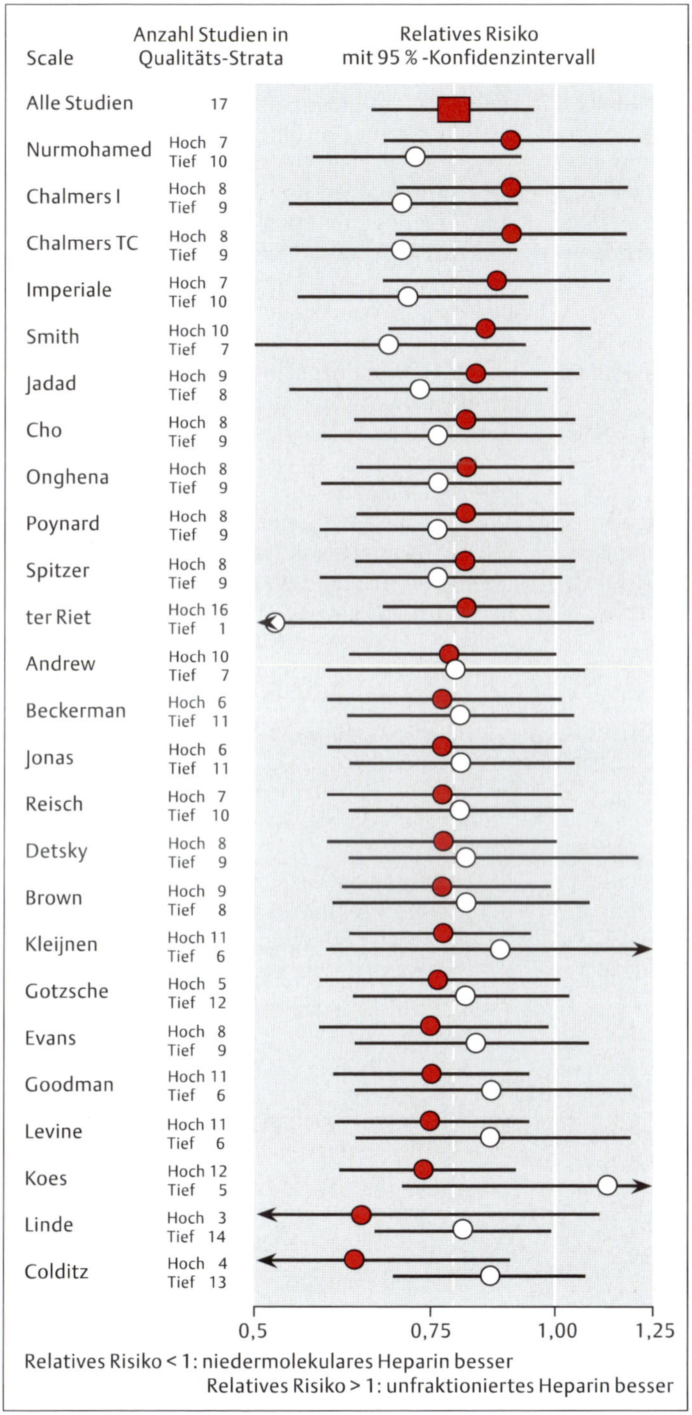

Abb. 3.**5** Meta-Analysen von 17 Studien zum Vergleich von niedermolekularem mit unfraktioniertem Heparin zur Thromboseprophylaxe in der Allgemeinchirurgie: relatives Risiko für eine tiefe Venenthrombose mit 95 %-Konfidenzintervall. Die Studien wurden nach Maßgabe von 25 verschiedenen Scales aufgrund ihrer Qualität stratifiziert. Das rote Rechteck ganz oben bezeichnet das relative Risiko in allen 17 Studien zusammen, die roten Kreise bezeichnen das relative Risiko in Studien hoher Qualität, die weißen Kreise dasjenige in Studien niedriger Qualität. Die Scales sind aufgrund des relativen Risikos in den Studien hoher Qualität angeordnet (von Nurmohamed bis Colditz). Überkreuzt die horizontale Linie eines Konfidenzintervalls die durchgezogene vertikale Linie bei 1, dann ist der Vorteil des niedermolekularen Heparins nicht statistisch signifikant ($p > 0{,}05$) (modifiziert nach Jüni 1999).

Komponenten statt Scales

Für keinen der 25 Scales zeigten Regressionsanalysen (Lau 1998) statistisch signifikante Differenzen zwischen den Behandlungseffekten in Studien hoher und Studien niederer Qualität ($p > 0{,}10$) (Jüni 1999). Die in Abb. 3.**5** gezeigten Unterschiede zwischen Studien hoher und tiefer Qualität könnten demnach für jeden der 25 Scales auch zufällig zustande gekommen sein. Für diese fehlende Assoziation zwischen Qualitätsscore und Behandlungseffekt gab es nach Greenland drei mögliche Erklärungen (Greenland 1994):

- Keine der Komponenten der verschiedenen Scales war mit dem Behandlungseffekt assoziiert.
- Eine oder mehrere der Komponenten war mit dem Behandlungseffekt assoziiert, die Komponenten hatten aber so wenig Gewicht, dass die Assoziationen im Gesamtscore untergingen (*Verdünnungsffekt*).
- Zwei oder mehr der Komponenten waren mit dem Behandlungseffekt assoziiert, die Assoziationen hatten aber verschiedene Richtungen bzw. Vorzeichen, weshalb sie sich gegenseitig ausglichen (*Aufhebungseffekt*).

In Regressionsanalysen untersuchten wir deshalb den Einfluss der drei wichtigsten Komponenten der internen Validität auf die Einschätzung des Behandlungseffektes: die Geheimhaltung des Zuteilungsplanes, die Verblindung der Untersucher und die Intention-to-treat-Analyse. Tab. 3.**13** zeigt, dass die Verblindung der Untersucher signifikant mit dem Behandlungseffekt assoziiert war. Offene Studien zeigten im Vergleich zu Studien mit Verblindung des Untersuchers eine statistisch signifikante Überschätzung des Behandlungseffektes von 44% ($p = 0{,}03$). Dies macht für den klinischen Kontext Sinn: Der diagnostische Test, der in den 17 Studien zur Diagnose von tiefen Venenthrombosen verwendet wurde, der Fibrinogen-Aufnahme-Test, lässt subjektiven Bewertungen und damit einem Beobachter-Bias großen Spielraum (Lensing 1993).

Das Fehlen einer signifikanten Assoziation mit der Geheimhaltung der Zuteilung war etwas überraschend. Allerdings kann die Relevanz dieser Komponente mit der vorgefassten Meinung der Studienärzte zur Gleichwertigkeit der in einer Studie verglichenen Behandlungen variieren. Die Wahrscheinlichkeit eines Selektions-Bias bei Eintritt scheint vor allem in placebokontrollierten Studien hoch, wenn Studienärzte beispielsweise verhindern möchten, dass Hochrisiko-Patienten unbehandelt bleiben. In Studien, die zwei bekanntermaßen aktive Behandlungen wie niedermolekulares und unfraktioniertes Heparin vergleichen – vielerorts als gleichwertig betrachtet – scheint die Wahrscheinlichkeit einer Unterwanderung der Randomisierung wesentlich geringer (Jüni 1999).

Die Relevanz einer Komponente kann mit dem Kontext wechseln, weshalb für jede Situation von neuem sorgfältig geprüft werden muss, welche Komponenten der internen Validität zur Vermeidung von Bias wesentlich sind. Die mechanisti-

Tabelle 3.**13** Resultate einer multivariaten Regressionsanalyse von 17 Studien, die Komponenten der internen Validität mit der Einschätzung des Behandlungseffektes in Verbindung bringt (nach Jüni 1999)

Komponente	Behandlungseffekt (95% KI)	P-Wert
Geheimhaltung der Zuteilung		
• adäquat	Referenzwert:	
• inadäquat/unklar	−37% (−133 – 20%)	0,25
Verblindung des Untersuchers		
• ja	Referenzwert):	
• nein	+44% (5 – 67%)	0,03
Intention-to-treat-Analyse		
• ja	Referenzwert:	
• nein	−12% (−82 – 30%)	0,63

Offene Studien zeigen im Vergleich zu Studien mit Verblindung des Untersuchers eine statistisch signifikante Überschätzung des Behandlungseffektes ($p = 0{,}03$). Die Unterschiede für die anderen Komponenten sind statistisch nicht signifikant ($p > 0{,}05$), könnten also durch Zufall zustande gekommen sein.

sche Bewertung einer Studie mit einem Scale, welcher das immer gleiche Standard-Set von Komponenten in immer derselben Weise verwendet, trägt dem nicht Rechnung. Deshalb sollten Scales weder in Meta-Analysen noch zur Bewertung einzelner Studien verwendet werden. Basierend auf den in Kapitel 3.2.1 präsentierten theoretischen Überlegungen und empirischer Evidenz bietet sich als sinnvolle Alternative die individuelle Beurteilung der wichtigsten Komponenten der internen Validität an (Tab. 3.**14**). Dabei sollte immer geklärt werden, ob

- die Randomisierung geheimgehalten,
- die Untersucher verblindet,
- die Analyse nach dem Intention-to-treat-Prinzip durchgeführt wurde.

Tabelle 3.**14** Checkliste interne Validität

Randomisierung: • Wurde wirklich randomisiert, d. h. ein echter Zufallsgenerator verwendet? • Wurde die Randomisierung geheimgehalten?
Verblindung: • Waren die Untersucher „blind"? • Waren die behandelnden Ärzte „blind" (falls möglich)? • Waren die Patienten „blind" (falls möglich)?
Studienabbrecher: • Wurden alle Studienabbrecher beschrieben? • Wurde nach dem Intention-to-treat-Prinzip analysiert?

3.3 Sinn und Unsinn einer einheitlichen Berichterstattung über klinische Studien: das CONSORT-Statement

Dirk Bassler, David Moher

3.3.1 Hintergrund

Das CONSORT-Statement (Begg 1996) (**Con**solidated **S**tandard **o**f **R**eporting **T**rials) ist eine (überarbeitete) Empfehlung zur einheitlichen Berichterstattung über klinische Studien. In dem Ausmaß, in dem die randomisierte klinische Studie als Goldstandard der Therapieforschung angesehen wird, gewinnt die Berichterstattung über klinische Studien an Bedeutung. In den letzten 30 Jahren konnten erhebliche Diskrepanzen gezeigt werden zwischen dem, was im Zusammenhang mit einer klinischen Studie von allgemeinem Interesse ist und dem, was in den Veröffentlichungen dieser Studien berichtet wird (Freiman 1978). Dass dies auch für Deutschland zutrifft, berichtet beispielsweise die Süddeutsche Zeitung in ihrer Ausgabe vom 02.02.99: In einem beispielhaften Projekt wurde die Qualitätsbeurteilung wissenschaftlicher Publikationen einer angesehenen Fachzeitschrift durch die Zeitschrift selbst initiiert: „Das Ergebnis ist niederschmetternd. Wesentliche Qualitätsmerkmale wurden in der großen Mehrzahl aller Studien nicht erfüllt" (Köbberling 1999) ... „Die Kritiker hatten sich auf Originalarbeiten konzentriert ... Solche Studien sollen Ärzten Entscheidungshilfen geben. Das können sie nur, wenn sie wichtige Angaben über die Zuverlässigkeit der Ergebnisse enthalten".

3.3.2 Zur Notwendigkeit einer einheitlichen Berichterstattung

Der Abschlussbericht einer klinischen Studie ist die entscheidende Grundlage für die Beurteilung der internen und externen Validität der Studie durch den potenziellen Nutzer, der meistens nur diesen Bericht als Informationsquelle zur Verfügung hat (Kap. 3.2).

Es ist u. a. ein Verdienst der Cochrane Collaboration, dass systematische Übersichtsarbeiten und Meta-Analysen, die medizinisches Wissen auf höchstem Evidenz-Niveau präsentieren, zunehmend Beachtung finden (Antes 1999). Als quantitative Zusammenfassungen von Studienergebnissen greifen Meta-Analysen auf einzelne randomisierte Studien zurück und sind bei der Datenanalyse und Beurteilung der methodischen Qualität auf die Berichterstattung über diese Studien angewiesen. Auch viele der zur Erfassung der methodischen Qualität von Studien eingeführten Bewertungsscores beziehen sich mehr auf den Bericht über die Studie als auf die Studie selbst, was hinsichtlich des Konflikts zwischen theoretischem Anspruch und praktizierbarem Tun durchaus nachvollziehbar ist (Kap. 3.2.2). So beurteilt der von Jadad und Mitarbeitern entwickelte, weit verbreitete und gut evaluierte Score, der hauptsächlich empirisch belegte Einflusskriterien erfasst, die Beschreibung des Sachverhaltes und nicht den Sachverhalt an sich. Die Berichterstattung über die methodische Qualität der Studie bildet beispielsweise die Basis für sog. „Sensitivitätsanalysen" (Kap. 4), die für zahlreiche Cochrane Reviews eine Beurteilung der Ergebnisse der Übersichtsarbeit in Abhängigkeit von der methodischen Qualität der eingeschlossenen Studien erlauben. Aus den genannten Gründen ist es nachvollziehbar, dass eine einheitliche und alle entscheidenden Gesichtspunkte berücksichtigende Berichterstattung über klinische Studien einen wesentlichen Beitrag zur Verbesserung der Patientenversorgung und zur Qualitätssicherung in der Medizin leisten und die Beurteilung der Studien durch Gutachter und Herausgeber erleichtern könnte.

3.3.3 Der Weg zum CONSORT-Statement

Um dem Ziel einer einheitlichen Berichterstattung näher zu kommen, wurden unabhängig voneinander zwei Arbeitsgruppen gebildet (Standard of Reporting Trials und Asilomar Working Group). Auf einem gemeinsamen Treffen von Vertretern beider Gruppen wurde das weitere Procedere nach den folgenden Prinzipien festgelegt: nur Aufnahme von Kriterien, deren Fehlen die Abschätzung der Auswirkung von Interventionen verfälschen würde. Im Fall eines nicht empirisch begründbaren Kriteriums entschied der „gesunde Menschenverstand" über die Aufnahme. Die Auswahl der Kriterien bewegte sich im Spannungsfeld zwischen einer möglichst kleinen Anzahl von Kriterien einerseits und einer angemessenen Beschreibung randomisierter klinischer Studien andererseits und erfolgte in einem modifizierten Delphi-Prozess. Die Delphi-Technik, eine interaktive Umfragemethode, wurde 1948 entwickelt. Wesentliche Bestandteile der Methode sind die Befragung einander unbekannter, anonymisierter Teilnehmer und ein kontrolliertes Feedback.

Das CONSORT-Statement liegt inzwischen in einer aktualisierten und überarbeiteten Version vor (Moher 2001).

3.3.4 Inhalt des CONSORT-Statements

Das CONSORT-Statement besteht aus einer 21 Kriterien umfassenden Checkliste für das Erstellen eines Studienberichtes mit dem Schwerpunkt auf dem Methoden-, Ergebnis- und Diskussionsteil (Tab. 3.**15**). Es beinhaltet außerdem ein Flussdiagramm, das den Studienablauf einer randomisierten Studie beschreibt mit Schwerpunkt auf der Patientenerfassung vom Studienbeginn über den Behandlungs- und Beobachtungszeitraum (Abb. 3.**6**). Wie im vorigen Kapitel dargestellt, kommt beispielsweise der Geheimhaltung der Randomisierungssequenz (concealment of allocation) eine besondere Bedeutung zu, da ihr Einfluss auf die Größe des Behandlungseffektes empirisch belegt ist (Schulz 1995), eine qualitative Beschreibung aber in den meisten Studienberichten fehlt. Neben Checkliste und Flussdiagramm beinhaltet das CONSORT-Statement einen Vorschlag zur Gliederung des Studienberichtes mit Zwischenüberschriften, die sich im Methodenteil auf den „Studienplan", die „Patientenzuordnung" und die „Maskierung der Behandlung" und im Ergebnisteil auf den „Behandlungsablauf" und die „Nachbeobachtung" sowie die „Auswertung" beziehen.

Tabelle 3.**15** CONSORT-Checkliste mit entsprechenden Literaturzitaten (S. 76)

Überschrift	Zwischen-überschrift	Bezeichnung	berichtet? ja/nein	Auf welcher Seite?
Titel		Bezeichne die Studie als randomisierte Studie (7).		
Zusammen-fassung		Benutze einen gegliederten Aufbau (8, 9).		
Einleitung		Nenne die a priori formulierte Hypothese, die klinischen Ziele der Studie und die vorab geplanten Analysen von Untergruppen oder Kovariablen (10).		
Methoden	Studienplan	Beschreibe: • geplante Studienpopulation zusammen mit den Ein-/Ausschlusskriterien • geplante Interventionen und deren zeitlicher Ablauf • primäre und sekundäre Zielgröße(n), den (die) kleinsten noch relevanten Unterschied(e) und wie die geplante Fallzahl ermittelt wurde (2, 11) • Prinzip und Verfahren der statistischen Auswertungen, erläutere die wichtigsten vergleichenden Analysen und ob dabei alle aufgenommenen Patienten (intention-to-treat) eingeschlossen wurden (12, 13) • vorab definierte Abbruchkriterien, falls zutreffend (14).		
	Patienten-zuordnung	Beschreibe: • Randomisationseinheit, z. B. Zuteilung der Patienten einzeln oder in Blöcken, Schichtung nach Kliniken oder Regionen (15) • Verfahren, nach dem die Patienten den Gruppen zugeteilt werden • Maßnahmen zur Geheimhaltung der Zuordnung und zeitlicher Ablauf der Patientenzuordnung (17) • Maßnahmen, um die Personen, die die Patientenzuordnung erstellten, von den Personen, die die Behandlung durchführen, zu trennen (17, 18).		
	Maskierung der Behandlungen (Verblindung)	Beschreibe: • die Darreichungsform, z. B. Kapseln, Tabletten • die Ähnlichkeit der Studien- und Vergleichsbehandlung (z. B. Aussehen, Geschmack) • die Verwahrung der Zuordnungslisten, die Aufbewahrung der Codes während der Studie und nach Ende der Verblindung • die Erkenntnisse über die Zuverlässigkeit der Maskierung der Behandlung gegenüber den Studienteilnehmern, den Behandelnden, den Personen, die den Therapieerfolg beurteilen, und den Auswertern (19, 20).		

Tabelle 3.15 Fortsetzung

Überschrift	Zwischen-überschrift	Bezeichnung	berichtet? ja/nein	Auf welcher Seite?
Ergebnisse	Behandlungsablauf und Nachbeobachtung	Erstelle einen Studienablaufplan, der den Weg der Teilnehmer durch die Studie beschreibt und aus dem ersichtlich ist, wann randomisiert wurde, wann welche Behandlungsmaßnahmen erbracht und wann welche Merkmale erhoben wurden, jeweils aufgeschlüsselt nach den Gruppen und mit Angabe der Fallzahl. (3, 21).		
	Auswertung	• Gebe die geschätzte Wirkung der Intervention auf die primäre und auf die sekundären Zielgrößen als Punktschätzer an, jeweils mit einem Maß für die Zuverlässigkeit, z. B. Konfidenzbereich (22, 23). • Stelle Resultate möglichst in absoluten Zahlen dar, z. B. 10/20, nicht 50 %. • Beschreibe die Daten, die deskriptiven und schließenden statistischen Verfahren so detailliert, dass eine erneute oder alternative Auswertung möglich ist. • Beschreibe die prognostischen Variablen für jede Behandlungsgruppe und jeden Versuch, sie zu adjustieren (25). • Beschreibe alle Abweichungen vom Studienplan (so wie die Studie ursprünglich geplant war) und die Gründe dafür.		
Diskussion		• Lege die spezifischen Interpretationen der Studienergebnisse dar einschließlich möglicher Ursachen für systematische Fehler und Ungenauigkeiten (interne Validität) und beurteile die externe Validität. Dabei sollten entsprechende quantitative Maße soweit möglich einbezogen werden. • Allgemeine Interpretation der Ergebnisse unter Berücksichtigung der Gesamtheit verfügbarer Evidenz.		

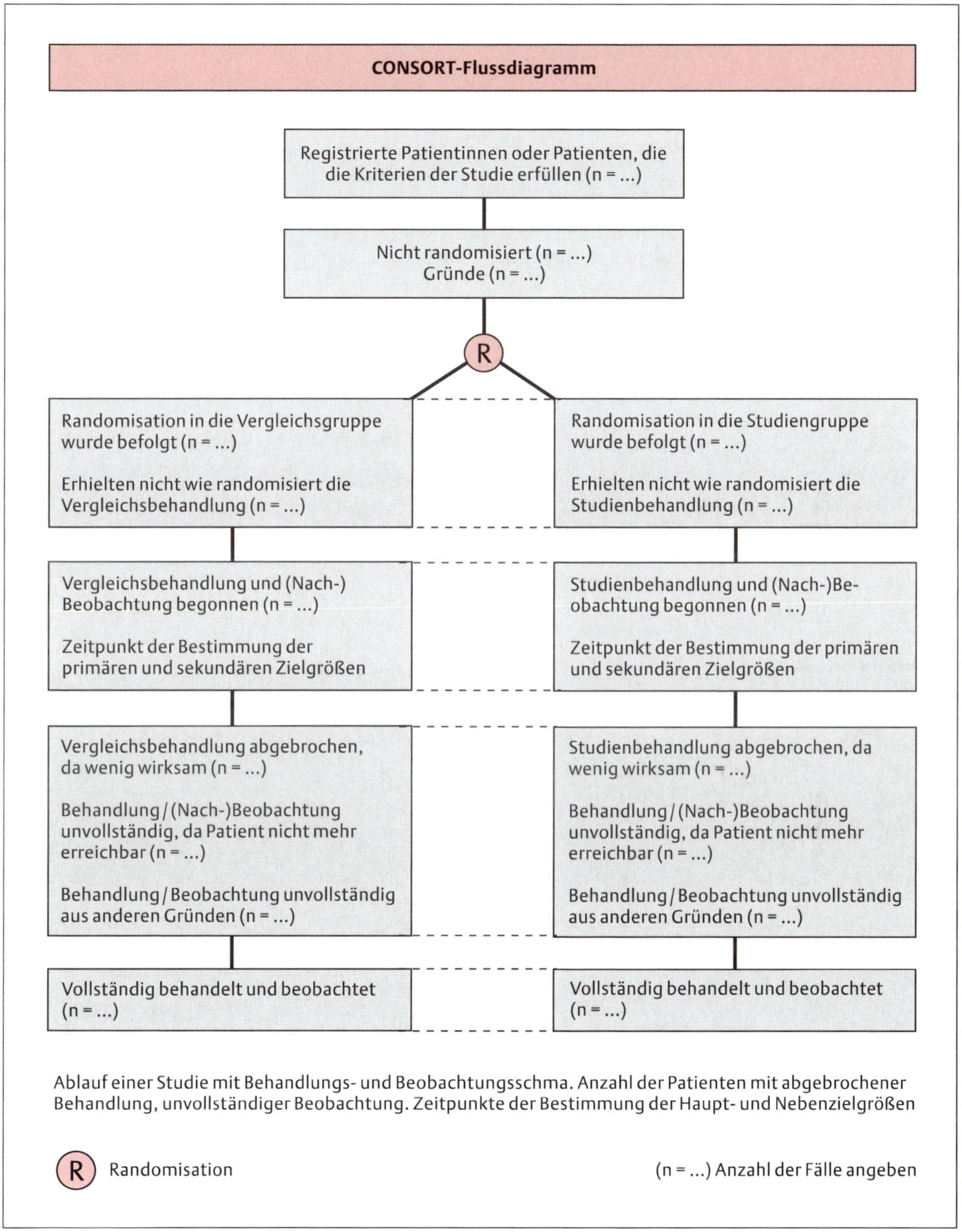

Abb. 3.**6** Flussdiagramm des CONSORT-Statements.

3.3.5 Ist die Durchführung von Studien und deren Veröffentlichung nicht schon kompliziert genug?

Für manche stellt das CONSORT-Statement lediglich eine weitere Hürde auf dem Weg von der Idee zur Veröffentlichung einer Studie dar. In dem Ausmaß, in dem das CONSORT-Statement von Gutachtern und Herausgebern akzeptiert wird, wird es Auswirkungen nicht nur auf das Verfassen von Studienberichten, sondern auch auf die eigentliche Durchführung der Studien haben. Einerseits werden Studien durch die Einhaltung der Kriterien der Checkliste anspruchsvoller und dadurch aufwendiger, andererseits kann sich eine solche standardisierte Liste auch als sehr hilfreich bei der Planung und Durchführung von Studien erweisen, weil sie verlässlich die relevanten Punkte im Zusammenhang mit klinischen Studien beschreibt. Medizinische Studien sollten kein Selbstzweck sein, sondern einen Beitrag zur Verbesserung der Patientensituation liefern. Ein Katalog, der das Ziel hat, valide Informationen zu Design, Durchführung und Auswertung randomisierter klinischer Studien zur Verfügung zu stellen, sollte daher weitestgehende Beachtung finden. In diesem Sinne ist die Aufnahme des CONSORT-Statement in die „guidelines for authors" möglichst vieler Zeitschriften wünschenswert (Abb. 3.**7**), und viele der renommierten Zeitschriften haben dies bereits in die Praxis umgesetzt. Wie von den Autoren des CONSORT-Statement erkannt, sollte eine solche Empfehlung zur einheitlichen Berichterstattung über klinische Studien allerdings kein einmaliges Unternehmen darstellen. Es ist davon auszugehen, dass sich im Laufe der Zeit neue empirische Hinweise auf die Beeinflussung von Behandlungseffekten ergeben und neue „biases" gefunden werden. Zur Überprüfung der Auswirkungen des CONSORT-Statement ist eine Evaluation in Form einer randomisierten Studie geplant, die sicherlich mehr Klarheit über den Sinn und Unsinn einer einheitlichen Berichterstattung über klinische Studien bringen wird. Die bisherigen Erfahrungen wurden in der überarbeiteten und aktualisierten Version (Moher 2001) berücksichtigt.

Eine autorisierte deutschsprachige Übersetzung des CONSORT-Statements und weitere Informationen können unter folgender Internet-Adresse eingesehen werden: http://www.imbi.uni-freiburg.de/cochrane/deutsch/cccons1.htm.

Ethische und rechtliche Voraussetzungen:

Randomisierte, kontrollierte klinische Studien sollen nach den Empfehlungen des **CONSORT-Statements** [Begg C, Cho M, Eastwood S, Horton S, Moher D, Olki I, Pitkin R, Rennie D, Schulz F, Simel D, Stroup D: Improving the quality of reporting of randomized trials: The CONSORT statement. JAMA 1996;276:637–639] abgefaßt werden.

Das Verfahren, nach dem die Vergleichsgruppen ermittelt wurden, muß erkennbar sein, so daß der Leser die Methode der Randomisierung nachvollziehen kann.

Im Titel und in der Zusammenfassung der Arbeit ist darauf hinzuweisen, daß es sich um eine randomisierte, kontrollierte klinische Studie (RCT) handelt. Wird eine RCT eingereicht, sind **die «Checklist for Authors Submitting Randomized Controlled Trials»** und das **CONSORT-Flußdiagramm** zu beachten. Die CONSORT-Checklist und das CONSORT-Flußdiagramm sind unter http://jama.ama-assn.org zugänglich, eine deutsche Version mit weiteren Informationen kann unter www.med.uni-muenchen.de/gmds/pub/consort.html heruntergeladen werden. Die ausgefüllte Checkliste und das Flußdiagramm müssen der Arbeit beigelegt werden, da sie in das Begutachtungsverfahren miteinbezogen werden.

Abb. 3.**7** Autorenrichtlinien der Zeitschrift Onkologie. Es wird gefordert, die Berichterstattung über klinische Studien entsprechend dem CONSORT-Statement zu gestalten.

Literaturzitate zur CONSORT-Checkliste (Tab. 3.15)

2. Moher D, Dulberg CS, Wells GA. Statistical power, sample size, and their reporting in randomized controlled trials. JAMA. 1994;272:122-4.
3. The Standards of Reporting Trials Group. A proposal for structured reporting of randomized controlled trials. JAMA. 1994;272:1926-31. Correction: JAMA. 1995; 273:776.
7. Dickersin K, Scherer R, Lefebvre C. Identifying relevant studies for systematic reviews. BMJ. 1994; 309: 1286-91.
8. Ad Hoc Working Group for Critical Appraisal of the Medical Literature. A proposal for more informative abstracts of clinical studies. Ann Intern Med. 1987; 106: 598-604.
9. Taddio A, Pain T, Fassos FF, Boon H, Iliersich AL, Einarson TR. Quality of nonstructured and structured abstracts of original research articles in the British Medical Journal, the Canadian Medical Association Journal and the Journal of the American Medical Association. Can Med Assoc J. 1994;150:1611-5.
10. Oxman AD, Guyatt GH. A consumer's guide to subgroup analyses. Ann Intern Med. 1992;116:78-84.
11. Godfrey K. Statistics in practice: comparing the means of several groups. N Engl J Med. 1985;313:1450-6.
12. Gardner MJ, Bond J. An exploratory study of statistical assessment of papers published in the British Medical Journal. JAMA. 1990;263:1355-7.

13. Lee YJ, Ellenberg JH, Hirtz DG, Nelson KB. Analysis of clinical trials by treatment actually received: is it really an option? Stat Med. 1991;10:1595-1605.
14. Pocock SJ. When to stop a clinical trial. BMJ. 1992; 305:235-40.
15. Donner A, Brown KS, Brasher P. A methodological review of nontherapeutic intervention trials employing cluster randomization, 1979-1989. Int J Epidemiol. 1990; 19:795-800.
17. Schulz KF, Chalmers I, Hayes RJ, Altman DG. Empirical evidence of bias: dimensions of methodological quality associated with estimates of treatment effects in controlled trials. JAMA. 1995;273:408-12.
18. Schulz KF. Subverting randomization in controlled trials. JAMA. 1995;274:1456-8.
19. Schulz KF, Grimes DA, Altman DG, Hayes RJ. Blinding and exclusions after allocation in randomised controlled trials: survey of published parallel group trials in obstetrics and gynaecology. BMJ. 1996;312:742-4.
20. Karlowski TR, Chalmers TC, Frenkel LD, Kapikian AZ, Lewis TL, Lynch JM. Ascorbic acid for the common cold: a prophylactic and therapeutic trial. JAMA. 1975; 231:1038-42.
21. Pocock SJ. Clinical Trials: A Practical Approach. Chichester, England: John Wiley & Sons Inc; 1983:182-6.
22. Bailar JC, Mosteller F. Guidelines for statistical reporting in articles for medical journals. Ann Intern Med. 1988;108:266-73.
23. Gardner MJ, Altmann DG. Confidence intervals rather than P values: estimation rather than hypothesis testing. BMJ. 1986;292:746-50.
24. Evans M, Pollock AV. Trials on trial: a review of trials of antibiotic prophylaxis. Arch Surg. 1984;119:109-13.
25. Gardner MJ, Machin D, Campbell MJ. Use of check lists in assessing the statistical content of medical studies. In: Gardner MJ, AltmanDG, eds. Statistics With Confidence-Confidence Intervals and Statistical Guidelines. London, England: BMJ; 1989:101-8.

Literatur

Altman DG, Bland JM. Generalisation and extrapolation. BMJ. 1998;317:409-10.

Altman DG, Bland JM. Treatment allocation in controlled trials: why randomise? BMJ. 1999;318:1209.

Altman DG. Practical statistics for medical research. London: Chapman and Hall; 1991a.

Altman DG. Randomisation. Essential for reducing bias. BMJ. 1991b;302:1481-2.

Antes G, Bassler D, Galandi G. Systematische Übersichtsarbeiten. Ihre Rolle in einer Evidenz-basierten Gesundheitsversorgung. Dt Ärztebl. 1999;96:A-616-22.

Appleton DR, French JM, Vanderpump MPJ. Ignoring a covariate: an example of Simpson's paradox. The American Statistician.1996;50:340-1.

Beecher HK. The powerful placebo. JAMA. 1955; 159: 1602-6.

Begg C, Cho M, Eastwood S, et al. Improving the Quality of Reporting of Randomized Controlled Trials. The CONSORT Statement. JAMA. 1996;276:637-9.

Berlin JA, Rennie D. Measuring the quality of trials: the quality of quality scales. JAMA. 1999;282:1083-5.

Bock J. Bestimmung des Stichprobenumfangs. München – Wien: Oldenbourg, 1998.

Byar DP. Why data bases should not replace randomized clinical trials. Biometrics. 1980;36:337-42.

Campbell DT, Stanley JC. Experimental and quasi-experimental designs for research on teaching. In: Gage NL, ed. Handbook of research on teaching. Chicago: Rand McNally; 1963:171-246.

Campbell DT. Factors relevant to the validity of experiments in social settings. Psychol Bull. 1957; 54: 297-312.

Campbell MJ, Julious SA, Altman DG. Estimating sample sizes for binary, ordered categorical, and continuous outcomes in two group comparisons. BMJ 1995; 311:1145-8.

Chalmers I. Evaluating the effects of care during pregnancy and childbirth. In: Chalmers I, Enkin M, Keirse MJ, eds. Effective care in pregnancy and childbirth. Oxford: Oxford University Press; 1989:3-38.

Chalmers TC, Celano P, Sacks HS, Smith H. Bias in treatment assignment in controlled clinical trials. N Engl J Med. 1983;309:1358-61.

Chalmers TC, Smith H, Blackburn B, et al. A method for assessing the quality of a randomized control trial. Control Clin Trials. 1981;2:31-49.

Colditz GA, Miller JN, Mosteller F. How study design affects outcomes in comparisons of therapy, I: medical. Stat Med. 1989;8:441-54.

Collins R, Peto R, McMahon S, et al. Blood pressure, stroke, and coronary heart disease. Part 2, short term reduction in blood pressure: overview of randomised drug trials in their epidemiological context. Lancet. 1990;335:827-38.

Coronary Drug Project Research Group. Influence of adherence to treatment and response of cholesterol on mortality in the CDP. N Engl J Med. 1980; 303: 1038-41.

Dambrosia JM, Ellenberg JH. Statistical considerations for medical data base. Biometrics. 1980;36:323-32.

Dupont WD. Randomized vs. historical clinical trials: are the benefits worth the costs? Am J Epid. 1985; 122:940-6.

Egglin TK, Feinstein AR. Context bias. A problem in diagnostic radiology. JAMA. 1996;276:1752-5.

Emerson JD, Burdick E, Hoaglin DC, Mosteller F, Chalmers TC. An empirical study of the possible relation of treatment differences to quality scores in controlled randomized clinical trials. Control Clin Trials. 1990; 11:339-52.

Feigl P. A graphical aid for determining sample size when comparing two independent proportions. Biometrics. 1978;34:111-22.

Feinstein AR. Meta-analysis: Statistical alchemy for the 21st century. J Clin Epidemiol. 1995;48:71-9.

Fibrinolytic Therapy Trialists' (FTT) Collaborative Group. Indications for fibrinolytic therapy in suspected acute myocardial infarction: collaborative overview of early mortality and major morbidity results from all randomised trials of more than 1000 patients. Lancet. 1994;343:311-22.

Fields WS, Maslenikov V, Meyer JS, Hass WK, Remington RD, Macdonald M. Joint study of extracranial arterial occlusion. JAMA. 1970;211:1993-2003.

Fletcher RH, Fletcher SW, Wagner EH. Clinical epidemiology – the essentials. Baltimore: Williams & Wilkins; 1982.

Francis TH Jr, et al. An evaluation of the 1954 Poliomyelitis vaccine trials – Summary report. Am J Public Health. 1955;45:1-63.

Freiman JA, Chalmers TC, Smith H Jr, Kuebler RR. The importance of beta, the type II error and sample size in the design and interpretation of the randomized controlled trial: survey of 71 „negative" trials. N Engl J Med. 1978;299:690-4.

Gøtzsche PC. Multiple publication of reports of drug trials. Eur J Clin Pharmacol. 1989;36:429-32.

Green SB, Byar DP. Using observational data from registries to compare treatments: the fallacy of omnimetrics. Statistics in Medicine. 1984;3:361-70.

Green SB. Patient heterogeneity and the need for randomized clinical trials. Controlled Clinical Trials. 1982; 3:189-98.

Greenland S. Quality scores are useless and potentially misleading. Am J Epidemiol. 1994;140:300-2.

Gueyffier F, Bulpitt C, Boissel JP, et al. Antihypertensive drugs in very old people: a subgroup meta-analysis of randomised controlled trials. Lancet. 1999;353: 793-6.

Hill AB. Statistical methods in clinical and preventive medicine. Edinburgh: Livingstone; 1962.

Hill AB. The clinical trial. Br Med Bull. 1951;7:278-82.

Hollis S, Campbell F. What is meant by intention to treat analysis? Survey of published randomised controlled trials. BMJ. 1999;319:670-4.

Hotopf M, Lewis G, Normand C. Putting trials on trial – the costs and consequences of small trials in depression: a systematic review of methodology. J Epidemiol Community Health. 1997;51:354-8.

International Conference on Harmonisation of technical requirements for registration of pharmaceuticals for human drugs. ICH Harmonised Tripartite Guideline: Guideline for Good Clinical Practice. Recommended for Adoption of Step 4 of the ICH Process on 1 May 1996 by the ICH Steering Committee, 1996.

Ioannidis JP, Lau J. Can quality of clinical trials and meta-analyses be quantified? Lancet. 1998;352:590-1.

Jadad AR, Moore RA, Carrol D, et al. Assessing the quality of reports of randomized clinical trials: is blinding necessary? Control Clin Trials. 1996;17:1-12.

Jüni P, Witschi A, Bloch R, Egger M. The hazards of scoring the quality of clinical trials for meta-analysis. JAMA. 1999;282:1054-60.

Keirse MJ. Amniotomy or oxytocin for induction of labor. Re-analysis of a randomized controlled trial. Acta Obstet Gynecol Scand. 1988;67:731-5.

Kienle GS, Kiene H. The powerful placebo effect: fact or fiction? J Clin Epidemiol. 1997;50:1311-8.

Kunz R, Oxman AD. The unpredictability paradox: review of empirical comparisons of randomised and non-randomised clinical trials. BMJ 1998;371: 1185-90.

Lau J, Ioannidis JPA, Schmid CH. Summing up evidence: one answer is not always enough. Lancet. 1998; 351:123-7.

Lensing AW, Hirsh J. ^{125}I-fibrinogen leg scanning: reassessment of its role for the diagnosis of venous thrombosis in post-operative patients. Thromb Haemost. 1993; 69:2-7.

Liberati A, Himel HN, Chalmers TC. A quality assessment of randomized control trials of primary treatment of breast cancer. J Clin Oncol. 1986;4:942-51.

Linder A. Planen und Auswerten von Versuchen. 3. Auflage. Basel: Birkhäuser; 1969.

Machin D, Campbell MJ. Statistical tables for the design of clinical trials. Oxford: Blackwell Scientific Publications; 1987.

May GS, Demets DL, Friedman LM, Furberg C, Passamani E. The randomized clinical trial: bias in analysis. Circulation. 1981;64:669-73.

McKeown T. The modern rise of population. London: Edward Arnold; 1976.

Meier P, Pringle Smith R. Salk Vaccine. In: Armitage P, Colton T, eds. Encyclopedia of Biostatistics. Chichester: Wiley; 1998.

Meier P. The biggest public health experiment ever: the 1954 field trial of the Salk Poliomyelitis vaccine. In: Tanur JM, Mosteller F, Kruskal WH, Lehmann EL, Link RF, Pieters RS, Rising GR, eds. Statistics: A guide to the unknown. Monterey: Wadsworth & Brooks; 1989.

Miller JN, Colditz GA, Mosteller F. How study design affects outcomes in comparisons of therapy. II: Surgical. Stat Med. 1989;8:455-66.

Moher D, Jadad AR, Nichol G, Penman M, Tugwell P, Walsh S. Assessing the quality of randomized controlled trials: an annotated bibliography of scales and checklists. Control Clin Trials. 1995;16:62-73.

Moher D, Jadad AR, Tugwell P. Assessing the quality of randomized controlled trials. Current issues and future directions. Int J Technol Assess Health Care. 1996;12:195-208.

Moher D, Pham B, Jones A, et al. Does quality of reports of randomised trials affect estimates of intervention efficacy reported in meta-analyses? Lancet. 1998; 352: 609-13.

Moher D, Schulz KF, Altman DG, for the CONSORT Group. The CONSORT statement: revised recommendations for improving the quality of reports of parallel-group randomised trials. Lancet 2001; 357:1191.

Mulrow CD, Oxman AD. Cochrane Collaboration Handbook (updated September 1997). In: The Cochrane Library. Issue 4. Oxford: Update Software; 1998.

Murphy EA. The logic of medicine. Baltimore: Johns Hopkins University Press; 1976.

Noseworthy JH, Ebers GC, Vandervoort MK, Farquhar RE, Yetisir E, Roberts R. The impact of blinding on the results of a randomized, placebo-controlled multiple sclerosis clinical trial. Neurology. 1994;44:16-20.

Nurmohamed MT, Rosendaal FR, Bueller HR, et al. Low-molecular-weight heparin versus standard heparin in general and orthopaedic surgery: a meta-analysis. Lancet. 1992;340:152-6.

Ottenbacher K. Impact of random assignment on study outcome: an empirical examination. Control Clin Trials. 1992;13:50-61.

Peduzzi P, Wittes J, Detre K, Holford T. Analysis as-randomized and the problem of non-adherence: An example from the veterans affairs randomized trial of coronary artery bypass surgery. Stat Med. 1993;12:1185-95.

Pocock SJ. Clinical trials. A practical approach. Chichester: John Wiley & Sons; 1983.

Pocock SJ. The combination of randomized and historical controls in clinical trials. J Chron Dis. 1976;29:175-88.

Roberts C, Torgerson D. Randomisation methods in controlled trials. BMJ 1998;317:1301.

Sackett DL, Gent M. Controversy in counting and attributing events in clinical trials. N Engl J Med. 1979; 301:1410-2.

SAS Institute Inc. SAS Language, Version 6, Cary, NC, USA; 1990.

Schulz KF, Chalmers I, Hayes RJ, Altman D. Empirical evidence of bias. Dimensions of methodological quality associated with estimates of treatment effects in controlled trials. JAMA. 1995;273:408-12.

Schulz KF. Randomised trials, human nature, and reporting guidelines. Lancet. 1996;348:596-8.

Schulz KF. Subverting randomization in controlled trials. JAMA. 1995;274:1456-8.

Senn S. Statistical issues in drug development. Chichester: Wiley; 1997.

Silverman WA. Human experimentation. A guided step into the unknown. Oxford: Oxford University Press; 1985.

Simpson EH. The interpretation of interaction in contingency tables. J Royal Statistical Soc. 1951;B13:238-41.

Thompson SG. Controversies in meta-analysis: the case of the trials of serum cholesterol reduction. Stat Meth Med Res. 1993;2:173-92.

Torgerson DJ, Roberts C. Randomisation methods: concealment. BMJ. 1999;319:375-6.

Verhagen AP, de Vet HC, de Bie RA, et al. The Delphi list: a criteria list for quality assessment of randomized clinical trials for conducting systematic reviews developed by Delphi consensus. J Clin Epidemiol. 1998;51: 1235-41.

Wissenschaftliche Tabellen Geigy, Teilband Statistik. 8. Auflage. Basel; 1980.

Wright IS, Marple CD, Beck DF. Report of the committee for the evaluation of anticoagulants in the treatment of coronary thrombosis with myocardial infarction. Am Heart J. 1948;36:801-15.

4 Systematische Übersichtsarbeiten und Meta-Analysen

Dirk Bassler, Matthias Egger

4.1 Definitionen 82

4.2 Historischer Rückblick 83

4.3 Vorteile systematischer Übersichtsarbeiten 84
4.3.1 Größere Aussagekraft 84
4.3.2 Exploration von Heterogenität und Aufzeigen von neuem Forschungsbedarf 84
4.3.3 Frühzeitiger Wirksamkeitsnachweis und schnellere Umsetzung in die Praxis 85
4.3.4 Verbesserte Berichterstattung über randomisierte klinische Studien 86
4.3.5 Kontinuierliche und übersichtliche medizinische Fortbildung 86

4.4 Probleme und Gefahren bei der Erstellung von systematischen Übersichtsarbeiten 87
4.4.1 Ungenügende Qualität der Einzelstudien 88
4.4.2 Publikationsbias 88
4.4.3 Sprachbias 89
4.4.4 Mehrfachpublikationsbias. 89
4.4.5 Zitierbias. 89
4.4.6 Subjektive Einschlusskriterien 90

4.5 Aufdecken von systematischen Verzerrungen 90
4.5.1 Sensitivitätsanalysen 90
4.5.2 Trichtergraphik (funnel plot) 90

4.6 Systematische Übersichtsarbeiten der Cochrane Collaboration 91
4.6.1 Titelregistrierung und Protokoll 92
4.6.2 Literatursuche. 92
4.6.3 Graphische Darstellung der Ergebnisse 93
4.6.3 Transparenz des Entstehungsprozesses 94
4.6.4 Internationale Kooperation. 95
4.6.5 Permanente Aktualisierung 95

4.7 Kritische Beurteilung einer Meta-Analyse. 95

4.8 Schlussfolgerungen. 98

Der Umfang der Daten, die bei der Entscheidungsfindung der praktisch tätigen Ärzte und Wissenschaftler von Bedeutung sind, nimmt unaufhörlich zu. Diese Entwicklung macht es dem Einzelnen nahezu unmöglich, sein Fachwissen auf den aktuellen Stand zu bringen und kontinuierlich dort zu halten. In diesem Zusammenhang kommt Zusammenfassungen des vorliegenden Erkenntnisstandes in Form von Übersichtsarbeiten entscheidende Bedeutung zu. Es konnte mehrfach gezeigt werden, dass klassische Übersichtsarbeiten keine verlässlichen Informationsquellen darstellen (Mulrow 1987, Oxman 1988). Diese Einsicht führte dazu, dass sich in den letzten Jahren in der klinisch epidemiologischen Forschung ein Schwerpunkt im Bereich formaler Methoden zur systematischen Aufarbeitung und Zusammenfassung einzelner Studien herausgebildet und die Anzahl der Veröffentlichungen in der medizinischen Literatur zu den Themen systematische Übersichtsarbeiten und Meta-Analysen kontinuierlich zugenommen hat (Abb. 4.**1**).

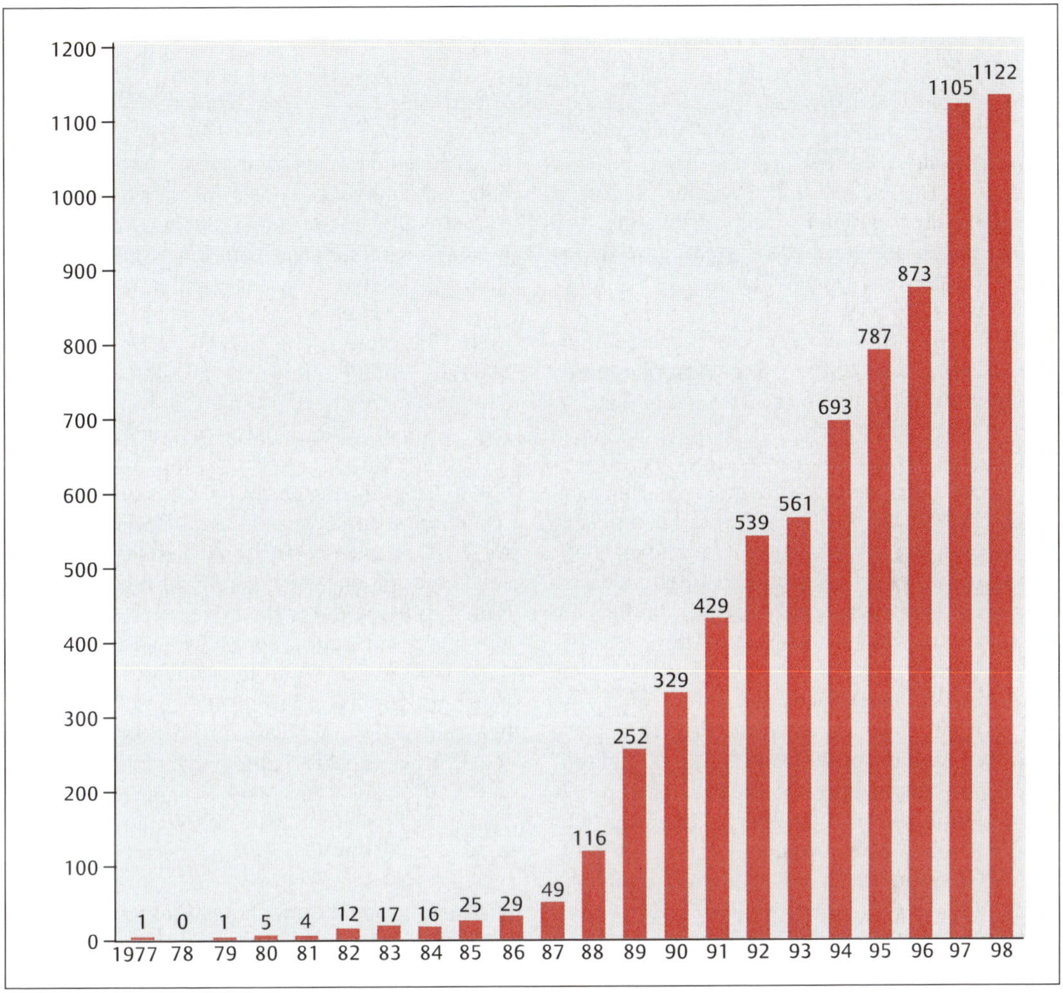

Abb. 4.1 Meta-Analysen und Literatur zum Thema „Meta-Analysen“ in Medline von 1977 – 1998. Suchbegriffe: „meta-analysis“ als Publication Type und MeSH; metanal*, metaanal* und meta-anal* als Textwörter.

4.1 Definitionen

Die Begriffe „systematische Übersichtsarbeit", „systematischer Review", „Meta-Analyse" und „narrative Übersichtsarbeit" werden teilweise unterschiedlich definiert und angewandt. Um Verwirrungen zu vermeiden, steht am Anfang dieses Kapitels eine genaue Klärung der Terminologie (Tab. 4.**1**).

Nach einer weitgehend akzeptierten Definition versteht man unter einer **systematischen Übersichtsarbeit** eine Übersicht zu einer klar formulierten Fragestellung, bei der systematisch und anhand expliziter Kriterien relevante Literatur identifiziert, ausgewählt und bewertet wird (Perleth 1998, Egger 2000). Es erfolgt eine Zusammenfassung der einzelnen Ergebnisse qualitativer sowie, wenn möglich und sinnvoll, quantitativer Art in einer Meta-Analyse. Die Begriffe „systematische Übersichtsarbeit" und „systematischer Review" sind identisch anzuwenden.

Unter einer **Meta-Analyse** versteht man eine quantitative Zusammenfassung der Ergebnisse einzelner Studien bzw. individueller Patientendaten mit statistischen Methoden. Eine Meta-Analyse kann Teil einer systematischen Übersicht sein, was aber nicht zwingend erforderlich ist. Die Abgrenzung zwischen systematischen Reviews und Meta-Analysen ist wichtig: Systematische Übersichten sind praktisch immer sinnvoll und nützlich, während die statistische Zusammenfassung verschiedener Einzelstudien jeweils kritisch beurteilt werden muss, da sie sowohl neue valide Ergebnisse liefern, aber auch zu irreführenden Resultaten Anlass geben kann.

Unter einer **„narrativen"** oder **„klassischen" Übersichtsarbeit** versteht man eine Übersicht, die nicht nach einer nachvollziehbaren systematischen Methodik entstanden ist, meistens die Meinung einer einzelnen Person oder einer Gruppe wiedergibt und Gefahr läuft, in vermehrtem Ausmaß systematische Verzerrungen (Biases) zu enthalten.

Die Abgrenzung zwischen einer systematischen und einer narrativen Übersichtsarbeit zeigt Tab. 4.**2**. Systematische Übersichtsarbeiten beziehen sich auf eine spezifische Fragestellung, deren Aufbau sich häufig an den vier Frage-Kategorien der Evidenz-basierten Medizin (EBM) orientiert (Kap. 2.3). Narrative Reviews behandeln meistens umfassendere Themen (z. B. Krankheitsbilder) und schließen häufig verschiedene inhaltliche Aspekte und Fragestellungen ein (z. B. Ätiologie, Pathophysiologie, Diagnostik, Therapie, Prävention usw.). Aus diesem Grund können narrative Übersichtsarbeiten zur inhaltlichen Orientierung hilfreich sein, zur validen Beantwortung spezifischer Fragen tragen sie jedoch meistens wenig bei.

Tabelle 4.**1** Definitionen zur Begriffsklärung bei systematischen Übersichtsarbeiten

Systematische Übersichtsarbeit/ systematischer Review	Übersicht zu einer klar formulierten Fragestellung, bei der systematisch und anhand expliziter Kriterien relevante Literatur identifiziert, selektiert und bewertet wird. Es erfolgt eine Zusammenfassung der einzelnen Ergebnisse qualitativer und wenn möglich quantitativer Art.
Meta-Analyse	Quantitative Zusammenfassung einzelner Studienergebnisse bzw. individueller Patientendaten mit statistischen Methoden; kann Teil einer systematischen Übersichtsarbeit sein, muß es aber nicht obligatorisch.
Narrative Übersichtsarbeit	Übersicht, die nicht nach einer objektivierbaren wissenschaftlichen Methodik entstanden ist, häufig eine subjektive Meinung wiedergibt und daher Gefahr läuft, in vermehrtem Ausmaß systematische Verzerrungen (Biases) zu enthalten.

Tabelle 4.2 Narrative versus systematische Übersichtsarbeiten (nach Cook 1997)

Kriterien	Narrative Übersichtsarbeit	Systematische Übersichtsarbeit
Fragestellung	umfassend und breit	klar abgegrenzt
Informationsquellen/ Suchstrategie	keine genauen Angaben	explizit erläutert
Auswahl der Studien	keine genauen Angaben	anhand explizit genannter Kriterien
Kritische Beurteilung der Studien	uneinheitlich	konsequent einheitlich
Datensynthese	meist qualitativ (wenn überhaupt)	meist quantitativ (Meta-Analyse)
Schlussfolgerungen	meist nicht Evidenz-basiert	meist Evidenz-basiert

4.2 Historischer Rückblick

Zusammenfassungen der medizinischen Literatur für den beschäftigen Praktiker sind nicht neu. Zwei im 18. Jahrhundert in Leipzig und Edinburgh verlegte Zeitschriften, „Comentarii de rebus in scientia naturalis et medicina gestis" und „Medical and Philosophical Commentaries", publizierten Zusammenfassungen und kritische Rezensionen wichtiger medizinischer Bücher, z. B. William Witherings klassische Arbeit über die herzwirksamen Glykoside des Fingerhuts (Chalmers 2000). Die statistischen Grundlagen der Meta-Analyse reichen bis ins 17. Jahrhundert zurück, als die Astronomen und Vermesser realisierten, dass die Kombination der Resultate wiederholter Messungen einer Einzelmessung vorzuziehen ist (Stigler 1990). Karl Pearson war wahrscheinlich der erste medizinische Forscher, der Daten verschiedener Studien zusammenfasste (Egger 1997a). Dabei waren seine Beweggründe dieselben, die auch heute noch die Meta-Analyse bei der Evaluation medizinischer Maßnahmen eine zentrale Stellung einnehmen lassen: „Many of the groups ... are far too small to allow of any definite opinion being formed at all, having regard to the size of probable error involved" (Pearson 1904). Die erste Meta-Analyse, die eine therapeutische Intervention zum Thema hatte, stammt aus dem Jahr 1955 und untersucht die Wirksamkeit von Placebo (Beecher 1955). Diese Meta-Analyse umfasste sehr unterschiedliche Krankheitsbilder (Husten, Angina pectoris, postoperative Schmerzen) und kann daher auch als ein frühes Beispiel für die bis heute aktuelle Problematik der Heterogenität dienen. In den siebziger Jahren wurden schließlich wissenschaftlich fundierte Methoden zur statistischen Zusammenfassung von Studien entwickelt, und es ist hauptsächlich ein Verdienst der Sozial- und Geisteswissenschaften, dass das Verfahren der Meta-Analyse zunehmend Bedeutung erlangte. Der eigentliche Begriff „Meta-Analyse" wurde 1976 von dem Psychologen Glass geprägt (Glass 1976).

In der Medizin wurde die statistische Methode der Meta-Analyse als Ergänzung von Einzelstudien zunehmend beachtet und wird bis heute kontrovers diskutiert: Während die einen in ihr einen „Meilenstein in der Geschichte der Evaluation medizinischer Maßnahmen" sehen (Cochrane 1989), halten die anderen sie für eine Gefahr, die man „im Keim ersticken sollte" (Oakes 1986). Für diese gegensätzlichen Einstellungen gibt es eine Vielzahl von Gründen. Der Ansatz der Verallgemeinerung und Zusammenfassung von Patienten zu „gepoolten Populationen" mag der medizinischen Einstellung widersprechen, den Patienten als Individuum zu behandeln. Der Einsatz so „profaner" Methoden wie die der Statistik in einem so komplexen Gebiet wie dem der Medizin mag dem Bild von der „ärztlichen Kunst" nicht gerecht werden. Methodisch divergierende Meta-Analysen, die zu identischen inhaltlichen Fragestellungen unterschiedliche Ergebnisse erbracht haben, scheinen die Fehlbarkeit von Meta-Analysen zu belegen. Aus den genannten

Gründen ziehen viele Kritiker die klinische Einzelstudie der Meta-Analyse bis heute vor, ohne zu erkennen, dass es sich nicht um zwei alternative, sondern um zwei sich ergänzende Methoden handelt.

Im Jahre 1993 wurde die internationale Cochrane Collaboration gegründet, deren Ziel das Erstellen, die Verbreitung und die Aktualisierung von systematischen Übersichtsarbeiten ist (Kap. 6). Die Arbeit der Cochrane Collaboration hat viel dazu beigetragen, die Kritik an Meta-Analysen zu entschärfen. Übersichtsarbeiten der Cochrane Collaboration genügen höchsten methodischen Ansprüchen und haben bereits zu neuen Erkenntnissen in der Medizin beigetragen (Antes 2000, Oxman 2000).

4.3 Vorteile systematischer Übersichtsarbeiten

4.3.1 Größere Aussagekraft

Einzelstudien sind nicht immer zuverlässig in der Lage, klinisch relevante und signifikante Unterschiede zwischen verschiedenen Behandlungsmaßnahmen aufzudecken bzw. auszuschließen, auch wenn diese in Wirklichkeit existieren. Andererseits besteht die Möglichkeit, dass sich in Einzelstudien ein Behandlungseffekt zufällig als statistisch signifikant erweist, der in Wirklichkeit nicht in diesem Ausmaß existiert. Die Anzahl der in eine Einzelstudie eingeschlossenen Patienten ist oft unzureichend, um zuverlässige Schlussfolgerungen zu ziehen. Ein Medikament, das die Sterblichkeit bei Myokardinfarkt um 10 % zu senken vermag, könnte Tausende von Leben retten. Um einen solchen Effekt mit 90 %-iger Sicherheit nachzuweisen, müssten in eine Einzelstudie über 10.000 Patienten pro Behandlungsgruppe eingeschlossen werden (Collins 1992). Solche „Mega-Trials" sind nur mit enormem personellem, logistischem und finanziellem Aufwand durchführbar. Meta-Analysen stellen in dieser Situation eine interessante Alternative dar. Sie schließen anstelle der einzelnen Patienten einzelne Studien ein, die unter vergleichbaren Bedingungen durchgeführt wurden. Auf diese Weise haben Meta-Analysen das Potenzial, auch relativ kleine Wirksamkeitsunterschiede mit weitgehender Sicherheit entdecken oder ausschließen zu können.

4.3.2 Exploration von Heterogenität und Aufzeigen von neuem Forschungsbedarf

Obgleich Meta-Analysen mit dem pauschalen Hinweis auf die offensichtliche Heterogenität der einzelnen Studien oft grundsätzlich abgelehnt wurden und werden, wird die Bedeutung der Meta-Analyse als Methode zur Exploration der Resultate unterschiedlicher Studien zunehmend erkannt (Thompson 1994). Heterogene Resultate können nicht selten durch Unterschiede der untersuchten Populationen (z. B. verschiedene Risikogruppen), durch ungleiche Interventionen (z. B. verschiedene Therapien oder Dosierungen) oder durch uneinheitliche Zielgrößen der Studien erklärt werden. Dabei zeigen Daten kleinerer Untersuchungen wahrscheinlich öfter Heterogenität als Daten großer Studien (Moore 1998).

Systematische Übersichtsarbeiten leisten auch einen Beitrag zur Klärung der Frage nach der Übertragbarkeit von Studienergebnissen. Die Ergebnisse einer Einzelstudie besitzen streng genommen ausschließlich für diejenigen Patienten Gültigkeit, deren Eigenschaften exakt mit denen der Studienpatienten übereinstimmen. Existieren mehrere Studien bei heterogenen Patientengruppen, die zu praktisch identischen Ergebnissen kommen, so kann von einer Übertragbarkeit dieser Ergebnisse auf weitere Patienten ausgegangen werden. Meta-Analysen sind besser geeignet als Einzelstudien, um die Frage zu beantworten, ob ein Studienergebnis zwischen verschiedenen Gruppen (z. B. Männer/Frauen, Kinder/Erwachsene) variiert. Eine undifferenzierte und unkritische Zusammenfassung von heterogenen Einzelstudien ist bedenklich, eine kreative Exploration der Daten zur Identifizierung von Subgruppen, die besonders von einer bestimmten Maßnahme profitieren bzw. für die sich eine bestimmte Maßnahme besonders nachteilig auswirkt, oft sinnvoll. Dies ist besonders bei solchen Meta-Analysen vielversprechend, die auf die Daten individueller Patienten und Patientinnen zurückgreifen können. Eine auf 55 randomisierten Studien und 37.000 Frauen mit Brustkrebs basierende Meta-Analyse zeigte, dass Tamoxifen bei Tumoren, die Östrogen-Rezeptoren aufwiesen, die Sterblichkeit reduziert, während bei Rezeptor-negativen Tumoren keine Wirksamkeit nachgewiesen werden konnte (Early Breast Cancer Trialists' Collaborative Group 1998). Solche „Individual-patient-data"-Meta-Analysen (IPD) (Stewart 1993, Clarke 2000) sind selbstverständlich nur dann möglich, wenn diese individuellen Patientendaten zur Verfügung stehen.

Die Exploration der Ursachen von Heterogenität kann so zu neuen inhaltlichen Erkenntnissen im Zusammenhang mit der untersuchten Fragestellung führen. Bei der Kritik an Meta-Analysen und der Forderung, die Einzelstudie der Meta-Analyse vorzuziehen, wird oft außer acht gelassen, dass Heterogenität ein integraler Bestandteil von klinischer Forschung und ein Teil von klinischen Studien ist. Einzelne Studien sind aber selten in der Lage, Heterogenität aufzudecken. Systematische Übersichtsarbeiten und Meta-Analysen bieten hier eine weitere Erkenntnisebene. Im Laufe der Zeit neu auftretende Fragestellungen, die ursprünglich nicht im Mittelpunkt der Einzelstudien standen, können untersucht werden. Es darf allerdings nicht übersehen werden, dass meta-analytische Forschung retrospektiver Natur ist, indem sie vorhandene Information zusammenfasst und sich damit grundsätzlich von prospektiven klinischen Studien unterscheidet.

4.3.3 Frühzeitiger Wirksamkeitsnachweis und schnellere Umsetzung in die Praxis

Meta-Analysen können die Wirksamkeit von Therapien nachweisen, lange bevor Einzelstudien dazu in der Lage sind. Der Begriff **„kumulative Meta-Analyse"** beschreibt die wiederholte Durchführung einer Meta-Analyse, die jedesmal nach Bekanntwerden einer neuen für die Fragestellung relevanten Studie aktualisiert wird. Kumulative Meta-Analysen sind somit in der Lage, den Zeitpunkt festzulegen, ab dem zusätzliche klinische Forschung unnötig und oft unethisch wird, da ein Behandlungseffekt bereits hinreichend belegt oder widerlegt ist.

Das lässt sich am Beispiel der Verabreichung von Beta-Blockern zur Sekundärprävention des Herzinfarkts demonstrieren. 1981 wurde in einer narrativen Übersichtsarbeit folgendes berichtet: „... we still have no clear evidence that beta-blockers improve long-term survival after infarction despite almost 20 years of clinical trials" (Mitchell 1981). Retrospektiv durchgeführte kumulative Meta-Analysen konnten zeigen, dass sich die Wirksamkeit der Therapie bereits 1977 statistisch signifikant belegen ließ ($p = 0{,}02$). 1981 war die Überlegenheit der Beta-Blocker statistisch bereits hoch signifikant (Odds Ratio 0,71; 95 %-Konfidenzintervall 0,59 – 0,84; $p = 0{,}0001$) und klinisch relevant. Die nach 1981 durchgeführten Studien mit 13.113 Patienten führten lediglich zu einer Bestätigung der bereits vorhandenen Resultate (Egger 1997a). Das bedeutet aber auch, dass ca. der Hälfte dieser 13.113 Patienten eine Therapie vorenthalten wurde, deren Nutzen durch eine rechtzeitig durchgeführte Meta-Analyse bestätigt hätte werden können.

Systematische Übersichtsarbeiten und Meta-Analysen können so einen Beitrag zur Beschleunigung des Transfers von wissenschaftlicher Erkenntnis in die Praxis leisten. Die Zeitspanne vom Vorliegen einer gesicherten neuen Erkenntnis über eine neue Behandlungsmethode bis zur Empfehlung dieser Behandlung in narrativen Übersichtsarbeiten und Lehrbüchern beträgt häufig viele Jahre. Antman und Mitarbeiter konnten durch eine kumulative Meta-Analyse am Beispiel der Thrombolyse bei akutem Herzinfarkt zeigen, dass Empfehlungen über den Einsatz dieser nachweislich wirksamen Therapie erst mit 14-jähriger Verzögerung in der medizinischen Literatur erschienen (Antman 1992).

In diesem Zusammenhang darf allerdings nicht übersehen werden, dass es auch Meta-Analysen gibt, deren Aussagen später durch die Ergebnisse großer randomisierter klinischer Studien widerlegt wurden und die so Anlass für irreführende Schlussfolgerungen geboten haben. Die unzutreffenden Schlussfolgerungen dieser Meta-Analysen lassen sich weitestgehend durch systematische Verzerrungen bei der Auswahl der zugrundeliegenden Literatur erklären, sodass dem Aufdecken von Biases und deren Berücksichtigung bei der Interpretation der Ergebnisse der Meta-Analysen entscheidende Bedeutung zukommt (Kap. 4.4 und 4.5).

4.3.4 Verbesserte Berichterstattung über randomisierte klinische Studien

Die auf publizierte Daten zurückgreifende Form der Meta-Analyse leistet einen wichtigen Beitrag zur Qualitätsverbesserung der Berichterstattung über klinische Studien. Die für die Meta-Analyse notwendige Datenextraktion kann auf Fehler in der Analyse der Einzelstudien hinweisen, die mangelhafte Beschreibung des Studiendesigns wird bei der Qualitätsbewertung der Studien offen gelegt. Um diesen Mängeln zu begegnen, wurde im sogenannten CONSORT-Statement (Kap. 3.3) ein Modell für die standardisierte Berichterstattung über klinische Studien entwickelt, das inzwischen von einer großen Anzahl Fachzeitschriften unterstützt wird.

4.3.5 Kontinuierliche und übersichtliche medizinische Fortbildung

Die traditionellen Methoden zur kontinuierlichen medizinischen Weiterbildung, z. B. sog. „journal clubs“ erfüllen ihren Zweck nur unzureichend (Audet 1993, Landry 1994, Linzer 1988). Viele Ärzte ziehen die Lektüre von narrativen Übersichtsarbeiten der Lektüre von Original-Studienberichten vor (Curley 1990, Landry 1994, Williamson 1989). Wie am Anfang dieses Kapitels ausgeführt, sind narrative Übersichtsarbeiten zur Beantwortung spezifischer Fragen weniger geeignet als systematische Übersichtsarbeiten. Qualitativ hochwertige systematische Übersichtsarbeiten garantieren eine umfassende Aufarbeitung der Primärliteratur und reduzieren dadurch die Lesezeit für den einzelnen Arzt erheblich. Um eine Fort- und Weiterbildung auf hohem Niveau zu gewährleisten, sollte man sich neben dem klinischen Fachwissen auch das Wissen über die Stärken und Schwächen systematischer Übersichtsarbeiten aneignen. Das Wissen um die kritische Beurteilung der Validität einer systematischen Übersichtsarbeit ist Voraussetzung für ihre Umsetzung in eine Evidenzbasierte Patientenversorgung.

4.4 Probleme und Gefahren bei der Erstellung von systematischen Übersichtsarbeiten

Ähnlich wie bei klinischen Einzelstudien müssen auch bei systematischen Reviews und Meta-Analysen bestimmte Qualitätsanforderungen umgesetzt werden, um ein möglichst unverfälschtes Ergebnis zu gewährleisten. Reviews, die sich nicht an diese Anforderungen halten, laufen Gefahr keine repräsentative Einschätzung der Wirklichkeit wiederzugeben. Die Gefahren und Probleme bei der Erstellung von Meta-Analysen sind in Tab. 4.3 zusammengefasst und lassen sich gut anhand eines Vergleiches zweier Meta-Analysen zum gleichen Thema demonstrieren, die zu gegensätzlichen Ergebnissen kamen. Beide Meta-Analysen beschäftigten sich mit dem Vergleich zwischen Standard-Heparin und niedermolekularem Heparin zur Vorbeugung der postoperativen Thrombose. Eine der Meta-Analysen kam zu folgender Schlussfolgerung: „Low molecular weight heparin seems to have a higher benefit to risk ratio than unfractionated heparin in preventing perioperative thrombosis" (Leizorovicz 1992). Die andere Meta-Analyse kam zum Schluss: „There is at present no convincing evidence that in general surgery patients

Tabelle 4.3 Gefahren bei der Erstellung von systematischen Reviews und Meta-Analysen

Problem	Verfälschung des Ergebnisses des Reviews durch
Ungenügende Qualität der einzelnen Studien	Berücksichtigung von qualitativ ungenügenden Studien
Identifikation aller relevanter Studien	Publikationsbias, Sprachbias, Mehrfachpublikationsbias, Zitierbias etc.
Objektive Einschlusskriterien für die einzelnen Studien	Manipulation der Einschlusskriterien
Heterogenität der einzelnen Studien	Zusammenfassung von heterogenen Studien

Tabelle 4.4 Charakteristika zweier Meta-Analysen (nach Egger 1997a)

Charakteristika	Leizorovicz et al.	Nurmohamed et al.
Abgedeckter Zeitraum	1984–91	1984–91
Zahl der in die Hauptanalyse eingeschlossenen Studien	39	23
Zahl der in die Hauptanalyse eingeschlossenen Patienten	12.375	8.172
Zahl der gemeinsamen Studien in der Meta-Analyse	18	18
Einschluss von ausschließlich Studien ohne Confounding*	ja	nein
Beschränkung auf bestimmte Sprachen	nein	ja (nur Englisch, Deutsch und Französisch)
Berücksichtigung von unpublizierten Daten	ja	nein
Überprüfung auf Mehrfachpublikationen	ja	nein
Beurteilung und Gliederung nach der methodischen Qualität der Einzelstudien	nein	ja

* Confounding liegt vor, wenn ein Faktor, der selbst nicht direkt Gegenstand der Untersuchung ist, sowohl mit der Exposition als auch mit der Zielgröße assoziiert ist. Dadurch kann ein Zusammenhang zwischen zwei Faktoren vorgetäuscht werden, der in Wirklichkeit nicht existiert.

low molecular weight heparins, compared with standard heparin, generate a clinically important improvement in the benefit to risk ratio" (Nurmohamed 1992). Tab. 4.**4** zeigt methodische Charakteristika dieser beiden Meta-Analysen (Egger 1998). Es existieren zahlreiche Unterschiede, wobei sich die wesentlichen Punkte auf die Selektion der Studien und die Beurteilung der methodischen Qualität beziehen.

4.4.1 Ungenügende Qualität der Einzelstudien

Es ist nachvollziehbar, dass die Qualität der einzelnen Studien als Ausgangsmaterial für die Qualität systematischer Übersichtsarbeiten äußerst wichtig ist. Eine gründliche Beurteilung der methodischen Güte der Einzelstudien sollte deshalb Teil jeder guten systematischen Übersichtsarbeit und Meta-Analyse sein. Auf die Qualitätsbeurteilung randomisierter Studien wird im Kapitel 3.2 ausführlich eingegangen.

4.4.2 Publikationsbias

Die Ergebnisse vieler Studien werden nicht von der medizinischen Öffentlichkeit wahrgenommen, weil sie niemals veröffentlicht werden. Geht man davon aus, dass ein Zusammenhang zwischen der Veröffentlichung von Studien und ihren Ergebnissen besteht, so könnte eine ausschließliche Beschränkung auf veröffentlichte Studien die Ergebnisse einer systematischen Übersichtsarbeit verfälschen. Dieser Zusammenhang konnte in der Tat mehrfach nachgewiesen werden: Durch einen Vergleich der durch eine Literatursuche identifizierten Studien zur Chemotherapie in der Onkologie mit Studien aus einem internationalen Studienregister konnte gezeigt werden, dass bevorzugt Studien mit nachgewiesenem Nutzen publiziert werden (Simes 1987). Dies wurde in verschiedenen Untersuchungen bestätigt (Dickersin 1992, Easterbrook 1991, Stern 1997). Publikationsbias ist besonders bei von der pharmazeutischen Industrie unterstützten Studien ausgeprägt (Rochon 1994). Die methodische Qualität der Studien hat dagegen offenbar keinen Einfluss auf die Veröffentlichung (Easterbrook 1991).

Die Tendenz der Autoren, „negative" Studien eher nicht zur Publikation einzureichen, spielt offenbar eine wichtigere Rolle als die selektive Akzeptanz durch die Zeitschriften (Dickersin 1992, Easterbrook 1991, Stern 1997). Die Fachzeitschriften sind jedoch auch nicht ganz unbeteiligt. Zur Illustration sei hier eine diabetologische Zeitschrift genannt, die in ihren Instruktionen für Autoren folgende Einschränkung vornahm: „Mere confirmation of known facts will be accepted only in exceptional cases; the same applies to reports of experiments and observations having no positive outcome" (Diabetologica 1984).

Beschränkt man sich in systematischen Übersichtsarbeiten und Meta-Analysen ausschließlich auf publizierte Studien, so kann es zu einer Überschätzung eines vorhandenen Therapieeffektes kommen, oder es kann sich fälschlicherweise ein Effekt ergeben, der in Wahrheit nicht existiert. Ein derartiger Publikationsbias könnte verhindert werden durch eine zentrale Registrierung aller randomisierten Studien, unabhängig davon, ob sie später zur Veröffentlichung gelangen oder nicht. Die zentrale Registrierung könnte zum Beispiel im Rahmen der Begutachtung durch die Ethikkommissionen erfolgen. Diese Forderung wurde erstmals 1986 von Simes aufgestellt und ist seither von verschiedenen Autoren bekräftigt worden (Chalmers 2000, Horton 1999). Mit der Einrichtung eines zentralen „Meta-Registers" im Internet (www.controlled-trials.com) ist vor kurzem ein wichtiger Schritt in diese Richtung getan worden.

4.4.3 Sprachbias

Systematische Übersichten beschränken sich häufig ausschließlich auf die englischsprachige Literatur (Grégoire 1995). Dies ist aus zwei Gründen problematisch: Erstens könnte so ein wichtiger Teil der vorhandenen Evidenz unberücksichtigt bleiben, was die Genauigkeit der Schätzung des Therapieeffektes reduzieren würde. Zweitens könnte sich eine Verzerrung ergeben für den Fall, dass sich die Resultate in Abhängigkeit von der Sprache systematisch unterscheiden (Sprachbias). Autoren aus dem deutschsprachigen Europa (Deutschland, Schweiz, Österreich) publizieren Studien mit signifikantem Ergebnis in der Tat bevorzugt in englischsprachigen Zeitschriften. Studien mit nicht signifikantem Ergebnis werden hingegen meist in deutschsprachigen Zeitschriften veröffentlicht (Egger 1996). Wenn man davon ausgeht, dass die Situation in anderen (europäischen) Ländern ähnlich ist, sollten in systematischen Übersichtsarbeiten Studien aller Sprachräume berücksichtigt werden (Bassler 2000).

4.4.4 Mehrfachpublikationsbias

Mehrfache Publikationen derselben Studie können auf verschiedene Art und Weise zu systematischen Verzerrungen führen. Zum einen ist es wahrscheinlicher, dass Studien mit signifikantem Ergebnis mehrfach publiziert werden (Easterbrook 1991, Tramèr 1997), was wiederum dazu führt, dass diese Studien bei der Literatursuche eher identifiziert und in die Meta-Analyse aufgenommen werden. Zum anderen kann eine einzelne Studie, die aufgrund einer Doppelpublikation wie zwei unterschiedliche Studien gehandhabt wird, zu einer Verfälschung des wahren Behandlungseffektes führen. Das hat eine Untersuchung am Beispiel der Behandlung des postoperativen Erbrechens mit Ondansetron eindrucksvoll belegt (Tramèr 1997): Bei einer systematischen Literatursuche stellte sich heraus, dass 17 % der publizierten randomisierten Studien und 28 % der Patientendaten mehrfach veröffentlicht worden waren. Studien, die einen größeren Behandlungseffekt zeigten, wurden häufiger mehrfach veröffentlicht als Studien mit bescheidenem Effekt. Die Berücksichtigung der mehrfach veröffentlichten Daten führte in der entsprechenden Meta-Analyse zu einer deutlichen Überschätzung der antiemetischen Wirksamkeit von Ondansetron. Das Problem der Mehrfachpublikation stellt sich besonders häufig im Zusammenhang mit Multizentrumsstudien, da hier meistens eine Veröffentlichung der Gesamtergebnisse, aber auch Teilpublikationen der einzelnen Zentren vorliegen. Leider existieren ausreichend Beispiele für Doppelpublikationen identischer Studien, deren Autoren vollständig divergieren (Felson 1992, Huston 1996, Tramèr 1997), was die Aufdeckung als Doppelpublikation bei der Arbeit an der Meta-Analyse extrem erschwert, wenn nicht unmöglich macht.

4.4.5 Zitierbias

Um den Anspruch der Sensitivität bei der Literatursuche für eine Meta-Analyse zu erfüllen, werden neben elektronischen Datenbanken auch häufig die Literaturangaben thematisch passender Studien oder Übersichtsarbeiten durchgesehen. Am Beispiel von Studien zur Cholesterinsenkung konnte gezeigt werden, dass Studien, die einen Nutzen belegen, häufiger zitiert wurden als Studien, die keinen Nutzen zeigten, unabhängig von der Größe und der methodischen Qualität der Studien (Ravnskow 1992). Daher besteht die Gefahr, dass beim Durchsehen von Literaturangaben häufiger „positive“ Studien identifiziert werden, was wiederum das Ergebnis der Übersichtsarbeit verfälschen könnte.

4.4.6 Subjektive Einschlusskriterien

Die Gefahr der systematischen Verzerrung des Ergebnisses einer Meta-Analyse besteht auch noch, nachdem alle potenziell relevanten Einzelstudien identifiziert wurden. Die Ergebnisse dieser Studien sind den an der Übersichtsarbeit arbeitenden Personen („Reviewern") oft bekannt und eine (bewusste oder unbewusste) Manipulation der Einschlusskriterien kann in dieser Situation zu einer selektiven Studienauswahl führen. Es ist deshalb wichtig, die Einschlusskriterien a priori festzulegen und die Auswahl der Studien durch mehrere Reviewer unabhängig voneinander vornehmen zu lassen.

4.5 Aufdecken von systematischen Verzerrungen

Nicht jede Meta-Analyse führt zu einem verlässlichen Ergebnis. Wie im vorausgehenden Kapitel gezeigt, gilt es einige Hindernisse auf dem Weg zur quantitativen Zusammenfassung von Studien zu bewältigen. Daher ist es wichtig, die Meta-Analyse auf mögliche systematische Fehler zu überprüfen. Zu diesem Zweck stehen unterschiedliche Verfahren zur Auswahl, z. B. die Sensitivitätsanalyse und die Trichtergraphik („funnel plot").

4.5.1 Sensitivitätsanalysen

Wenn Daten über entscheidende Einflussfaktoren zur Verfügung stehen und zwischen den verschiedenen Studien eine breite Streuung erfahren, ist es möglich, den potenziellen Einfluss dieser Faktoren auf die Meta-Analyse durch die Annahme verschiedener Szenarien zu überprüfen. Dieses Verfahren bezeichnet man als Sensitivitätsanalyse. Dabei besteht die Möglichkeit, bestimmte Studien (z. B. die Studien mit der schlechtesten methodischen Qualität) auszuschließen und zu überprüfen, inwieweit sich das Ergebnis einer neuen Meta-Analyse von dem ursprünglichen Ergebnis unterscheidet. Sensitivitätsanalysen lassen sich prinzipiell in Verbindung mit unterschiedlichsten Einschlusskriterien anwenden. Jede Meta-Analyse, die sensibel auf die Variation der Einschlusskriterien reagiert und deren Ergebnis somit instabil ist, sollte mit Vorsicht behandelt werden. Manchmal genügt es nicht, einen einzigen Faktor zu variieren, wie das bei einer „einfachen" Sensitivitätsanalyse der Fall ist, sondern die Konstanz eines Ergebnisses muss bei Variation verschiedener Szenarien gleichzeitig überprüft werden. In diesem Fall wird man sog. „Mehrfach-Sensitivitätsanalysen" anwenden. Die Faktoren, deren Variabilität in der Sensitivitätsanalyse getestet wird, sollten im Protokoll von vornherein festgelegt werden.

4.5.2 Trichtergraphik (funnel plot)

In einer Trichtergraphik wird der geschätzte Behandlungseffekt der einzelnen Studien gegen die Größe der Stichprobe aufgetragen. Kleine Studien an der Basis des Graphen zeigen eine breite Streuung der geschätzten Behandlungseffekte, während größere Studien näher beieinander liegen, da die Genauigkeit der Schätzung eines Behandlungseffektes mit der Größe der Stichprobe zunimmt. Es entsteht somit das symmetrische Bild eines Trichters (englisch: „funnel"), der auf dem Kopf steht. Zeigt der Graph ein asymmetrisches Bild, so kann dies zum Beispiel durch das Fehlen (Publikationsbias) von kleineren Studien, die keine Wirkung

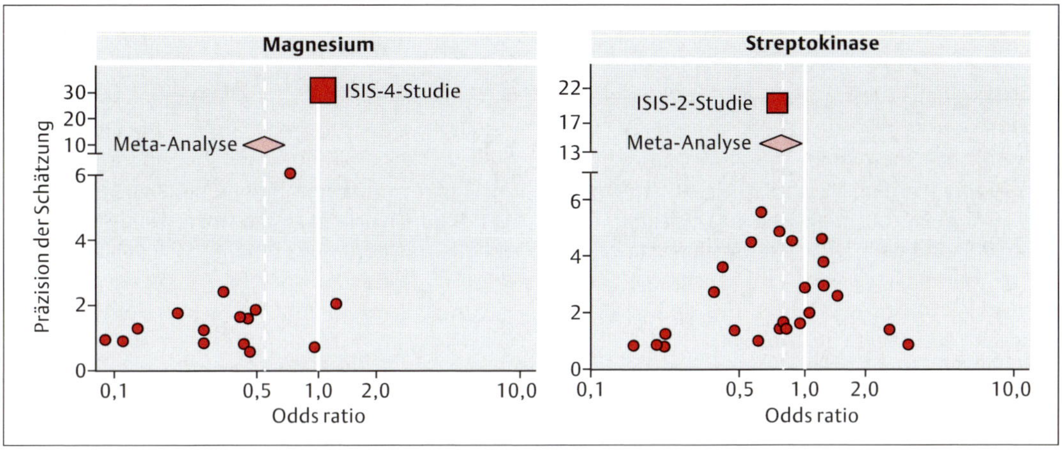

Abb. 4.**2** Beispiele einer Trichtergraphik.

der Therapie zeigten, zustande kommen. In Abb. 4.**2** sind die Trichtergraphiken von zwei Meta-Analysen dargestellt. Die Meta-Analyse der Studien zur Wirksamkeit von intravenösem Magnesium bei akutem Herzinfarkt zeigt ein asymmetrisches Bild, vereinbar mit Publikationsbias. Das Ergebnis der Meta-Analyse, ein signifikant positiver Therapieeffekt, konnte später durch die große ISIS-4-Studie nicht bestätigt werden.

Anders die Situation für die Studien zur Wirksamkeit von Streptokinase bei Herzinfarkt. Die Trichtergraphik ist symmetrisch, und die Meta-Analyse zeigt in Übereinstimmung mit der ISIS-2- und der GISSI-1-Studie einen signifikanten Nutzen der Behandlung.

4.6 Systematische Übersichtsarbeiten der Cochrane Collaboration

Angesichts der beschriebenen Gefahren und Fehlerquellen ist ein hoher methodischer Anspruch bei der Erstellung systematischer Übersichtsarbeiten unentbehrlich. Die Cochrane Collaboration hat einen methodischen Standard entwickelt, nach dem alle systematischen Übersichtsarbeiten der Cochrane Collaboration erstellt werden und der einer Minimierung möglicher Fehler dient (Mulrow 1999). Tab. 4.**5** zeigt wesentliche Prinzipien der Cochrane Collaboration für die Erstellung systematischer Übersichtsarbeiten.

Tabelle 4.**5** Was zeichnet systematische Übersichtsarbeiten der Cochrane Collaboration aus?

- Transparenz des Entstehungsprozesses
- Internationale Kooperation
- Protokoll und Registrierung von Titel und Review
- Berücksichtigung von Studien aller Sprachräume („handsearching")
- Berücksichtigung von nicht publizierten Studien (Pharmaindustrie)
- Bessere Studienindizierung und Optimierung von Suchstrategien
- Graphische Darstellungsmöglichkeit der Ergebnisse
- Permanente Aktualisierung (vierteljährlich)

4.6.1 Titelregistrierung und Protokoll

Der eigentlichen Übersichtsarbeit geht eine zentrale Registrierung des Titels bei der entsprechenden Review-Gruppe voraus. Dadurch soll vermieden werden, dass sich gleichzeitig mehrere Gruppen mit identischen Fragestellungen befassen und der Arbeitsaufwand unnötigerweise vervielfacht wird. Im nächsten Schritt wird ein Protokoll erarbeitet, das den „a-priori-Rahmen" der Übersichtsarbeit bildet und alle relevanten Punkte im Zusammenhang mit dem klinischen Problem und der Methodik explizit beschreibt. Die fertiggestellten Protokolle werden zusammen mit den systematischen Übersichtsarbeiten in der Cochrane Library (Cochrane Database of Systematic Reviews) veröffentlicht. Vergleichbar mit dem Vorgehen bei einer prospektiven Studie, wird erst nach Fertigstellung des Protokolls mit dem Zusammentragen der Daten begonnen. Dieses prospektive Vorgehen soll Verzerrungen minimieren und verhindern, dass die Einschlusskriterien aufgrund der Resultate der vorliegenden Studien aufgestellt werden und dadurch bewusst oder unbewusst Einfluss auf das Gesamtergebnis genommen werden kann.

4.6.2 Literatursuche

Die von der Cochrane Collaboration verwendete Literatursuchstrategie soll systematische Fehler weitestgehend minimieren. Zur Verminderung des Publikationsbias laufen Verhandlungen mit der pharmazeutischen Industrie über die Weiterleitung von nicht publizierten Studien. Einige der großen Unternehmen (z. B. Glaxo Wellcome, Schering UK) haben die Bedeutung des Problems erkannt und sich bereit erklärt, die Daten sämtlicher unter ihrer Leitung durchgeführten Studien an die Cochrane Collaboration weiterzuleiten. Weiterhin wird nahezu bei jeder Übersichtsarbeit im Rahmen der Cochrane Collaboration über Kontakte zu den einzelnen Studienautoren versucht, unveröffentlichte Studien zu identifizieren. Zur Vermeidung des Sprachbias werden weltweit landessprachliche Zeitschriften per Hand nach randomisierten klinischen Studien durchsucht („handsearching"), zentral registriert und in das Cochrane Controlled Trials Register (CCTR) eingegeben. Abb. 4.**3** zeigt die Ergebnisse des handsearching in acht allgemeinmedizinischen deutschsprachigen Zeitschriften im Zeitraum von 1966 – 1998, durchgeführt am Deutschen Cochrane Zentrum. Aus der Graphik wird ersichtlich, dass 45 % der identifizierten randomisierten Studien nicht in Medline registriert waren und 37 % der identifizierten und in Medline enthaltenen Studien nicht den „publication type" „randomised controlled trial" hatten. Die Zuordnung des Publication Types in Medline

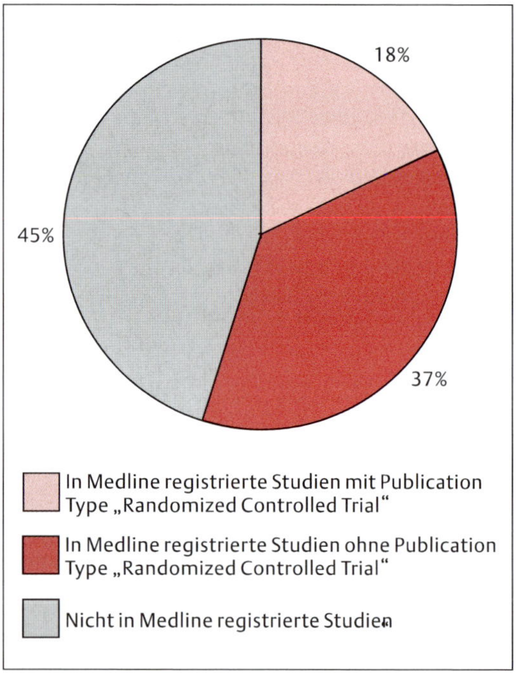

Abb. 4.**3** Ergebnisse des „handsearching" in acht allgemeinmedizinischen deutschsprachigen Zeitschriften im Zeitraum von 1966–1998 (Deutsche Medizinische Wochenschrift, Journal of Molecular Medicine, (Klinische Wochenschrift [1966–1991], Clinical Investigator [1992–1994]), Medizinische Klinik, Medizinische Welt, Münchener Medizinische Wochenschrift, Schweizerische Medizinische Wochenschrift, Wiener Medizinische Wochenschrift, Zeitschrift für Allgemeinmedizin, Der Landarzt [1966–1968].

wurde im nachhinein aufgrund der Ergebnisse des „handsearching“ vorgenommen.

Sämtliche durch die genannten Bemühungen identifizierten randomisierten Studien werden in eine Datenbank aufgenommen, die außerdem die kontrollierten klinischen Studien der großen medizinischen Datenbanken (Medline, Embase usw.) enthält. Diese weltweit umfassendste Datenbank für kontrollierte klinische Studien (CCTR) bildet die Grundlage für jede Literatursuche für systematische Übersichtsarbeiten innerhalb der Cochrane Collaboration.

4.6.3 Graphische Darstellung der Ergebnisse

Die Veröffentlichung in elektronischen Medien (CD, Internet) ermöglicht einen gezielten Zugriff auf die Hauptinteressensgebiete und flexible Darstellungsformen. So können beispielsweise die im Text beschriebenen Ergebnisse der Meta-Analyse durch einfachen „Mausklick“ in eine graphische Darstellungsform gebracht werden. In Abb. 4.4 wird die graphische Darstellung einer Meta-Analyse, (entsprechend dem Logo der Cochrane Collaboration, Kap. 6), am Beispiel der antibiotischen Behandlung der kindlichen Mittelohrentzündung illustriert. Die senkrechte Linie

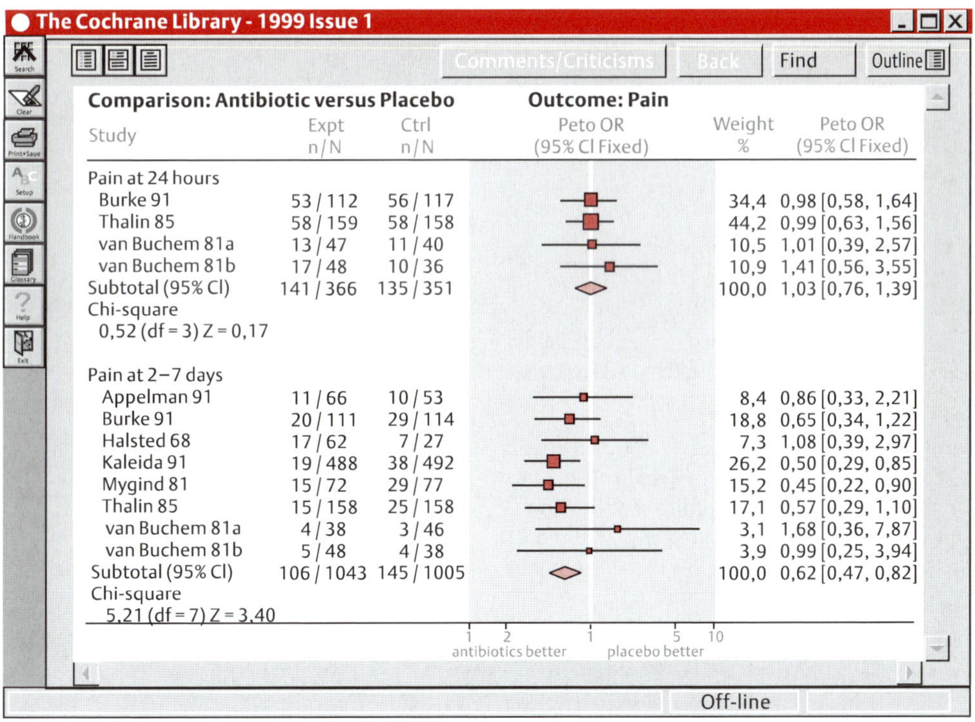

Abb. 4.**4** Graphische Darstellung einer Meta-Analyse zur Frage der antibiotischen Behandlung der kindlichen Mittelohrentzündung aus der Cochrane Library (aus Glasziou PP, Hayem M, Del Mar CB. Antibiotics versus placebo for acute otitis media in children [Cochrane Review]. In: The Cochrane Library, Issue 4. Oxford: Update Software 1999).

steht für ein relatives Risiko von eins, gleichbedeutend mit keinem Wirkungsunterschied. Alle Eintragungen links davon favorisieren die experimentelle Maßnahme (im Beispiel Antibiotika), alle Eintragungen rechts davon die Kontrollintervention (im Beispiel Placebo). Diese Darstellungsform ist identisch für alle Übersichtsarbeiten der Cochrane Collaboration. Die waagrechten Linien stehen für die 95%-Konfidenzintervalle der jeweiligen Einzelstudien, das schwarze Quadrat gibt die Punktschätzung der Effektgröße wieder (im Beispiel das Odds Ratio). Berührt die waagrechte die senkrechte Linie, so ist das gleichbedeutend mit einem nicht signifikantem Wirkungsunterschied in der entsprechenden Einzelstudie. Die Effektgröße kann über das Menü der Cochrane Library gewählt werden, es stehen verschiedene Alternativen zur Auswahl. Die Graphik passt sich unverzüglich der neu gewählten Effektgröße an.

Gibt es einen Bereich, in dem sich alle waagrechten Linien überschneiden, so kann von einer relativen Homogenität der Einzelstudien ausgegangen werden; ist dies nicht der Fall, handelt es sich um ein Indiz für die Heterogenität der Studien. Die Raute gibt das Ergebnis der meta-analytischen Zusammenfassung der Studien wieder, ihre seitlichen Endpunkte symbolisieren die Grenzen des Konfidenzintervalles. Im Beispiel lässt sich für Subgruppe 1 für keine der Einzelstudien ein signifikanter Wirkungsunterschied nachweisen, was die Meta-Analyse bestätigt. Für Subgruppe 2 konnten nur wenige der acht Einzelstudien einen signifikanten Wirkungsunterschied zeigen. Die Meta-Analyse belegt jedoch eine signifikante Überlegenheit der antibiotischen Behandlung.

Die Größe der Raute entspricht dem Gewichtungsfaktor in der Meta-Analyse, der zudem in der mit „weight" betitelten Spalte rechts der eigentlichen Graphik aufgeführt ist. Die Studie von Thalin erhält somit bedeutend mehr Gewicht (44,2%) als die Studien von van Buchem (je ca. 10%). Die Gewichtung folgt statistischen Regeln und orientiert sich hauptsächlich an der Größe der Patientenzahl, aber auch die Varianz des Therapieeffektes spielt eine Rolle. Dabei wird gewöhnlich das Inverse der Varianz berücksichtigt, was bewirkt, dass Studien mit einer präziseren Schätzung des Therapieeffekts ein größeres Gewicht gegeben wird. Bei binären Zielgrößen, die vorwiegend in Meta-Analysen zu medizinischen Fragestellungen verwendet werden, hängt die Präzision neben der Studiengröße von der Anzahl der auftretenden Ereignisse in der Studie ab. So liefert beispielsweise eine Studie, die die Mortalität untersucht und 80 bzw. 100 Todesfälle verzeichnet, eine präzisere Schätzung des Therapieeffekts als eine Studie entsprechender Größe mit lediglich acht bzw. zehn Todesfällen.

4.6.3 Transparenz des Entstehungsprozesses

Jeder relevante Schritt auf dem Weg zur fertigen Meta-Analyse, angefangen vom Protokoll bis zur Schlussfolgerung aus den Ergebnissen, wird aufgrund einer detaillierten Beschreibung in der systematischen Übersichtsarbeit für den Anwender transparent gemacht und ist damit nachvollziehbar. Die Charakteristika der eingeschlossenen, aber auch die der nicht berücksichtigten Studien sind in Tabellen aufgeführt. Dadurch soll der Leser in die Lage gebracht werden, sich selbst ein Bild über die Studienauswahl zu machen.

4.6.4 Internationale Kooperation

Die weltweite Verflechtung der Cochrane Collaboration ermöglicht ein hohes Maß an internationaler Zusammenarbeit. Die organisatorischen Stützpunkte der einzelnen Review-Gruppen sind über die ganze Welt verteilt, und auch die Autoren der Übersichtsarbeiten kommen aus allen fünf Kontinenten. Die Kommunikation läuft weitgehend über elektronische Wege, daneben existieren lokale und internationale Treffen und Kolloquien. Die weltweite Zusammenarbeit führt dazu, dass die Dominanz der Industrienationen bei der Auswahl der Fragestellungen zumindest etwas gemildert wird und auch relevante Fragestellungen aus weniger entwickelten Ländern Berücksichtigung finden.

4.6.5 Permanente Aktualisierung

Voraussetzung für die dauerhafte Publikation einer Übersichtsarbeit in der Cochrane Library ist die Bereitschaft der Autoren, ihre Arbeit kontinuierlich auf dem neuesten Stand der Forschung zu halten. Die Aktualität wird durch die fortlaufende Berücksichtigung der neuesten Studien bei der quantitativen Zusammenfassung der Studienergebnisse gewährleistet. Die Meta-Analysen werden so regelmäßig durch neue Daten ergänzt, was die Möglichkeiten, auch relativ kleine Wirksamkeitsunterschiede mit weitgehender Sicherheit entdecken oder ausschließen zu können, kontinuierlich erhöht. Aktualisierte Reviews sind in der vierteljährlich neu erscheinenden Cochrane Libraray als „update“ gekennzeichnet, um eine gezielte Abfrage aktualisierter Meta-Analysen zu ermöglichen.

4.7 Kritische Beurteilung einer Meta-Analyse

Entsprechend der kritischen Beurteilung von Leitlinien (Kap. 1.2) wurde in der im Journal der American Medical Association veröffentlichten Serie über den kritischen Umgang mit medizinischer Literatur ein Katalog zur kritischen Beurteilung von systematischen Übersichtsarbeiten publiziert (Oxman 1994) (Tab. 4.**6**). Die Validität einer Meta-Analyse und die Anwendbarkeit der Ergebnisse auf das konkrete klinische Problem kann anhand der im Folgenden erläuterten Kriterien überprüft werden.

I. Sind die Ergebnisse valide?

I.1. Behandelt die Übersichtsarbeit eine klar umschriebene klinische Fragestellung?

Es ist von Vorteil, wenn sich der Aufbau der Frage an den vier Frage-Kategorien der Evidenzbasierten Medizin orientiert. Auf diese Weise lassen sich das Patientenkollektiv, die Intervention, die Kontrolle und die Zielgrößen bereits anhand der Eingangsfragestellung ableiten. Was die Wahl der Zielgrößen angeht, so ist die Festlegung auf ein sog. „primary outcome“ begrüßenswert, also eine Zielgröße, der bei der Evaluation Vorrang eingeräumt wird.

I.2. Sind die Ein- und Ausschlusskriterien für die Berücksichtigung der Einzelstudien explizit aufgeführt?

Diese Kriterien sollten eine exakte Beschreibung des untersuchten Patientenkollektivs und der therapeutischen Maßnahmen sowie die Art der Zielgrößen beinhalten. Unterschiede bezüglich Studienpatienten (Alter, Schweregrad der Erkrankung...), Medikamentenexposition und Expositionsdauer sowie die in den Studien primär berücksichtigten Zielgrößen können zu unterschiedlichen Ergebnissen von Meta-Analysen führen, die die gleiche Studienfrage untersuchen. Die methodologischen Standards, nach denen

Tabelle 4.6 Schema zur kritischen Bewertung einer Meta-Analyse (Oxman 1994)

I. Sind die Ergebnisse valide?
1. Behandelt die Übersichtsarbeit eine klar umschriebene klinische Fragestellung?
2. Sind die Ein- und Ausschlusskriterien für die Berücksichtigung der Einzelstudien explizit aufgeführt?
3. Ist es möglich, dass relevante Studien nicht berücksichtigt wurden?
4. Wurde die Validität der eingeschlossenen Studien überprüft?
5. Ist die Art und Weise, wie die Studien überprüft wurden, reproduzierbar?
6. Sind die Ergebnisse der einzelnen Studien vergleichbar?
II. Wie lauten die Ergebnisse?
1. Was sind die Gesamtergebnisse der Meta-Analyse?
2. Wie exakt sind die Ergebnisse (Konfidenzintervalle)?
III. Leisten die Ergebnisse einen nützlichen Beitrag zur persönlichen Patientenbetreuung?
1. Können die Ergebnisse auf den persönlichen Patienten übertragen werden?
2. Wurden alle relevanten klinischen Zielgrößen in der Analyse berücksichtigt?
3. Rechtfertigt der zu erwartende Nutzen potenziell schädliche Auswirkungen und Kosten der Maßnahme?

Studien selektiert wurden, müssen erwähnt sein. Geht es um eine therapeutische Maßnahme, sollten nur randomisierte kontrollierte Studien eingeschlossen werden.

I.3. Ist es möglich, dass relevante Studien nicht berücksichtigt wurden?

Um beurteilen zu können, ob eine Übersichtsarbeit umfassend ist, sollte angegeben sein, in welchen Quellen nach Literatur gesucht wurde und welche Suchmethoden angewandt wurden. Wie in Abschnitt 4.4 ausführlich dargestellt, kann eine Beschränkung auf publizierte bzw. in englischer Sprache publizierte Studien zu einer Verzerrung des Gesamtergebnisses führen.

I.4. Wurde die Validität der eingeschlossenen Studien überprüft?

Auch wenn die Meta-Analyse ausschließlich randomisierte klinische Studien berücksichtigt, so können sich die eingeschlossenen Studien noch erheblich in ihrer methodischen Qualität unterscheiden. Leider garantiert die Veröffentlichung in einer Zeitschrift mit externer Beurteilung (peer review) nicht die Validität von Studienergebnissen. Deshalb sollten die Angaben zur Validität der eingeschlossenen Studien während der Arbeit an der Meta-Analyse eigens beurteilt werden und für den Anwender nachvollziehbar sein. Für einige Qualitätskriterien, z. B. Verblindung, konnte gezeigt werden, dass ein Nichtberücksichtigen des Kriteriums die Aussage der Meta-Analyse verzerrt (Kap. 3.2).

I.5. Ist die Art und Weise, wie die Studien überprüft wurden, reproduzierbar?

Wie unter 4.4 angeführt, können die Studienselektion und die Studienbewertung eine Quelle für systematische Verzerrungen sein. Die Einbeziehung mehrerer unabhängiger Wissenschaftler in diesen Entscheidungsprozess trägt dazu bei, Biases zu vermeiden. Die Kriterien, die letztendlich über Ein- oder Ausschluss der Studien entscheiden, sollten dargelegt und ein Vergleich mit den Charakteristika der potenziell relevanten Studien durch den Anwender möglich sein.

I.6. Sind die Ergebnisse der einzelnen Studien vergleichbar?

Der Anwender sollte kritisch prüfen, ob Unterschiede zwischen den einzelnen Studien bestehen, die einer quantitativen Zusammenfassung entgegenstehen. Durch statistische Heterogenitätstests kann festgestellt werden, ob die Unterschiede zwischen den Studien durch klinische oder methodische Einflüsse einen größeren als durch Zufall zu erwartenden Einfluss auf das Ergebnis der Meta-Analyse haben. Qualitativ hochstehende Meta-Analysen schließen Sensitivitätsanalysen ein. Die Kriterien, deren Variabilität in der Sensitivitätsanalyse getestet wird, sollten im Sinne von a-priori-Hypothesen vor der eigentlichen Meta-Analyse festgelegt werden (z. B. im Rahmen eines Protokolls).

II. Wie lauten die Ergebnisse?

II.1. Was sind die Gesamtergebnisse der Meta-Analyse?

Das Auflisten und Vergleichen von „positiven" und „negativen" Ergebnissen in einer ausschließlich deskriptiven Zusammenfassung ist aus verschiedenen Gründen unbefriedigend. Zum einem wird Studien unabhängig von ihrer Größe und Qualität gleiche Bedeutung eingeräumt. Zum anderen besteht die Tendenz, Studien mit statistisch nicht signifikanten Ergebnissen, die dennoch klinisch relevant sein können, zu gering zu gewichten, und die Schlussfolgerungen können somit bei gleicher Datenlage divergieren. Eine Meta-Analyse bietet demgegenüber einen Vorteil, da die Ergebnisse einzelner Studien mittels einer quantifizierbaren statistischen Methode zusammengefasst und gewichtet werden. Auf diese Weise können Einzelstudien, die aufgrund einer relativ großen Ergebnisunsicherheit ein nicht signifikantes Ergebnis ergaben, zu einem signifikantem Ergebnis der Meta-Analyse beitragen, da die Meta-Analyse aufgrund der höheren Patientenzahl eine genauere Schätzung aufweist.

II.2. Wie exakt sind die Ergebnisse (Konfidenzintervalle)?

Für den Ergebnisparameter der Meta-Analyse (z. B. Odds Ratio, RR) lässt sich ebenso wie für die Parameter von Einzelstudien ein Vertrauensbereich definieren, innerhalb dessen sich die gefundene Wirkgröße bewegt. Wie bei Einzelstudien gilt: je enger das Konfidenzintervall, umso höher ist die statistische Aussagekraft der Meta-Analyse.

III. Leisten die Ergebnisse einen nützlichen Beitrag zur persönlichen Patientenbetreuung?

III.1. Können die Ergebnisse auf den persönlichen Patienten übertragen werden?

Existieren verschiedene Studien zur gleichen Fragestellung bei unterschiedlichen Patientengruppen, die zu gleichen Ergebnissen kommen, so kann von einer Übertragbarkeit dieser Ergebnisse auf weitere Patienten ausgegangen werden. Die Ergebnisse von Einzelstudien können aber auch ausschließlich für Patienten mit den entsprechenden Eigenschaften Gültigkeit besitzen. Generell sollten Schlussfolgerungen, die sich auf Vergleiche von unterschiedlichen Patientenpopulationen stützen, vorsichtig interpretiert werden und wenn vorhanden, sollte eine Subgruppenanalyse betrachtet werden. Entsprechend den Kriterien für eine Sensitivitätsanalyse sollten die Hypothesen für eine Subgruppenanalyse ebenfalls a priori festgelegt und a priori auch plausibel theoretisch begründet worden sein. Zu den Kriterien, die Unterschiede zwischen Subgruppen im Ergebnis einer Subgruppenanalyse glaubhaft machen, gehört ein großer Unterschied der Zielgröße zwischen den Untergruppen mit einem hoch signifikanten p-Wert für die Differenz des unterschiedlichen Behandlungseffektes.

III.2. Wurden alle relevanten klinischen Zielgrößen in der Analyse berücksichtigt?

Entsprechend den Überlegungen über klinisch relevante Zielgrößen bei der Formulierung einer Leitfrage als ersten Schritt des EBM-Konzeptes sollte eine Meta-Analyse alle klinisch relevanten Zielgrößen berücksichtigen und sich nicht auf Surrogatendpunkte beschränken (Kap. 2.3). In diesem Zusammenhang ist zu beachten, dass manche der in der Meta-Analyse aufgestellten Zielgrößen jeweils nur von wenigen der eingeschlossenen Einzelstudien untersucht werden und so die Anzahl der Patienten, die das Ergebnis zu dieser Zielgröße liefert, deutlich geringer ausfallen kann als die Gesamtzahl der in die Meta-Analyse eingeschlossenen Patienten. Es sollte auch darauf geachtet werden, ob die Zielgrößen in einem adäquaten Zeitintervall und zu einem adäquaten Zeitpunkt evaluiert wurden.

III.3. Rechtfertigt der zu erwartende Nutzen potentiell schädliche Auswirkungen und Kosten der Maßnahme?

Die Antwort auf diese Frage muss im Zusammenhang mit der individuellen Patientensituation gegeben werden. Die systematische Übersichtsarbeit kann nur als Grundlage für eine Entscheidung dienen, indem sie im besten Fall valide Informationen zur Lösung beiträgt.

4.8 Schlussfolgerungen

In diesem Kapitel wurden grundlegende Aspekte systematischer Übersichtsarbeiten, ihre Vorzüge und Schwächen dargestellt. Zusammenfassend kann festgehalten werden, dass der systematische Ansatz zur Aufarbeitung des medizinischen Wissens im Vergleich zu dem traditionell narrativen Vorgehen deutliche Vorteile bietet. Neben einer wirklichkeitsgetreuen Einschätzung von Therapieeffekten und der Exploration von Heterogenität haben systematische Übersichtsarbeiten und Meta-Analysen das Potential, valide und klinisch relevante Information bereitzustellen. Diese neuen Erkenntnisse können als Grundlage für eine rationale Therapieentscheidung des praktizierenden Arztes und für die Entwicklung Evidenz-basierter Leitlinien dienen.

Literatur

Antes G, Oxman AD. The Cochrane Collaboration in the 20th Century. In: Egger M. Smith GD, Altman DG, eds. Systematic Reviews in Health Care: Meta-Analysis in Context. London: BMJ Books; 2000 (in press).

Antman EM, Lau J, Kupelnick B, Mosteller F, Chalmers TC. A comparison of results of meta-analyses of randomized control trials and recommendations of clinical experts. JAMA. 1992;268:240-8.

Audet N, Gagnon R, Ladouceur R, Marci M. L'enseignement de l'analyse critique des publications scientifiques medicales est-il effice? Révision des études et de leur qualité methodologique. (How effective is the teaching off critical analysis of scientific publications? Review of studies and the methodological quality). Can Med Assoc J. 1993;148:945-52.

Bassler D, Antes G, Egger M. Non-English Reports of Medical Research. JAMA. 2000;284:2996-97.

Beecher HK. The powerful placebo. JAMA. 1955; 159:1602-6.

Chalmers I. Underreporting research is scientific misconduct. JAMA. 1990;263:1405-8.

Chalmers I, Tröhler U. Medical and Philosophical Commentaries, 1773-1795: A 200-year old response to the challenge of keeping abreast of the medical literature. Ann Intern Med. 2000 (in press).

Clarke MJ, Stewart LA. Obtaining individual patient data from randomised controlled trials. In: Egger M. Smith GD, Altman DG, eds. Systematic Reviews in Health Care: Meta-Analysis in Context. London: BMJ Books; 2000 (in press).

Cochrane AL. Foreword. In: Chalmers I, Enkin M, Keirse MJNC, eds. Effective care in pregnancy and childbirth. Oxford: Oxford University Press; 1989.

Cook DJ, Mulrow CD, Haynes RB. Systematic reviews: Synthesis of best evidence for clinical decision. Ann Intern Med. 1997;126:376-80.

Curley SP, Connelly DP, Rich EC. Physician's use of medical knowledge resources: preliminary theoretical framework and findings. Med Decis Making. 1990; 10:231-41.

Diabetologica. Manuscript guideline. 1984;25:4A.

Dickersin K, Min YL, Meinert CL. Factors influencing publication of research results. Follow-up of applications submitted to two institutional review boards. JAMA. 1992;267:374-8.

Dickersin K, Schere R, Lefebvre C. Identifying relevant studies for systematic reviews. BMJ. 1994;309:1286-91.

Early Breast Cancer Trialists' Collaborative Group. Tamoxifen for early breast cancer: an overview of the randomised trials. Lancet. 1998;351:1451-67.

Easterbrook PJ, Berlin JA, Gopalan R, Mattews DR. Publication bias in clinical research. Lancet. 1991;337:867-72.

Editorial. Meta-analysis under scrutinity. Lancet. 1997; 350:675.

Egger M, Smith GD. Meta-analysis. Potentials and promise. BMJ. 1997a;315:1371-4.

Egger M, Davey Smith G, Schneider M, Minder C. Bias in meta-analysis detected by a simple, graphical test. BMJ. 1997b;315:629-34.

Egger M, Smith GD. Bias in location and selection of studies. BMJ. 1998;316:61-6.

Egger M, Zellweger T, Antes G. Randomised trials in German-language journals. Lancet. 1996;347:1047-8.

Egger M, Davey Smith G, Altman DG, eds. Systematic Reviews in Health Care. Meta-Analysis in Context. London: BMJ Books; 2000.

Felson DT. Bias in meta-analytic research. J Clin Epidemiol. 1992;45:885-92.

Frick MH, Elo O, Haapa K, et al. Helsinki heart study: primary-prevention trial with gemfibrozil in middle-aged men with dyslipidemia. N Engl J Med. 1987; 317: 1237-45.

Frick MH, Heinonen OP, Huttunen JK, Koskinen P, Manttari M, Manninen V. Efficacy of gemifibrozil in dyslipidaemic subjects with suspected heart disease. An ancillary study in the Helsinki heart study frame population. Ann Med. 1993;25:41-5.

Glass G. Primary, secondary and meta-analysis of research. Educ Res. 1976;5:3-8.

Grégoire G, Derderian F, LeLorier J. Selecting the language of the publications included in a meta-analysis: is there a Tower of Babel bias? J Clin Epidemiol. 1995; 48:159-63.

Horton R, Smith R. Time to register randomised trials. Lancet. 1999;354:1138-9.

Horton R, Smith R. Time to register randomised trials. The case is now unanswerable. BMJ. 1999;319:865-6.

Huston P, Moher D. Redundany, disaggregration, and the integity of medical research. Lancet. 1996;347:1024-6.

Jeng GT, Scott JR, Burmeister LF. A comparison of meta-analytic results using literature vs individual patient data. JAMA. 1995;274:830-6.

Landry FJ, Pangaro L, Kroenke K, Lucey C, Herbers J. A controlled trial of seminar to improve medical students attitudes toward knowledge about, and use of the medical literature. J Gen Intern Med. 1994;9:436-9.

Leizorovicz A, Haugh MC, Chapuis FR, Samama MM, Boissel JP. Low molecular weight heparin in prevention of perioperative thrombosis. BMJ. 1992;305:913-20.

Linzer M, Brown JT, Frazier LM, Delong ER, Siegel WC. Impact of a medical journal club on house-staff reading habits, knowledge, and critical appraisal skills. A randomized control trial. JAMA. 1988;260:2537-41.

Manninen V. Clinical results with gefibrozil and background to the Helsinki heart study. Am J Cardiol. 1983;52:35-8B.

Mitchell JRA. Timolol after myocardial infarction: an answer or a new set of questions? BMJ. 1981; 282: 1565-70.

Moore RA, Gavaghan D, Tramèr MR, Collins S, McQuay HJ. Size is everything – The impact of event rate variation on clinical trials and meta-analysis. Pain. 1998; 78: 208-16.

Mulrow CD. The medical review article: state of science. Ann Intern Med. 1987;106:485-8.

Mulrow CD, Oxman AD, eds. Cochrane Collaboration Handbook. In: The Cochrane Library. The Cochrane Collaboration. Oxford: Update Software, Issue 4; 1999.

Nurmohamed MT, Rosendaal FR, Bueller HR, et al. Low-molecular-weight heparin versus standard heparin in general and orthopaedic surgery: a meta-analysis. Lancet. 1992;340:152-6.

Oakes M. Statistical inference: a commentary for the social and behavioural sciences. Chichester: Wiley; 1986.

Oxman AD, Guyatt GH. Guidelines for reading literature reviews. Can Med Assoc J. 1988;138:697-703.

Oxman AD, Cook DJ, Guyatt GH. Users', Guides to the medical literature: VI How to use an overview. JAMA. 1994;272:1367-71.

Oxman AD. The Cochrane Collaboration in the 21st Century: Ten Challenges And One Reason Why They Must Be Met. In: Egger M, Smith GD, Altman DG, eds. Systematic Reviews in Health Care: Meta-Analysis in Context. London: BMJ Books; 2000 (in press).

Pearson K. Report on certain enteric fever inoculation statistics. BMJ. 1904;3:1243-6.

Perleth M, Antes G, Hrsg. Evidenz-basierte Medizin: Wissenschaft im Praxisalltag. München: MMV Medizin-Verlag; 1998.

Ravnskow U. Cholesterol lowering trials in coronary heart disease: frequency of citation and outcome. BMJ. 1992;305:15-9.

Rochon PA, Gurwitz JH, Simms RW, et al. A study of manufacturer-supported trials of nonsteroidal ant-inflammatory drugs in the treatment of arthritis. Arch Intern Med. 1994;154:157-63.

Simes RJ. Confronting publication bias: a cohort design for meta-analysis. Stat Med. 1987;6:11-29.

Singh R, Singh S. Research and doctors. Lancet. 1994; 344:546.

Stern JM, Simes RJ. Publication bias: evidence of delayed publication in a cohort study of clinical research projects. BMJ. 1997;315:640-5.

Stewart LA, Parmar MKB. Meta-analysis of the literature or of individual patient data: is there a difference? Lancet. 1993;341:418-22.

Stigler SM. The history of statistics: The measurement of uncertainty before 1900. Cambridge, MA: The Belknap Press of Harvard University Press; 1990.

Thompson SG. Why sources of heterogeneity in meta-analysis should be investigated. BMJ. 1994;309:1351-5.

Tramèr MR, Reynolds DJM, Moore RA, McQuay HJ. Impact of covert duplicate publication on meta-analysis: a case study. BMJ. 1997;315:635-40.

Tonks A. Registering clinical trials. BMJ. 1999;319:1565-8.

Williamson JW, German PS, Weiss R, Skinner EA, Bowes F. Health sciences information management and continuing education of physicians. A survey of U.S. primary care practitioners and their opinion leaders. Ann Intern Med. 1989;110:151-60.

Wise P, Drury M. Pharmaceutical trials in general practice: the first 100 protocols. BMJ. 1996;313:1245-8.

Zielinski C. New equities of information in an electronic age. BMJ. 1995;1480-1.

5 Statistisches Handwerkszeug für Mediziner

Guido Schwarzer, Dirk Bassler

5.1 Therapiestudien 100
5.1.1 Binäre Zielgrößen 101
5.1.2 Stetige Zielgrößen. 105
5.1.3 Überlebenszeiten 106

5.2 Diagnosestudien 107
5.2.1 Prävalenz, Vortestwahrscheinlichkeit 108
5.2.2 Sensitivität und Spezifität. 108
5.2.3 Wahrscheinlichkeitsverhältnis 109
5.2.4 Prädiktive Werte. 109
5.2.5 Berechnung der prädiktiven Werte aus Wahrscheinlichkeitsverhältnissen.... 111
5.2.6 ROC-Kurven 111

5.3 Meta-Analysen 112
5.3.1 Berechnung eines gemittelten Therapieeffekts 112
5.3.2 Untersuchung der Heterogenität 114
5.3.3 Meta-Analysen von Therapiestudien . 114
5.3.4 Meta-Analysen von Diagnosestudien . 115

In diesem Kapitel wird eine Einführung in grundlegende statistische Begriffe und Methoden gegeben, die zum Verständnis der Ergebnisse von klinischen Studien und Meta-Analysen notwendig sind. Es ist nicht primär beabsichtigt, den Leser in die Lage zu versetzen, selbst Meta-Analysen durchzuführen. Vielmehr sollte man nach Lesen dieses Kapitels die Ergebnisse von klinischen Studien und Meta-Analysen in Zusammenhang mit ihrer statistischen Relevanz richtig interpretieren können.

Es werden zunächst anhand zweier konkreter klinischer Studien die in Therapie- und Diagnosestudien verwendeten Maßzahlen zur Beurteilung der untersuchten Interventionen dargestellt. Anschließend wird auf die Methodik der Meta-Analyse eingegangen, wobei auch hier wieder ein konkretes Beispiel genannt und zwischen Meta-Analysen zu therapeutischen bzw. diagnostischen Fragestellungen unterschieden wird.

5.1 Therapiestudien

Zweck einer Therapiestudie ist der Nachweis der Wirksamkeit einer Therapie bzw. der Vergleich der Wirksamkeit von zwei unterschiedlichen therapeutischen Maßnahmen. Gewöhnlich werden in einer Studie mehrere Größen zur Beurteilung des Therapieerfolges herangezogen. So werden oftmals neben dem eigentlichen Wirksamkeitsnachweis Nebenwirkungen einer Behandlung als weiterer Faktor untersucht. Aus statistischer Sicht ist wichtig, dass die verschiedenen Definitionen von Therapieerfolg sich auf wenige (statistische) Merkmalstypen zurückführen lassen. Dies sind in medizinischen Anwendungen im wesentlichen **Überlebenszeiten** und **binäre Zielgrößen**, d. h. Größen bei denen nur zwei unterschiedliche Ergebnisse eintreten können, z. B. „geheilt/nicht geheilt" oder „verstorben/lebend". Seltener werden auch **stetige Zielgrößen** betrachtet, d. h. Größen, bei denen beliebige Ergebnisse in einem Bereich eintreten können, z. B. die Änderung des FEV_1-Wertes nach antiobstruktiver Inhalationstherapie.

Zur **Messung der Wirksamkeit** einer Behandlung werden die Ergebnisse sämtlicher Patienten in einer einzigen Größe zusammengefasst. Bei binären Merkmalen ist dies in natürlicher Weise die Wahrscheinlichkeit für einen Therapieerfolg bzw. ein Therapieversagen. Zum Vergleich von Therapiegruppen werden dann die in der jeweiligen Gruppe geschätzten Größen in Beziehung gesetzt. Diese **vergleichende Maßzahl** kann z. B. die Differenz der beiden Wahrscheinlichkeiten für einen Therapieerfolg sein. Eine wichtige Voraussetzung aller vorgestellten Verfahren ist, dass die einzelnen Messungen voneinander unabhängig sind. Es wird also angenommen, dass das Ergebnis der Therapie bei einem Patienten nicht davon abhängt, wie das Ergebnis bei den anderen Patienten ist. Diese Annahme kann in den meisten medizinischen Anwendungen als erfüllt angesehen werden. Ausnahmen sind z. B. bei der Untersuchung von Epidemien sowie Geschwisterpaaren gegeben.

Im Folgenden werden die wichtigsten Maßzahlen zum Vergleich zweier Behandlungen getrennt nach Merkmalstyp (binär, stetig, Überlebenszeiten) dargestellt. Es wird davon ausgegangen, dass eine neue, experimentelle Behandlung mit einem vorgegebenen Standard verglichen werden soll. Die Behandlungen werden entsprechend mit *E* (für experimentelle Behandlung) und *S* (für Standard) bezeichnet.

5.1.1 Binäre Zielgrößen

Sehr häufig ist zur Beurteilung einer Therapie von zentraler Bedeutung, ob ein bestimmtes Ereignis eintritt oder nicht.

In einer Studie von Simoes et al. (1996) wird neben anderen Zielgrößen der Effekt von mit RSV-Antikörpern angereichertem Immunglobulin (RSVIG) auf die Prävention der akuten Mittelohrentzündung (AOM) bei Hochrisiko Kindern für eine RSV-Infektion untersucht. Das Auftreten mindestens einer AOM wird als Ereignis definiert. Daher wird im Folgenden bei der Definition und Interpretation der Maßzahlen davon ausgegangen, dass das untersuchte Ereignis ein negatives Ereignis ist, d. h. das Therapieversagen beschreibt.

Sollen zwei Therapien *E* und *S* zur Prävention der akuten Mittelohrentzündung verglichen werden, so liegt es nahe, die Anzahl von Kindern mit mindestens einer akuten Otitis media miteinander zu vergleichen. Das Ergebnis einer solchen Studie lässt sich in allgemeiner Form in einer Vierfeldertafel zusammenfassen (Tab. 5.**1**).

Tabelle 5.**1** Allgemeine Vierfeldertafel für Therapiestudien zum Vergleich zweier Behandlungen mit binärer Zielgröße

	Therapieversagen		
	ja	**nein**	
Experimentell	a	b	a+b
Standard	c	d	c+d
	a+c	b+d	a+b+c+d

Die Wahrscheinlichkeit P_E für mindestens eine AOM bei einem Kind in Gruppe E lässt sich durch $p_E = a/(a+b)$ schätzen, die Wahrscheinlichkeit P_S in Gruppe *S* wird entsprechend durch $p_S = c/(c+d)$ geschätzt. Zum Vergleich der beiden Therapien werden die geschätzten Wahrscheinlichkeiten p_E und p_S in Beziehung gesetzt. Hierzu wird gewöhnlich eine der im Folgenden beschriebenen vergleichenden Maßzahlen verwendet. Die Wahrscheinlichkeit, dass der geschätzte Wert exakt dem wahren Wert entspricht, ist sehr gering. Neben dem geschätzten Wert gibt es weitere plausible Werte, die in einem **Konfidenzintervall** zusammengefasst werden können. Auf eine exakte Definition eines Konfidenzintervalls soll hier verzichtet und vielmehr eine intuitive Beschreibung gegeben werden. Falls man eine klinische Studie einhundertmal unter den gleichen Voraussetzungen durchführen würde, dann ist zu erwarten, dass der wahre Wert der vergleichenden Maßzahl in 95 der 100 berechneten 95 %-Konfidenzintervalle enthalten ist.

Für den eigentlichen Therapievergleich wird gewöhnlich ein statistischer Test herangezogen. Bei binären Zielgrößen ist dies entweder ein Chi-Quadrat-Test oder Fishers exakter Test (Altman 1991).

Risikodifferenz (RD)

Bildet man die Differenz der beiden Wahrscheinlichkeiten, so erhält man als vergleichende Maßzahl die *Risikodifferenz* (RD):

$$RD = P_E - P_S$$

Eine Risikodifferenz von Null bedeutet, dass die Wahrscheinlichkeit für ein Therapieversagen in beiden Gruppen gleich groß ist. Bei einem Wert kleiner Null ist die experimentelle Gruppe als besser anzusehen, bei einem Wert größer Null entsprechend die Standardtherapie. Eine Schätzung der Risikodifferenz ist durch

$$p_E - p_S = \frac{a}{a+b} - \frac{c}{c+d}$$

gegeben. Ein approximatives Konfidenzintervall für die Risikodifferenz findet man bei Altman (1991).

Im Englischen findet man auch die Bezeichnungen „absolute risk increase (ARI)", falls p_E größer als p_S ist, und „absolute risk reduction (ARR)", falls p_E kleiner als p_S ist. Eine gemeinsame Definition für ARR und ARI ist durch ARR bzw. ARI $= |P_E - P_S| = |RD|$ gegeben.

Tabelle 5.**2** Therapiestudie mit mindestens einer AOM-Episode als binäre Zielgröße

	Mindestens 1 AOM ja	nein	
RSVIG 750mg/kg	5	28	33
Vergleichsgruppe	19	22	41
	24	50	74

Beispiel

In der eingangs erwähnten Studie von Simoes et al. wurde u. a. die Gabe von 750 mg RSVIG pro Kilogramm Körpergewicht mit keiner Behandlung verglichen. Insgesamt wurde 33 Kindern RSVIG verabreicht, 41 Kinder dienten als Kontrollgruppe. Als klinischer Endpunkt wurde die Anzahl der Episoden von akuter Otitis media (AOM) verglichen. Betrachtet man das Auftreten von mindestens einer Mittelohrentzündung als Ereignis, dann lässt sich die in der Studie gefundene Information in einer Vierfeldertafel zusammenfassen (Tab. 5.**2**).

In der mit Immunglobulinen behandelten Gruppe haben fünf von 33 Kindern mindestens eine AOM gehabt (p_E = 15,2 %), in der Kontrollgruppe hingegen 19 von 41 Kindern (p_S = 46,3 %). Diese Zahlen machen die Wirksamkeit der Gabe von RSVIG an sich schon deutlich. Für die Risikodifferenz ergibt sich ein Wert von -31,2 % (entsprechend 15,2–46,3 %) mit einem 95 %-Konfidenzintervall von –50,8 bis –11,6 %. Das weite Konfidenzintervall ergibt sich aus der geringen Anzahl von lediglich 74 Kindern in diesem Vergleich. Die Null ist nicht im Konfidenzintervall enthalten, sodass auf die Wirksamkeit der Gabe von RSVIG zur Prävention der AOM geschlossen werden kann. Dieses Ergebnis wird durch den Chi-Quadrat-Test mit einem p-Wert von 0,0093 unterstützt.

Da in diesem Beispiel die geschätzte Wahrscheinlichkeit für ein Therapieversagen unter der experimentellen Behandlung geringer ist als unter der Standardbehandlung, ist |RD| = 31,2 % als ARR zu interpretieren, d. h. das Risiko für mindestens eine AOM ist bei mit Immunglobulinen behandelten Kindern absolut gesehen um 31,2 % geringer als in der Kontrollgruppe.

Relatives Risiko (RR)

Das Verhältnis der beiden Wahrscheinlichkeiten wird als *relatives Risiko* (RR) bezeichnet:

$$RR = \frac{P_E}{P_S}$$

Falls die beiden Wahrscheinlichkeiten gleich groß sind, so ist das relative Risiko gleich Eins. Bei Werten kleiner als Eins hat die experimentelle Gruppe die bessere Prognose, bei Werten größer als Eins dementsprechend die Standardtherapie. Das relative Risiko wird anhand der relativen Häufigkeiten geschätzt $p_E / p_S = (a/(a+b))/(c/(c+d))$. Ein approximatives Konfidenzintervall für das relative Risiko findet man bei Altman (1991).

Maßzahlen, die sich direkt aus dem relativen Risiko ableiten lassen sind *„relative risk increase* (RRI)", falls p_E größer ist als p_S, und *„relative risk reduction* (RRR)", falls p_E kleiner ist als p_S. Diese Kenngrößen geben die relative Erhöhung bzw. Reduktion der Häufigkeit negativer Ereignisse in der experimentellen Gruppe im Vergleich zur Standardgruppe wieder. Eine gemeinsame Definition für RRI und RRR ist durch RRI bzw. RRR $= |P_E - P_S| / P_S = |RR - 1|$ gegeben.

Beispiel

Für die Studie von Simoes et al. ergibt sich ein geschätztes relatives Risiko von 0,33 mit 95%-Konfidenzintervall von 0,137 bis 0,782. Im Vergleich zur Kontrollgruppe ist somit bei der Behandlung mit 750 mg RSVIG das Risiko für mindestens eine AOM-Episode nur ein Drittel so groß. Da in diesem Beispiel die geschätzte Wahrscheinlichkeit für ein Therapieversagen unter der experimentellen Behandlung geringer ist als unter der Standardbehandlung, ist $|RR-1| = 0{,}67$ als RRR zu interpretieren, d. h. durch die Behandlung mit Immunglobulinen kann das Risiko für mindestens eine AOM im Vergleich zur Kontrollgruppe relativ gesehen um 67% gesenkt werden.

Odds-Ratio (OR)

Das *Odds-Ratio* (OR) hat eine zentrale Bedeutung bei der Analyse von Fall-Kontroll-Studien. Für diesen Studientyp ist die Schätzung von Risikodifferenz und relativem Risiko nicht möglich, da die Wahrscheinlichkeiten für ein Therapieversagen P_E und P_S – bedingt durch den Studientyp – nicht geschätzt werden können. Der Begriff des „odds" (deutsch: Chance) ist ein im englischsprachigen Raum sehr gebräuchlicher Begriff, der insbesondere bei Sportwetten verwendet wird.

Ein Odds ist definiert als das Verhältnis der Wahrscheinlichkeit P für den Eintritt eines Ereignisses geteilt durch die Gegenwahrscheinlichkeit: Odds $= P/(1 - P)$. Beispielsweise entspricht ein Odds von 3:1 den Wahrscheinlichkeiten von 75% für den Eintritt und 25% gegen den Eintritt eines Ereignisses.

In klinischen Studien wird häufig das *Odds-Ratio* (OR) als vergleichende Maßzahl verwendet. Hierzu wird das Odds für den Eintritt eines Ereignisses in der experimentellen Gruppe durch das Odds in der Kontrollgruppe dividiert:

$$OR = \frac{\left(\frac{P_E}{1 - P_E}\right)}{\left(\frac{P_S}{1 - P_S}\right)}$$

Analog zum relativen Risiko bedeutet ein Wert von Eins, dass die Wahrscheinlichkeit für den Eintritt des Ereignisses in beiden Gruppen gleich groß ist. Ein Wert kleiner als Eins spricht für eine bessere Prognose in der experimentellen Gruppe und ein Wert größer Eins entsprechend in der Kontrollgruppe. Zur Schätzung des Odds-Ratio werden die geschätzten Wahrscheinlichkeiten p_E und p_S verwendet. Für die in Tab. 5.**1** dargestellte Vierfeldertafel reduziert sich dies auf $(a \cdot d)/(b \cdot c)$. Ein approximatives Konfidenzintervall für das Odds-Ratio findet man bei Altman (1991).

Beispiel

Das geschätzte Odds-Ratio in der Studie von Simoes et al. ist 0,207 mit einem 95 %-Konfidenzintervall von 0,067 bis 0,642. In dieser Studie unterscheiden sich die Werte für relatives Risiko und Odds-Ratio deutlich. Auf die Gründe wird im Abschnitt „Vergleich der Maßzahlen" näher eingegangen.

Number needed to treat (NNT)/Number needed to harm (NNH)

Die *Number needed to treat* (NNT) wird selten in klinischen Therapiestudien als vergleichende Maßzahl verwendet, sondern vielmehr in der Evidenz-basierten Medizin herangezogen, um den Nutzen einer Behandlung in der Praxis zu beurteilen. Die NNT gibt wieder, wieviel Patienten man mit einer bestimmten Therapie (hier: experimentelle Behandlung) behandeln muss, um im Vergleich zu einer anderen Therapie (hier: Standardtherapie) ein positives Ereignis herbeizuführen. Durch diese Definition der NNT wird implizit vorausgesetzt, dass die experimentelle Behandlung besser ist als die Standardtherapie, d. h. $P_E < P_S$. Andernfalls wäre es besser, die Patienten mit der Standardtherapie zu behandeln.

Zur Berechnung der NNT kann auf die absolute Risikoreduktion (ARR) zurückgegriffen werden:

$$NNT = \frac{1}{ARR} = \frac{1}{|RD|}$$

Eine Begründung für diesen Zusammenhang gibt die folgende Überlegung: Angenommen, in einer klinischen Studie beobachtet man Mortalitätswahrscheinlichkeiten von 5,6 % in der experimentellen Gruppe und 12,6 % in der Vergleichsgruppe, dann sind bei der Behandlung von 100 Patienten im Durchschnitt 5,6 Todesfälle in der experimentellen Gruppe und 12,6 Todesfälle in der Vergleichsgruppe zu erwarten. Bei der Behandlung von 100 Patienten kann man somit mit der experimentellen Behandlung die Anzahl der Todesfälle um sieben verringern. Um einen einzelnen Todesfall zu verhindern, müsste man also 100/7 = 14,3 Patienten behandeln. Dieser Wert entspricht gerade 1/ |0,056–0,126|, d. h. 1/ARR.

Ein Konfidenzintervall für die NNT kann anhand der Werte des Konfidenzintervalls für die Risikodifferenz bestimmt werden: $(-1/RD_O; -1/RD_U)$, wobei RD_U die untere und RD_O die obere Grenze des Konfidenzintervalls für die Risikodifferenz ist. Probleme ergeben sich, falls die Null im Konfidenzintervall für die Risikodifferenz enthalten ist. In diesem Fall kann nicht ausgeschlossen werden, dass die experimentelle Behandlung schlechter ist als die Standardtherapie.

Zur Untersuchung von Nebenwirkungen bzw. falls die experimentelle Behandlung schlechter ist als die Standardtherapie, wird die Number needed to harm (NNH) anstelle der NNT betrachtet. Sie beschreibt in analoger Weise die Anzahl von Patienten, die behandelt werden müssen, damit ein schädliches Ereignis eintritt. Die Abwägung zwischen der NNT und der NNH einer Behandlungsmethode erlaubt auf anschauliche Weise die Einschätzung von Nutzen und Risiko dieser Maßnahme.

Beispiel

In der Studie von Simoes et al. ist die NNT = 1/ 0,312 = 3,21. Die Zahl wird aufgerundet, sodass vier Hochrisiko-Kinder mit 750 mg RSVIG behandelt werden müssen, um bei einem Kind eine akute Mittelohrentzündung zu verhindern. Das 95 %-Konfidenzintervall geht von zwei bis neun, was eindrucksvoll die Wirksamkeit der Immunglobulingabe belegt.

Vergleich der Maßzahlen

An dieser Stelle wird diskutiert, inwieweit die vorgestellten Maßzahlen zur Schätzung des Therapieeffekts in einer einzelnen Studie relevant und sinnvoll sind. Auf die Bedeutung dieser Größen im Rahmen einer Meta-Analyse wird weiter unten eingegangen.

Bei der Wahl einer Maßzahl zum Vergleich zweier Behandlungen in einer klinischen Studie ist zunächst eine Abwägung zwischen den absoluten (RD, ARI, ARR) und den relativen Maßzahlen (RR, RRI, RRR, OR) sinnvoll. Ein Nachteil der absoluten Maßzahlen besteht darin, dass sie keine Beurteilung des Therapieeffekts in Bezug auf das Risiko in der Vergleichsgruppe ermöglichen. So ist eine Risikodifferenz von 0,5 % als starker Therapieeffekt zu bewerten, falls das Risiko von 1 auf 0,5 % und damit auf die Hälfte gesenkt wird, wohingegen eine Veränderung von 48 auf 47,5 % nicht als starker Therapieeffekt anzusehen ist. Für das relative Risiko ergeben sich Werte von 0,005 / 0,01 = 0,5 und 0,475 / 0,48 = 0,99. Aus diesem Grund wird in einer Therapiestudie meistens ein relatives Effektmaß (RR, RRI, RRR, OR) zur Schätzung des Therapieeffekts verwendet.

Eine sinnvolle und wichtige Anwendung der Risikodifferenz (bzw. ARI, ARR) und insbesondere der NNT ist in der ärztlichen Praxis, in gesundheitsökonomischen Studien sowie bei gesundheitspolitischen Entscheidungen gegeben, wo absolute Veränderungen von Interesse sind.

Beim Vergleich von relativem Risiko und Odds-Ratio ist festzustellen, dass sich beide Maßzahlen bei seltenen Erkrankungen, d. h. falls P_E und P_S kleiner sind als 20 %, kaum unterscheiden. Aufgrund der hohen Raten sind in der Simoes-Studie die Werte für relatives Risiko und Odds-Ratio sehr unterschiedlich. Ein Vorteil des relativen Risikos ist die anschaulichere Interpretationsmöglichkeit, wohingegen die mathematischen Eigenschaften für das Odds-Ratio sprechen. Keiner der beiden Maßzahlen kann somit eindeutig der Vorzug gegeben werden.

5.1.2 Stetige Zielgrößen

Beim Vergleich zweier Behandlungen mittels einer stetigen Zielgröße, wie z. B. der Änderung des FEV_1-Wertes nach antiobstruktiver Inhalationstherapie, werden entweder die absoluten Werte am Ende der Behandlung miteinander verglichen oder aber Veränderungen zwischen Therapiebeginn und -ende. Im Gegensatz zu binären Merkmalen ist bei stetigen Merkmalen eine Annahme über die zugrunde liegende Verteilung des Merkmals zu treffen. Falls das stetige Merkmal annähernd einer Normalverteilung genügt bzw. zumindest eine symmetrische Verteilung hat, dann werden zumeist die Mittelwerte in beiden Gruppen verglichen. Als Maßzahl wird die *Mittelwert-Differenz* betrachtet:

$$MD = x_E - x_S,$$

wobei x_E der Mittelwert in der experimentelle Gruppe und x_S entsprechend der Mittelwert in der Standardgruppe ist. Ein Wert von Null bedeutet, dass sich die beiden Gruppen im Mittelwert nicht unterscheiden. Falls der Wert Null nicht im 95 %-Konfidenzintervall enthalten ist, kann auf einen Unterschied zwischen den beiden Gruppe geschlossen werden. Je nach betrachtetem Merkmal spricht ein positiver oder negativer Wert für die neue Therapie.

Beispiel

In einer Studie von White et al. (1988) wurde die Wirksamkeit von Ketotifen im Vergleich zu Placebo bei Kindern mit Asthma untersucht. Eine der beurteilten Zielgrößen war die Beurteilung des Peak flow in % des Normwertes. In der experimentellen Gruppe lag der Mittelwert der morgendlichen Peak-flow-Messung nach vier Wochen bei 83,4, in der Vergleichsgruppe bei 76,4. Die Mittelwert-Differenz betrug dementsprechend 7 und zeigte eine geringfügige Überlegenheit der experimentellen Therapie, ohne jedoch statistische Relevanz zu erreichen.

5.1.3 Überlebenszeiten

Die Zeit bis zum Eintritt eines Ereignisses stellt eine spezielle Art von stetigen Merkmalen dar. Da der Tod häufig das untersuchte Ereignis ist, wird gewöhnlich von Überlebenszeiten gesprochen. Der grundlegende Unterschied zu den klassischen stetigen Merkmalen besteht darin, dass bei Überlebenszeiten oftmals nur eine Teilinformation vorliegt. Bei vielen Person ist nur bekannt, dass sie bis zu einem bestimmten Zeitpunkt noch gelebt haben, d. h. dass die Überlebenszeit größer gleich einem Wert ist. Diese Zensierung verhindert die Anwendung der Verfahren für stetige Merkmale.

Eine Auswertungsmethode bei Überlebenszeiten besteht im Vergleich der in beiden Gruppen geschätzten Überlebenskurven. Zur Schätzung wird meistens die **Kaplan-Meier-Methode** verwendet (Altman 1991). Ein Vergleich der beiden Gruppen ist mittels des **Log-Rank-Tests** möglich, der Aussagen darüber erlaubt, ob die beobachteten Unterschiede in den Überlebenszeitkurven statistisch signifikant sind (Altman 1991).

Eine weitere Auswertungsmethode besteht im Vergleich der beiden Hazardfunktionen. Die **Hazardfunktion** gibt die Wahrscheinlichkeit wieder, an einem bestimmten Zeitpunkt zu versterben, vorausgesetzt, dass man mindestens bis zu diesem Zeitpunkt gelebt hat. Dementsprechend kommen bei Überlebenszeiten zwei Arten vergleichender Maßzahlen zur Anwendung: die Differenz von Überlebenswahrscheinlichkeiten zu einem festen Zeitpunkt und das Hazard-Ratio, d. h. das Verhältnis der beiden Hazardfunktionen.

Differenz von Überlebenswahrscheinlichkeiten

Gelegentlich ist man nicht am Vergleich der gesamten Überlebenskurve interessiert, sondern will die Behandlungen zu einem bestimmten Zeitpunkt vergleichen, z. B. ein Jahr nach Therapiebeginn. Eine gebräuchliche Maßzahl ist in diesem Fall die *Differenz der Überlebenswahrscheinlichkeiten*, die aus den jeweiligen Kaplan-Meier-Kurven bestimmt werden. Für die Differenz der Überlebenswahrscheinlichkeiten kann ein approximatives Konfidenzintervall bestimmt werden (Altman 1991).

Hazard-Ratio

Im Gegensatz zur Differenz der Überlebenswahrscheinlichkeiten erhält man bei der Verwendung des *Hazard-Ratios* als vergleichende Maßzahl eine Aussage für die gesamte Beobachtungsdauer und nicht nur für einen einzelnen Zeitpunkt (Altman 1991). Die Verwendung des Hazard-Ratios setzt allerdings voraus, dass sich die Hazardfunktionen in den beiden Gruppen um einen vom Zeitpunkt unabhängigen Faktor unterscheiden. Diesen Unterschied bezeichnet man als Hazard-Ratio. Die Interpretation des Hazard-Ratios erfolgt analog zur Interpretation des relativen Risikos bei binären Merkmalen. Ein Wert größer Eins bedeutet, dass das Risiko zu versterben in der experimentellen Gruppe größer ist, als in der Standardgruppe.

5.2 Diagnosestudien

Zweck einer Diagnosestudie ist die Beurteilung der Güte einer (neuen) Maßnahme zur Diagnose einer bestimmten Krankheit. Dazu wird die Vorhersage der neuen diagnostischen Maßnahme mit einem sogenannten Goldstandard verglichen. Ein Goldstandard ist gewöhnlich durch die gegenwärtig zuverlässigste Methode zur Diagnose der jeweiligen Krankheit gegeben. Sehr häufig wird das Ergebnis einer diagnostischen Maßnahme, das gelegentlich aus mehreren gemessenen Parametern besteht, in einer einfachen binären Entscheidung zusammengefasst, nämlich, ob die Krankheit vorliegt oder nicht. In diesem Fall kann das Ergebnis eines diagnostischen Tests in einer Vierfeldertafel zusammengefasst werden (Tab. 5.**3**). Maßzahlen zur Beurteilung einer diagnostischen Maßnahme, aber auch zur Beurteilung der Relevanz der Maßnahme für die Praxis können aus Tab. 5.**3** abgeleitet werden.

Beispiel

In einer Studie von Lloyd et al. (1997) wurde die Röntgendiagnostik mit der klinisch-neurologischen Beurteilung zur Diagnose von intrakraniellen Verletzungen bei Kindern mit Schädel-Hirn-Traumata verglichen. Als Goldstandard diente die Computertomographie. Die Ergebnisse sind in den Tab. 5.**4** und 5.**5** dargestellt.

Tabelle 5.**3** Allgemeine Vierfeldertafel für Diagnosestudien zur Beurteilung einer diagnostischen Maßnahme

	Krankheit liegt vor	**Krankheit liegt nicht vor**	
Testergebnis positiv	a	b	a+b
Testergebnis negativ	c	d	c+d
	a+c	b+d	N

Tabelle 5.**4** Radiologische Untersuchung zur Diagnose intrakranieller Verletzungen bei Kindern mit Schädel-Hirn-Traumata

	Intrakranielle Veränderung (CT)		
	ja	**nein**	
Testergebnis positiv	15	92	107
Testergebnis negativ	8	41	49
	23	133	156

Tabelle 5.**5** Klinisch-neurologische Untersuchung zur Diagnose intrakranieller Verletzungen bei Kindern mit Schädel-Hirn-Traumata

	Intrakranielle Veränderung (CT)		
	ja	**nein**	
Testergebnis positiv	21	61	82
Testergebnis negativ	2	72	74
	23	133	156

5.2.1 Prävalenz, Vortestwahrscheinlichkeit

Die Wahrscheinlichkeit dafür, dass die Krankheit vorliegt, wird häufig als *Prävalenz* oder *Vortestwahrscheinlichkeit* bezeichnet. Diese Wahrscheinlichkeit kann durch (a+c) / N geschätzt werden. Der Begriff Prävalenz ist etwas irreführend, da hiermit gewöhnlich Aussagen auf Populationsebene verbunden sind. Daher ist der Begriff Vortestwahrscheinlichkeit in Zusammenhang mit einem diagnostischen Verfahren vorzuziehen. So kann beispielsweise bei zwei Krankenhäusern mit demselben Einzugsgebiet (Prävalenz konstant), aber unterschiedlicher Versorgungsstufe davon ausgegangen werden, dass sich die Patientenkollektive bei der Durchführung derselben diagnostischen Maßnahme unterscheiden, d. h. das unterschiedliche Vortestwahrscheinlichkeiten vorliegen.

Im o. g. Beispiel ergibt sich eine Vortestwahrscheinlichkeit von 23 / 156 = 14,7 %.

5.2.2 Sensitivität und Spezifität

Sensitivität (Sens) und *Spezifität* (Spez) bezeichnen zwei Wahrscheinlichkeitsparameter, die zur Beurteilung der Qualität einer diagnostischen Maßnahme herangezogen werden können.

> Die Sensitivität gibt die Wahrscheinlichkeit wieder, dass eine erkrankte Person durch die diagnostische Maßnahme auch als krank erkannt wird. Die Spezifität gibt die Wahrscheinlichkeit wieder, dass eine gesunde Person auch als gesund erkannt wird.

Eine optimale diagnostische Maßnahme hat Werte von jeweils 100 % für Sensitivität und Spezifität; in diesem Fall sind alle Vorhersagen richtig. Eine Schätzung der Sensitivität und Spezifität erhält man durch

$$\text{Sens} = \frac{a}{a+c} \text{ und Spez} = \frac{d}{b+d}$$

Für beide Wahrscheinlichkeiten kann man jeweils ein approximatives Konfidenzintervall berechnen (Altman 1991).

Zum Vergleich zweier diagnostischer Maßnahmen können die Werte für Sensitivität und Spezifität herangezogen werden. Ein Verfahren ist eindeutig vorzuziehen, falls es sich sowohl durch eine höhere Sensitivität als auch durch eine höhere Spezifität auszeichnet. Ist dies nicht der Fall, so ist eine differenzierte Abwägung zwischen beiden Maßzahlen notwendig.

Beispiel

In der Studie von Lloyd zeigt die radiologische Untersuchung eine Sensitivität von 65,2 % (95 %-Konfidenzintervall: 45,3–85,2 %) und eine Spezifität von 30,8 % (95 %-KI: 23,0–38,7 %). Mittels der radiologischen Untersuchung werden somit lediglich zwei Drittel der intrakraniellen Verletzungen erkannt, und es wird bei zwei Drittel (100-30,8 %) aller Kinder fälschlicherweise eine intrakranielle Verletzung diagnostiziert. Das Konfidenzintervall für die Sensitivität ist erheblich weiter, da in diese Berechnung eine geringere Anzahl von Kindern eingeht.

Für die klinisch-neurologische Untersuchung ergibt sich eine Sensitivität von 91,3 % (95 %-Konfidenzintervall: 79.8–100 %). Die geschätzte Spezifität liegt bei 54,1 % (95 %-Konfidenzintervall: 45,7–62,6 %). Basierend auf der Studie von Lloyd ist somit die klinisch-neurologische Untersuchung der radiologischen Untersuchung zur Diagnose von intrakraniellen Verletzungen bei Kindern mit Schädel-Hirn-Traumata klar vorzuziehen, da sie sowohl einen höheren Wert für die Sensitivität als auch für die Spezifität hat.

5.2.3 Wahrscheinlichkeitsverhältnis

Das positive und negative *Wahrscheinlichkeitsverhältnis* (engl. likelihood ratio, LR) sind zwei Maßzahlen, die sich aus Sensitivität und Spezifität ableiten lassen. Diese Maßzahlen können ebenfalls zur Beurteilung der Güte einer diagnostischen Maßnahme verwendet werden.

> Das Wahrscheinlichkeitsverhältnis gibt das Verhältnis der Wahrscheinlichkeiten wieder, dass bei einer erkrankten Person das entsprechende Testergebnis beobachtet wird im Vergleich dazu, dass es bei einer gesunden Person beobachtet wird.

Betrachtet man ein positives Testergebnis, so spricht man von *positivem Wahrscheinlichkeitsverhältnis* (LR+), definiert als Sensitivität / (1 – Spezifität). Ein Wert von Eins bedeutet, dass die Wahrscheinlichkeiten bei positivem Testergebnis gleich groß sind. Mittels der diagnostischen Maßnahme kann somit, bei positivem Testergebnis, nicht zwischen Gesunden und Kranken differenziert werden. Je größer LR+ ist, desto verlässlicher ist ein positives Testergebnis. Eine Schätzung von LR+ erhält man durch Einsetzen von Schätzungen für Sensitivität und Spezifität:

$$LR+ = \frac{\left(\frac{a}{a+c}\right)}{\left(1-\frac{d}{b+d}\right)} = \frac{\left(\frac{a}{a+c}\right)}{\left(\frac{b}{b+d}\right)}$$

Betrachtet man ein negatives Testergebnis, so spricht man *von negativem Wahrscheinlichkeitsverhältnis* (LR-), definiert als (1-Sensitivität) / Spezifität. Ein Wert von Eins bedeutet, dass die Wahrscheinlichkeiten bei negativem Testergebnis gleich groß sind. Mittels der diagnostischen Maßnahme kann somit bei negativem Testergebnis nicht zwischen Gesunden und Kranken unterschieden werden. Je kleiner LR- ist, desto verlässlicher ist ein negatives Testergebnis. Eine Schätzung von LR- ist durch

$$LR- = \frac{\left(\frac{c}{a+c}\right)}{\left(\frac{d}{b+d}\right)}$$

gegeben. Für beide Wahrscheinlichkeitsverhältnisse kann man jeweils ein approximatives Konfidenzintervall berechnen (Simel 1991).

Beispiel

In der Studie von Lloyd wird für die radiologische Untersuchung LR+ = 0,94 (95 %-KI: 0,69–1,30) und LR- = 1,13 (95 %-KI: 0,61–2,09) geschätzt. Für die Diagnose anhand der klinisch-neurologischen Untersuchung ergeben sich Werte von LR+ = 1,99 (95 %-KI: 1,59–2,49) und LR- = 0,16 (95 %-KI: 0,04–0,61). Für die radiologische Untersuchung sind beide Werte nahezu Eins, sodass mittels dieser Methode nicht zuverlässig zwischen Gesunden und Kranken differenziert werden kann.

5.2.4 Prädiktive Werte

Um die praktische Relevanz einer diagnostischen Maßnahme zu beurteilen, sind die bisher vorgestellten Maßzahlen von geringem Nutzen, da die Zusammensetzung des untersuchten Patientenkollektivs nicht berücksichtigt wird. So ist das positive Ergebnis einer diagnostischen Maßnahme, bei gleicher Sensitivität und Spezifität, unterschiedlich zu bewerten, wenn nicht 0,5, sondern 30 % der untersuchten Patienten unter der jeweiligen Krankheit leiden. Für diesen Zweck können als Maßzahlen die prädiktiven Werte herangezogen werden, die ebenso wie Sensitivität und Spezifität Wahrscheinlichkeiten sind.

> Ein *positiv-prädiktiver Wert* (PPW) gibt die Wahrscheinlichkeit wieder, dass ein Patient bei Vorliegen eines positiven Testergebnisses tatsächlich erkrankt ist.

Der PPW kann direkt aus den Angaben in Tab. 5.**3** geschätzt werden:

$$PPW = \frac{a}{a + b}$$

Diese Art der Berechnung des positiv-prädiktiven Wertes ist zur Beschreibung der Ergebnisse einer Diagnosestudie sinnvoll, für die Beurteilung des Ergebnisses einer diagnostischen Maßnahme in der Praxis allerdings von geringem Nutzen. Dies liegt daran, dass die prädiktiven Werte im Gegensatz zu Sensitivität, Spezifität und den Wahrscheinlichkeitsverhältnissen von der zugrunde liegenden Vortestwahrscheinlichkeit abhängen. Je stärker sich die Vortestwahrscheinlichkeiten im eigenen Patientenkollektiv und in der betrachteten Diagnosestudie unterscheiden, desto größer wird die Diskrepanz zwischen den geschätzten prädiktiven Werten.

Zur Berechnung des positiv-prädiktiven Wertes im praktischen Alltag wird neben Angaben zur Sensitivität und Spezifität (bzw. des positiven Wahrscheinlichkeitsverhältnisses LR+) eine Abschätzung für die Wahrscheinlichkeit benötigt, dass die untersuchte Person tatsächlich erkrankt ist (Vortestwahrscheinlichkeit). Mittels Angaben für die Sensitivität, die Spezifität und die Vortestwahrscheinlichkeit (Vortest) lässt sich der positiv-prädiktive Wert wie folgt berechnen:

$$PPW = \frac{\text{Vortest} \cdot \text{Sens}}{\text{Vortest} \cdot \text{Sens} + (1 - \text{Vortest}) \cdot (1 - \text{Spez})}$$

Ein hoher Wert für den PPW besagt, dass bei einem positiven Testergebnis der Patient mit hoher Wahrscheinlichkeit erkrankt ist. Je höher die Vortestwahrscheinlichkeit ist, desto höher ist bei gleichbleibenden Werten für Sensitivität und Spezifität der positiv-prädiktive Wert.

Ein *negativ-prädiktiver Wert* (NPW) gibt die Wahrscheinlichkeit wieder, dass ein Patient bei Vorliegen eines negatives Testergebnisses tatsächlich gesund ist.

Der NPW kann analog dem PPW direkt aus den Angaben in Tab. 5.**3** geschätzt werden:

$$NPW = \frac{d}{c + d}$$

Mittels Angaben für die Sensitivität, die Spezifität und die Vortestwahrscheinlichkeit lässt sich der negativ-prädiktive Wert folgendermaßen berechnen:

$$NPW = \frac{(1 - \text{Vortest}) \cdot \text{Spez}}{(1 - \text{Vortest}) \cdot \text{Spez} + \text{Vortest} \cdot (1 - \text{Sens})}$$

Ein hoher negativ-prädiktiver Wert besagt, dass bei einem negativen Testergebnis die Krankheit mit einer hohen Wahrscheinlichkeit nicht vorliegt. Je höher die Vortestwahrscheinlichkeit ist, desto niedriger ist bei gleichbleibenden Werten für Sensitivität und Spezifität der negativ-prädiktive Wert.

Beispiel

In der Studie von Lloyd wird für die radiologische Untersuchung der positiv-prädiktive Wert mit PPW = 14,0 % (95 %-KI: 7,4–20,6 %) und der negativ-prädiktive Wert mit NPW = 83,7 % (95 %-KI: 73,3–94.0 %) geschätzt. Lediglich bei einem von sieben Kindern liegt bei einem positiven radiologischen Befund tatsächlich eine intrakranielle Verletzung vor. Bei einem negativen radiologischen Befund stimmt dieser bei fünf von sechs Kindern mit dem intrakraniellen Verletzungszustand überein. Obwohl die klinisch-neurologische Untersuchung zur Diagnose intrakranieller Verletzungen mit PPW = 25,6 % (95 %-KI: 16,2–35,1 %]) und NPW = 97,3 % (95 %-KI: 93,6–100 %) eindeutig vorzuziehen ist, befindet sich auch mit dieser Methode lediglich jedes vierte positive Testergebnis, d. h. jede vierte auffällige neurologische Untersuchung, in Übereinstimmung mit einer tatsächlich vorliegenden intrakraniellen Verletzung.

Die niedrigen Werte für PPW und hohen Werte für NPW ergeben sich u. a. aus der niedrigen Vortestwahrscheinlichkeit von 14,7 % in der Studie. In der Praxis sind hier ggf. andere Schätzungen für die Vortestwahrscheinlichkeit anzunehmen. Bei einer Vortestwahrscheinlichkeit von z. B. 50 % ergeben sich für die klinisch-neurologische Untersuchung Werte von PPW = 66,6 % und NPW = 86,2 %, bei einer Vortestwahrscheinlichkeit von lediglich 1 % hingegen Werte von PPW = 2,0 % und NPW = 99,8 %.

5.2.5 Berechnung der prädiktiven Werte aus Wahrscheinlichkeitsverhältnissen

Neben Sensitivität und Spezifität können die Wahrscheinlichkeitsverhältnisse LR+ und LR- ebenfalls zur Berechnung der prädiktiven Werte PPW und NPW verwendet werden. Dazu wird aus der Vortestwahrscheinlichkeit zunächst das sogenannte *Vortest-Odds* berechnet:

$$\text{Vortest-Odds} = \frac{\text{Vortest}}{1 - \text{Vortest}}$$

Das Vortest-Odds gibt die Einschätzung des Arztes über das Vorliegen der Erkrankung vor Durchführung der diagnostischen Maßnahme wieder. Ein Vortest-Odds von Eins bedeutet, dass die Wahrscheinlichkeit dafür, dass die Person tatsächlich erkrankt ist, bei 50 % liegt. Mittels Vortest-Odds und positivem Wahrscheinlichkeitsverhältnis LR+ kann das *Nachtest-Odds* berechnet werden:

$$\text{Nachtest-Odds} = \text{Vortest-Odds} \cdot \text{LR+}$$

Das Nachtest-Odds gibt die Chance wieder, dass eine als erkrankt diagnostizierte Person tatsächlich erkrankt ist. Aus dem Nachtest-Odds kann die *Nachtestwahrscheinlichkeit* bestimmt werden, die gerade dem positiv-prädiktivem Wert entspricht:

$$\text{Nachtestwahrscheinlichkeit} = \frac{\text{Nachtest-Odds}}{1 + \text{Nachtest-Odds}} = \text{PPW}$$

Der negativ-prädiktive Wert kann in analoger Weise berechnet werden mit

$$\text{Nachtest-Odds} = \text{Vortest-Odds} \cdot \text{LR-}$$

und

$$\text{Nachtestwahrscheinlichkeit} = \frac{\text{Nachtest-Odds}}{1 + \text{Nachtest-Odds}}$$

Der negativ-prädiktive Wert entspricht in diesem Fall gerade Eins minus der Nachtestwahrscheinlichkeit.

5.2.6 ROC-Kurven

Die Einteilung einer diagnostischen Maßnahme in „positive" und „negative" Testergebnisse ist in den meisten Fällen nicht eindeutig vorgegeben. Z. B. kann bei der Verwendung eines Laborparameters zu diagnostischen Zwecken jeder der gemessenen Laborwerte zur Einteilung in Gruppen mit positivem und negativem Testergebnis herangezogen werden. Für jede dieser Gruppeneinteilungen, d. h. jeden einzelnen Laborwert, kann man die oben beschriebenen Maßzahlen berechnen. Eine gebräuchliche Methode zur Zusammenfassung der so ermittelten Sensitivitäten und Spezifitäten ist die Darstellung in einer *ROC-Kurve* (receiver operating characteristic). In einer ROC-Kurve werden auf der x-Achse die Werte 1-Spezifität und auf der y-Achse die Sensitivitäten aufgetragen und die einzelnen Punkte verbunden. Im Idealfall springt die ROC-Kurve bereits im Nullpunkt von Null auf Eins; dies entspricht jeweils Werten von Eins für Sensitivität und Spezifität. Zum Vergleich zweier Diagnoseverfahren können die jeweiligen ROC-Kurven herangezogen werden. Ein Diagnoseverfahren ist eindeutig vorzuziehen, falls die entsprechende ROC-Kurve oberhalb der ROC-Kurve des anderen Diagnoseverfahrens verläuft.

5.3 Meta-Analysen

Eine Meta-Analyse ist eine quantitative Zusammenfassung einzelner Studienergebnisse. Die grundlegende Idee einer Meta-Analyse besteht darin, durch die Bildung homogener Untergruppen (auch Strata oder Schichten genannt) einen fairen Therapievergleich in einer möglicherweise heterogenen Population zu ermöglichen. Der Therapievergleich wird zunächst innerhalb der Untergruppen durchgeführt, es wird also „Gleiches mit Gleichem" verglichen; erst danach wird über die Untergruppen hinweg aufsummiert, wobei Untergruppen mit einer größeren Anzahl von Patienten gewöhnlich ein größeres Gewicht am Gesamtergebnis erhalten. In einer multizentrischen Studie wird z. B. gewöhnlich nach den beteiligten Krankenhäusern stratifiziert. In einer Meta-Analyse sind die Untergruppen in natürlicher Weise durch die einzelnen Studien gegeben. Eine Meta-Analyse sollte die folgenden drei Punkte beinhalten:

- Berechnung eines gemittelten Therapieeffekts,
- Untersuchung von Heterogenität,
- Untersuchung von (Publikations-)Bias.

Auf die ersten beiden Punkte wird im folgenden näher eingegangen, die Problematik durch Bias in Meta-Analysen wird in Kap. 4.3 beschrieben.

5.3.1 Berechnung eines gemittelten Therapieeffekts

Das eigentliche Ziel einer Meta-Analyse ist in den meisten Fällen die Schätzung eines über die Studien gemittelten Therapieeffekts. Eine allgemeine Definition des gemittelten Therapieeffekts TE ist durch die folgende Formel gegeben:

$$TE = \frac{\sum_{i=1}^{k} W_i \, TE_i}{\sum_{i=1}^{k} W_i}$$

wobei k die Anzahl der in die Meta-Analyse eingeschlossenen Studien, TE_i den in der i-ten Studie geschätzten Therapieeffekt und W_i das Gewicht (den „Informationsgehalt") der i-ten Studie bezeichnet. Die Anteile

$$\frac{W_i}{\sum_{i=1}^{k} W_i}$$

geben an, wie stark der gemittelte Therapieeffekt von der i-ten Studie abhängt. Bei Odds-Ratio und relativem Risiko ist TE_i gewöhnlich der Logarithmus dieser Maßzahlen, sodass ein gemittelter Therapieeffekt auf der Log-Skala berechnet wird. Die einzelnen Methoden unterscheiden sich dadurch, wie die Gewichte W_i gewählt werden.

Bei der Wahl einer Gewichtungsmethode wird prinzipiell zwischen Fixed-effect- und Random-effects-Modell unterschieden. Dem Fixed-effect-Modell liegt die Annahme zugrunde, dass der wahre Therapieeffekt in allen Studien gleich groß ist. Diese Annahme ist problematisch aufgrund der unterschiedlichen Studiencharakteristika, die einen Einfluss auf den Therapieeffekt haben können (z. B. Unterschiede im Patientenkollektiv, Ursprung der Studie, Jahr der Durchführung). Im Random-effects-Modell wird die Annahme getroffen, dass der wahre Behandlungseffekt von Studie zu Studie unterschiedlich ist, wobei allerdings eine weitere Verteilungsannahme notwendig ist. Neben dieser theoretischen Unterscheidung gibt es eine pragmatische. Je stärker sich die geschätzten Therapieeffekte in den Einzelstudien unterscheiden, desto weniger stark hängen im Random-effects-Modell die Gewichte W_i vom Informationsgehalt der Studie ab. Im Extremfall werden im Random-effects-Modell bei starker Heterogenität alle Studien gleich gewichtet, unabhängig von der Größe. Falls sich die Einzelergebnisse nicht stark voneinander unterscheiden, führen beide Gewichtungsmethoden zu vergleichbaren Ergebnissen. Die Untersuchung der Ursache für die Heterogenität ist einer Anwendung des Random-effects-Modells vorzuziehen.

Beispiel

Im Cochrane Review „Acellular vaccines for preventing whooping cough in children“ wurden die Todesfälle unter „acellular“ (experimentell) und „whole cell vaccines“ (Standard) als Teil der Safety-Analyse verglichen. In insgesamt 16 Studien sind Angaben zu den Todesfällen vorhanden. Ein Forestplot dieser Studien, d. h. geschätzter Therapieeffekt in den Einzelstudien mit Konfidenzintervall, ist in Abb. 5.**1** dargestellt.

Bei 7 der 16 Studien kann der Therapieeffekt (OR) nicht geschätzt werden, da in beiden Behandlungsgruppen kein Todesfall eingetreten ist (Expt, Ctrl: n). Dementsprechend werden diese Studien bei der Berechnung des gemittelten Therapieeffekts nicht berücksichtigt (Weight 0%). Um Studien in die Analyse einzuschließen, bei denen in einem Therapiearm kein Todesfall aufgetreten ist (z. B. Blumberg 1991), wird zu jeder Zelle der entsprechenden Vierfeldertafel 0,5 addiert.

Der geschätzte mittlere Therapieeffekt ist 0,87 mit einem Konfidenzintervall von 0,62–1,23. Es kann somit kein Unterschied im Mortalitätsrisiko bei der Impfung mit „acellular“ im Vergleich zu „whole cell vaccines“ nachgewiesen werden. In dieser Meta-Analyse sind geschätztes mittleres Odds-Ratio und relatives Risiko identisch, da das Mortalitätsrisiko mit Werten zwischen 0 und 2,8 % sehr gering ist.

Aufgrund der vergleichsweise hohen Mortalitätsrate in der Simondon-97-Studie mit 34 respektive 38 Todesfällen erhält diese Studie ein fast doppelt so großes Gewicht (53,7 %) wie die AHGSPV97-Studie mit über 80.000 Kindern

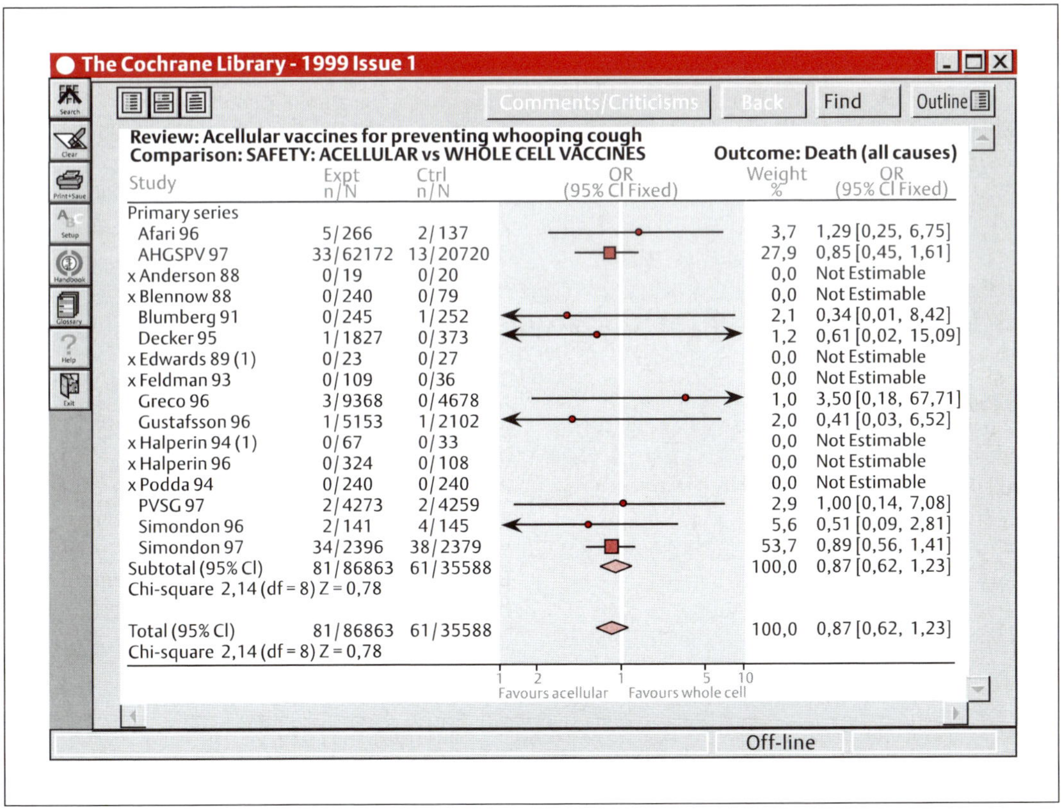

Abb. 5.**1** Graphische Darstellung der Ergebnisse der Meta-Analyse zum Vergleich von Todesfällen unter „acellular“ und „whole cell vaccines“; Cochrane Library 1999, Issue 1.

(27,9 %). Diese beiden Studien tragen über 80 % zum gemittelten Therapieeffekt bei, sodass die Validität der Meta-Analyse stark von der Validität dieser beiden Einzelstudien abhängt.

5.3.2 Untersuchung der Heterogenität

Die Berechnung und Interpretation eines gemittelten Therapieeffekts ist nur dann sinnvoll, falls sich die Ergebnisse der einzelnen Studien nicht zu stark unterscheiden. Eine Möglichkeit, dies zu untersuchen, ist ein Test auf Heterogenität der Studienergebnisse. Die Teststatistik dieses Heterogenitätstests lässt sich in allgemeiner Form wie folgt darstellen:

$$Q_{het} = \frac{\sum_{i=1}^{k} W_i \cdot (TE_i - TE)^2}{\sum_{i=1}^{k} W_i}$$

Die quadrierte Differenz zwischen Ergebnis der Einzelstudie TE_i und gemitteltem Therapieeffekt TE wird als Abstandsmaß herangezogen. Um Abweichungen größerer, präziserer Studien vom gemittelten Therapieeffekt TE eine stärkere Bedeutung zuzumessen, werden die quadratischen Abweichung in analoger Weise zur Berechnung des gemittelten Therapieeffekts gewichtet. Falls alle Studien exakt dem gemittelten Therapieeffekt entsprechen, ist der Wert der Teststatistik Q_{het} gleich Null. Je größer die Teststatistik Q_{het} wird, desto stärker unterscheiden sich die einzelnen Studienergebnisse. Die Teststatistik Q_{het} ist approximativ Chi-Quadrat-verteilt mit k-1 Freiheitsgraden (degrees of freedom), wobei k die Anzahl der Studien ist. Für den Test auf Heterogenität wird in einer Meta-Analyse gewöhnlich ein Signifikanzniveau von 10 % verwendet.

Beispiel

Zur Berechnung von Q_{het} werden im Beispiel neun der 16 Studien berücksichtigt, die Teststatistik ist entsprechend Chi-Quadrat-verteilt mit acht Freiheitsgraden. Die Teststatistik Q_{het} berechnet sich zu 2,14, mit einem zugehörigen p-Wert von 0,98. Die einzelnen Ergebnisse lassen sich somit in sinnvoller Weise im gemittelten Therapieeffekt TE zusammenfassen.

5.3.3 Meta-Analysen von Therapiestudien

Bei binären Zielgrössen wird gewöhnlich das Odds-Ratio oder das relative Risiko als Maß für den Therapieeffekt herangezogen, da die Annahme eines über die Studien konstanten Therapieeffekts bei diesen relativen Maßzahlen eher gerechtfertigt ist als bei der Risikodifferenz. Dies stellt keine Einschränkung dar, da aus Odds-Ratio bzw. relativem Risiko und einer Angabe für das Risiko in der Kontrollgruppe die Risikodifferenz bzw. die NNT berechnet werden kann. Für das relative Risiko lässt sich z. B. die Risikodifferenz RD in einfacher Weise berechnen:

$$RD = P_s \cdot RR$$

wobei RR das in der Meta-Analyse geschätzte relative Risiko ist und P_s die Wahrscheinlichkeit unter der Standardbehandlung.

5.3.4 Meta-Analysen von Diagnosestudien

Meta-Analysen von Diagnosestudien sind im Vergleich zu Meta-Analysen von Therapiestudien als problematisch einzustufen. Einerseits ist die Methodik bei Meta-Analysen von Diagnosestudien nicht so weit entwickelt, andererseits ist die Qualität der Durchführung und der Beschreibung von Diagnosestudien in Publikationen oftmals nicht ausreichend. Während in Therapiestudien eine einzelne Maßzahl geschätzt werden soll, ist in Diagnosestudien ein Paar von Maßzahlen zu bewerten. Eine gebräuchliche Methode zur Kombination der Ergebnisse von Diagnosestudien stellt deshalb die separate Durchführung einer Meta-Analyse für Sensitivität und Spezifität (bzw. LR+ und LR-) dar. Dieser Ansatz ist jedoch problematisch, da es hierbei generell zu einer Unterschätzung der Genauigkeit der diagnostischen Maßnahme kommt (Irwig 1994).

Ein adäquater Ansatz für Meta-Analysen von Diagnosestudien ist die Berechnung einer Summary Receiver Operation Characteristic (SROC). Die Beschreibung dieser Methode, die auf einer linearen logistischen Regression des Odds-Ratios (Sens / [1-Sens]) / (Spez / [1-Spez]) basiert, würde diese Einführung übersteigen; es sei vielmehr auf die einschlägige Literatur verwiesen (Moses 1993).

Literatur

Altman DG. Practical Statistics for Medical Research. London: Chapman & Hall; 1991.

Irwig L, Tosteson ANA, Gatsonis C, Lau J, Colditz G, Chalmers TC, Mosteller F. Guidelines for meta-analyses evaluating diagnostic tests. Ann Intern Med. 1994; 120:667-76.

Lloyd DA, Carty H, Patterson M, Butcher CK, Roe D. Predictive value of skull radiography for intracranial injury in children with blunt head injury. Lancet. 1997;349:821-4.

Moses LE, Shapiro D, Littenberg B. Combining independent studies of a diagnostic test into a summary ROC curve: data-analytic approaches and some additional considerations. Stat Med. 1993;12:1293-316.

Simel DL, Samsa GP, Matchar DB. Likelihood ratios with confidence: sample size estimation for diagnostic test studies. J Clin Epidemiol. 1991;8:763-70.

Simoes EAF, Groothuis JR, Tristram DA, et al. Respiratory syncytial virus-enriched globulin for the prevention of acute otitis media in high-risk children. J Pediatr. 1996;129:215-9.

White MP, MacDonald TH, Garg RA. Ketotifen in the young asthmatic – a double-blind placebo-controlled trial. J Int Med Res. 1988;16:107-13.

6 Die Cochrane Collaboration

Dirk Bassler

6.1 **Entwicklung** 116

6.2 **Ziele und Mission** 117

6.3 **Organisationsstruktur** 119

6.4 **Cochrane Library** 121
6.4.1 Aufbau der Cochrane Library 121
6.4.2 Literatursuche in der Cochrane Library 123

6.5 **Der Weg zum eigenen Review** 123

6.6 **Aktivitäten der Cochrane Collaboration im deutschsprachigen Raum** 126
6.6.1 Die deutsche Cochrane-Initiative und das deutsche Cochrane-Zentrum 126
6.6.2 Arbeitsschwerpunkte des deutschen Cochrane-Zentrums 127

„Von all dem, was unter „evidence based medicine" heute angeboten wird, verfügt die Cochrane Collaboration sicher über das am meisten ausgereifte Konzept". *(Lasek)*

6.1 Entwicklung

Die Diskrepanz zwischen einer nicht überschaubaren Menge an medizinischer Information einerseits und der Notwendigkeit einer wissenschaftlich fundierten Entscheidung andererseits fand bereits vor nahezu 30 Jahren in Großbritannien Beachtung. In seinem bemerkenswerten Buch „Effectiveness and Efficiency. Random reflections on Health Services" prangerte der britische Epidemiologe Archie Cochrane (1909–1988) die kollektive Ignoranz gegenüber den Auswirkungen medizinischer Interventionen an. Er kritisierte, dass Ärzte, die gewillt sind, eine wissenschaftlich fundierte Entscheidung zu treffen, keinen Zugang zu verläßlicher Information auf dem Boden der besten verfügbaren Evidenz haben: „It is surely a great criticism of our profession, that we have not organised a critical summary, by speciality or subspeciality, adapted periodically, of all relevant randomised controlled trials" (Cochrane 1972). Ein Jahr vor seinem Tod hob er die Rolle systematischer Übersichtsarbeiten erneut hervor und bezeichnete eine perinatologische Übersichtsarbeit als „Meilenstein in der Geschichte der randomisierten Studien und der Evaluation medizinischer Maßnahmen" (Cochrane 1989). Er schlug vor, die Methodik der strukturierten Aufarbeitung des aktuellen Wissensstandes in Form von systematischen Übersichtsarbeiten auf alle medizinischen Disziplinen auszuweiten.

Im selben Jahr konnte Mulrow nachweisen, dass die bis dahin allgemein üblichen Übersichtsarbeiten, die medizinische Themen auf erzählerische Weise und ohne systematische Evaluierung der Literatur abhandeln, massive Mängel aufweisen (Mulrow 1987). Mit seiner Forderung nach einer systematischen Aufarbeitung des medizinischen Forschungsstandes und einer fortlaufenden Aktualisierung der daraus resultierenden Übersichtsarbeiten wurde Archie Cochrane der Namenspatron für eine fünf Jahre nach seinem Tod gegründete internationale Gemeinschaft von Wissenschaftlern. Der Gründung der Cochrane Collaboration ging in den 80er Jahren ein Pilotprojekt im Bereich der Geburtshilfe und Perinatologie voraus. Im Rahmen dieser Initiative um den britischen Gynäkologen Ian Chalmers wurde eine Datenbank mit Studien erstellt und eine große Anzahl systematischer Übersichtsarbeiten verfasst und verfügbar gemacht (Chalmers 1989). Diese Übersichtsarbeiten bilden den Grundstock der Datenbank der Cochrane Collaboration, der Cochrane Library, und sind für die umfangreiche Aufarbeitung peri- und neonatologischer Fragestellungen in der Cochrane Library mit verantwortlich. Die Förderung und Unterstützung der Aktivitäten von Iain Chalmers durch das englische Gesundheitsministerium führte schließlich 1992 zur Gründung des ersten Cochrane-Zentrums in Oxford. Basierend auf dem Wunsch nach internationaler Zusammenarbeit und der Umsetzung von Archie Cochranes Ideen in allen medizinischen Fachgebieten riefen schließlich Wissenschaftlern aus neun Ländern im Oktober 1993 die Cochrane Collaboration ins Leben. Die Cochrane Collaboration wuchs sehr schnell und ist heute ein weltumspannendes Netzwerk von mehr als 4000 Ärzten, Wissenschaftlern, Angehörigen des Gesundheitswesens und Patienten. Die 13 Cochrane-Zentren sind heute auf alle fünf Kontinente der Erde verteilt. In Deutschland wurde 1999 ein eigenes Cochrane-Zentrum mit Sitz in Freiburg gegründet.

6.2 Ziele und Mission

Erklärte Ziele der Cochrane Collaboration sind

- *Verfassen* (die Übersichtsarbeiten werden hauptsächlich von Ärzten, Wissenschaftlern, Angehörigen der Gesundheitswesens und Patienten verfasst),
- *Verbreiten* (die Übersichtsarbeiten werden auf einer eigenen Datenbank, der Cochrane Library verbreitet),
- *Aktualisieren* (die Übersichtsarbeiten der Cochrane Library werden regelmäßig unter Berücksichtigung der neu hinzugekommenen Studien aktualisiert)

von systematischen Reviews zu sämtlichen therapeutischen Fragestellungen in der Medizin, ein Projekt, das in seinem Ausmaß und in seiner Bedeutung mit der vollständigen Entschlüsselung der menschlichen Erbanlagen, dem „Human Genome Project" verglichen wird (Naylor 1997).

Die Arbeit der Cochrane Collaboration basiert u. a. auf den Prinzipien der interdisziplinären Zusammenarbeit, der transparenten Entscheidungsprozesse sowie der kontinuierlichen Aktualisierung und Qualitätsverbesserung der eigenen Arbeit.

Das zentrale Thema der Cochrane Collaboration, die systematische Übersichtsarbeit, spiegelt sich auch im Logo der Cochrane Collaboration wider (Abb. 6.**1**). Die im Logo dargestellte Meta-Analyse dient als Beispiel dafür, dass der frühzeitige Einbezug von Meta-Analysen in die klinische Praxis entscheidende und neue Informationen über das Ausmaß von Nutzen und Schaden einer Intervention liefern kann, auch wenn die berücksichtigten Einzelstudienergebnisse bereits mehrere Jahre vor Bekanntwerden der Meta-Analyse vorlagen.

Die Zielsetzung, systematische Übersichtsarbeiten zu *allen* therapeutischen Fragen der Medizin zu erstellen, und die vielseitige Zusammensetzung der Autoren aus unterschiedlichen Zielgruppen führen zu einer breiten Streuung der Themen der systematischen Übersichtsarbeiten mit je nach Interesse des Anwenders unterschiedlicher Relevanz. Spezielle Themen können für Einzelne (darunter meist die Autoren der Arbeit) von größtem Interesse sein, während sie für andere nur marginale Bedeutung haben. So darf man z. B. als Arzt nicht erwarten, in der Cochrane Library nur systematische Übersichtsarbeiten zu schulmedizinisch hochaktuellen Themen zu finden. Der Nutzer der Cochrane Library muss sich weiterhin darüber im Klaren sein, dass die Cochrane Collaboration eine relativ junge Organisation ist, die sich einer immens großen Aufgabe widmet. Auch wenn die Zahl der innerhalb der Cochrane Collaboration erstellten Übersichtsarbeiten für einen Zeitraum von sieben Jahren beeindruckend groß ist (Stand IV/2002: 1519 Übersichtsarbeiten) und kontinuierlich wächst (Stand IV/2002: 1136 Protokolle), so sind verständlicherweise noch viele Themen unbearbeitet. Man darf daher nicht davon ausgehen, dass

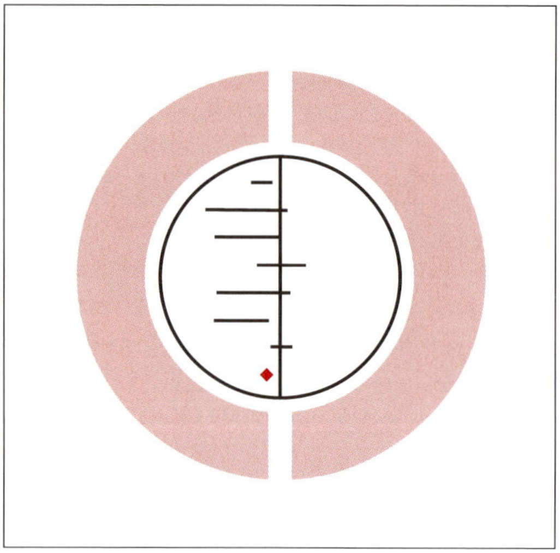

Abb. 6.1 **Cochrane Logo**. In dem Kreis zwischen den beiden spiegelbildlich angeordneten C's des Namens der Cochrane Collaboration wird graphisch das Ergebnis einer Meta-Analyse dargestellt. Diese Meta-Analyse untersucht die Frage der Wirksamkeit einer Behandlung mit Kortikosteroiden bei drohender Frühgeburtlichkeit und deren Auswirkung auf die Überlebenswahrscheinlichkeit des Kindes. 1980 konnte diese Frage mit den Ergebnissen von sieben vorliegenden Studien (waagrechte Linien, deren Länge durch das 95 %-Konfidenzintervall für das relative Risiko gegeben ist) nicht eindeutig beantwortet werden. Nur die zwei links von der vertikalen Linie (relatives Risiko Eins, also gleichbedeutend mit keinem Wirkungsunterschied) liegenden Studien zeigen eine statistisch signifikante Überlegenheit der Therapie, die anderen fünf berühren die senkrechte Linie, was gleichbedeutend mit einem nicht signifikanten Ergebnis ist. Der damalige Kenntnisstand wurde zehn Jahre später in einer Meta-Analyse zusammengefasst, mit dem Ergebnis des Effektivitätsnachweises der Steroidtherapie (Raute; fasst das relative Risiko der Einzelstudien quantitativ zusammen). Eine Aktualisierung der Meta-Analyse unter Einschluss der 1989 zusätzlich vorliegenden Studien führte zu nahezu denselben Schlussfolgerungen (Crowley 1989, Crowley 1990). Die Wahrscheinlichkeit, infolge der Frühgeburtlichkeit zu sterben, wird durch die Kortikosteroidgabe an die Mutter und die damit geförderte fetale Lungenreifung um 30 % reduziert. Vor der Publikation der systematischen Übersichtsarbeit hatten viele Geburtshelfer – so auch einer der Autoren der Übersichtsarbeit von 1989 – deren Wirksamkeit nicht realisiert (Crowley 1989, Crowley 1990).

die eigene Frage immer in Form einer systematischen Übersichtsarbeit in der Cochrane Library aufgearbeitet worden ist. Um Enttäuschungen vorzubeugen, sollte man sich auch darüber im Klaren sein, dass es zu vielen Fragestellungen in der Medizin noch zu wenig qualitativ hochwertige randomisierte Einzelstudien gibt, die die Anforderungen der Cochrane Collaboration erfüllen. Dies führt dazu, dass viele der systematischen Übersichtsarbeiten zu wenig Einzelstudien und Patienten umfassen, um eine definitive klinische Entscheidungshilfe zu geben, was für den praktisch orientierten Kliniker, der konkrete Antworten auf seine Fragen erwartet, oftmals enttäuschend ist. Der Wissenschaftler hingegen, der sich über neuen zukünftigen Forschungsbedarf informieren will, bekommt durch die systematischen Übersichtsarbeiten der Cochrane Collaboration eine komplette themenbezogene Aufarbeitung des Forschungsstandes und kann auf dieser verlässlichen Grundlage neue Studien planen bzw. bewusst auf weitere Studien verzichten, weil eine Fragestellung mit Hilfe der vorliegenden Forschungsergebnisse bereits suffizient beantwortet wurde.

6.3 Organisationsstruktur

Die Cochrane Collaboration ist eine Non-Profit-Organisation, deren Finanzierung weitgehend auf nationaler Ebene geregelt wird. Zentrale Einkünfte ergeben sich nur über den Vertrieb der Cochrane Library und werden für das Sekretariat der „Steering Group" und für Reisen der Patientenvertreter verwendet. In Deutschland wurde die Arbeit, die der eigentlichen Gründung des Deutschen Cochrane-Zentrums vorausging, von 1994–1997 über ein Projekt der Europäischen Union (EU) und das Bundesministerium für Gesundheit (BMG) finanziell gefördert. Gleichzeitig wurde die Arbeit finanziell vom Universitätsklinikum Freiburg unterstützt. Seit 1998 erfolgt die Finanzierung des Deutschen Cochrane-Zentrums als bisher noch zeitlich befristetes Forschungsprojekt am Universitätsklinikum Freiburg durch das Bundesministerium für Bildung und Forschung (BMBF). Um eine Einflussnahme der Pharmaindustrie auf den Inhalt der systematischen Übersichtsarbeiten der Cochrane Collaboration auszuschließen, gilt eine finanzielle Zuwendung seitens der Industrie als Ausschlusskriterium für die Veröffentlichung dieser Arbeit in der Cochrane Library.

In der Organisationsstruktur der Cochrane Collaboration haben sich verschiedene Elemente herausgebildet (Abb. 6.**2**): Review Groups, Cochrane Fields, Cochrane Zentren, Steering Group, Cochrane Methods Working Groups, Consumer Network.

- Die **Review-Gruppen** bilden den Schwerpunkt der medizinischen Arbeit der Cochrane Collaboration. Sie sind für die Identifikation und Bewertung von randomisierten klinischen Studien, für deren Zusammenfassung zu systematischen Übersichtsarbeiten und für die Aktualisierung der Arbeiten verantwortlich. Die Review-Gruppen sind thematisch gegliedert und decken jeweils einen ganz spezifischen Bereich der Medizin ab. Derzeit (Stand I/2000) existieren 52 verschiedene Review-Gruppen (Tab. 6.**1**). Dabei hat jede Review Gruppe eine lokale organisatorische Basis. Die Entstehungsgeschichte der Cochrane Collaboration bringt es mit sich, dass sich viele dieser Standorte in Großbritannien befinden. Die „Reviewer" hingegen, d. h. diejenigen, die die systematischen Übersichtsarbeiten erstellen, sind über die ganze Welt verteilt. Die Kommunikation läuft weitgehend über elektronische Medien, es gibt jedoch auch regelmäßige Treffen der einzelnen Gruppen.

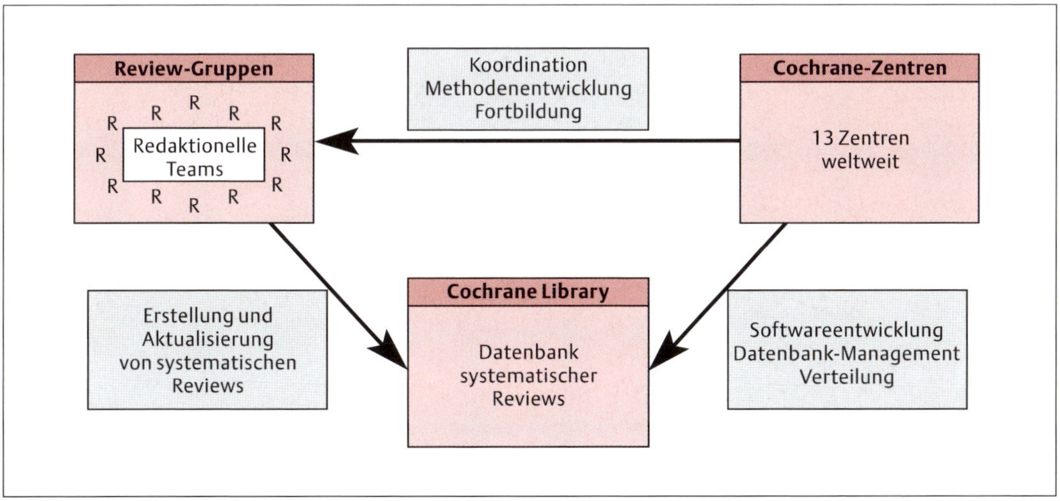

Abb. 6.**2** Struktur der Cochrane Collaboration.

Tabelle 6.**1** Cochrane Review-Gruppen (Stand I/2000)

Acute Respiratory Infections Group	Menstrual Disorders and Subfertility Group
Airways Group (web site)	Metabolic and Endocrine Disorders Group (web site)
Anaesthesia Group	Movement Disorders Group
Back Group (web site)	Multiple Sclerosis Group
Breast Cancer Group	Musculoskeletal Group (web site) • Gout Sub-Group • Lupus Erythematodes Sub-Group • Osteoarthritis Sub-Group • Osteoporosis Sub-Group • Paediatric Rheumatology Sub-Group • Rheumatoid Arthritis Sub-Group • Scleroderma Sub-Group • Soft Tissue Rheumatism Sub-Group • Spondylarthropathy Sub-Group • Vasculitis Sub-Group
Colorectal Cancer Group (web site)	Musculoskeletal Injuries Group
Consumers and Communication Group	Neonatal Group (web site)
Cystic Fibrosis and Genetic Disorders Group (web site)	Neuromuscular Disease Group
Dementia and Cognitive Impairment Group (web site)	Oral Health Group
Depression, Anxiety and Neurosis Group (web site)	Pain, Palliative and Supportive Care Group (web site)
Developmental, Psychosocial and Learning Problems Group	Peripheral Vascular Diseases Group (web site)
Drug and Alcohol Group	Pregnancy and Childbirth Group
Ear, Nose and Throat Disorders Group (web site)	Prostatic and Urologic Cancers Group
Effective Practice and Organisation of Care Group (web site)	Renal Group
Epilepsy Group (web site)	Schizophrenia Group
Eyes and Vision Group (web site)	Sexually Transmitted Diseases Group
Fertility Regulation Group	Skin Group (web site)
Gynaecological Cancer Group (web site)	Stroke Group (web site)
Heart Group (web site)	Subfertility Group (see Menstrual Disorders)
Hepato-Biliary Group (web site)	Tobacco Addiction Group (web site)
HIV/AIDS Group (web site)	Upper Gastrointestinal & Pancreatic Diseases Group
Hypertension Group	Wounds Group (web site)
Incontinence Group	
Infectious Diseases Group (web site)	
Inflammatory Bowel Disease Group (web site)	
Injuries Group (web site)	
Lung Cancer Group (web site)	

- Neben den Review-Gruppen existieren sog. „fields“. In **Cochrane Fields** werden Themen koordiniert, deren Bedeutung über das Spektrum der einzelnen Review-Gruppen hinausgeht und die sich auf die verschiedenen gesellschaftlichen Ebenen einzelner Länder und auch auf globale Ebene erstreckt (z.B. Cochrane Child Health Field, Cochrane Cancer Network). Die Arbeit der Cochrane Fields besteht großteils in der Vermittlung zwischen organisatorischen und inhaltlichen Aufgaben.
- Den **Cochrane-Zentren** fällt primär die Aufgabe der methodischen und logistischen Betreuung von Ländern bzw. Sprachräumen zu. Darunter fällt beispielsweise die Unterstützung bei der Etablierung neuer Review-Gruppen und die Organisation und Durchführung von Fortbildungsveranstaltungen mit dem thematischen Schwerpunkt auf systematischen Übersichtsarbeiten und Meta-Analysen. Cochrane-Zentren bieten konkrete Hilfestellungen bei Problemen der individuellen Reviewer ihres Sprachraumes oder Landes. Neben dieser primär an der Cochrane Collaboration ausgerichteten Arbeit, bringen es die Qualifikation der einzelnen Mitarbeiter in einem Bereich zwischen praktischer Medizin und Epidemiologie/Statistik und die Unabhängigkeit von den verschiedenen Interessengruppen im Gesundheitswesen mit sich, dass sich die Arbeit der Cochrane Zentren auch auf Projekte ausdehnt (Kap. 6.6), die im weiteren Sinne unter Evidenz-basierte Medizin fallen. Inzwischen gibt es weltweit 13 Cochrane-Zentren, der deutschsprachige Raum wird vom Cochrane-Zentrum in Freiburg betreut.
- Die **Steering Group** setzt sich aus Vertretern der einzelnen Cochrane-Entitäten zusammen, die in regelmäßigen Abständen von sämtlichen Mitgliedern der Cochrane Collaboration gewählt werden. Die Steering Group stellt den politischen Kopf der Cochrane Collaboration dar und ist damit für alle grundsätzlichen Aspekte wie z.B. die Ausrichtung der Ziele oder rechtliche Fragen zum Urheberrecht der Übersichtsarbeiten verantwortlich.
- Weiterhin existieren mehrere „**Methods Groups**“, die sich mit methodischen Aspekten der Reviewerstellung wie z.B. statistischen Methoden der Datensynthese oder Fragen der Anwendbarkeit von Reviews auseinandersetzen.
- Bestrebungen, Patienten in die Arbeit der Cochrane Collaboration zu integrieren und die zunehmende Nutzung von Cochrane Reviews in der Patienteninformation zu etablieren, werden im „**Consumer Network**“ koordiniert.

6.4 Cochrane Library

6.4.1 Aufbau der Cochrane Library

Die Cochrane Library ist das Produkt der Arbeit der Cochrane Collaboration. Es handelt sich um eine Datenbank, die gegen eine Gebühr über das Internet zugänglich ist bzw. in Form von CDs vierteljährlich im Abonnement bezogen werden kann. In der Cochrane Library sind unter einer einheitlichen Oberfläche (Abb. 6.**3**) im wesentlichen vier verschiedene Datenbanken zusammengefasst:

- **Cochrane Database of Systematic Reviews (CDSR).**
  In der CDSR befinden sich alle von der Cochrane Collaboration erstellten systematischen Übersichtsarbeiten sowie die Protokolle für zukünftige Reviews. Diese systematischen Übersichtsarbeiten werden regelmäßig aktualisiert. Die Aktualität wird dabei durch fortlaufende Berücksichtigung der neuesten Studien bei der quantitativen Zusammenfassung der Studienergebnisse (Meta-Analyse) gewährleistet. Aktualisierte Reviews sind in der vierteljährlich neu erscheinenden Cochrane Library als „update“ gekennzeichnet. Die CDSR ist derzeit noch eine relativ kleine Datenbank, bei der schon eine einfache Suchstrategie zum Erfolg führt.

- **Database of Abstracts of Reviews of Effectiveness (DARE).** Die Database of Abstracts of Reviews of Effectiveness (DARE) umfasst zur Zeit (Issue IV, 2002) insgesamt 2940 systematische Übersichtsarbeiten, die in der medizinischen Literatur identifiziert und nicht selbst von der Cochrane Collaboration erstellt wurden. Sie haben einen Qualitätsfilter des Center for Reviews and Dissemination (CRD) des britischen National Health Service (NHS) an der Universität von York durchlaufen und erfüllen gewisse methodische Mindestanforderungen. Die Übersichtsarbeiten sind in strukturierter Abstract-Form in der DARE abrufbar und enthalten Kommentare des CRD, die z. B. die methodische Qualität und die Übertragbarkeit der Ergebnisse betreffen.
- **Cochrane Controlled Trials Register (CCTR).** Das Cochrane Controlled Trials Register (CCTR) ist eine bibliographische Sammlung von zurzeit (Issue IV/2002) über 345.000 Einträgen zu kontrollierten Studien, die in den großen Datenbanken (z. B. Medline, Embase) und im internationalen Handsearching-Prozess identifiziert wurden. Unter Handsearching versteht man die manuelle Suche nach Artikeln über kontrollierte Studien in medizinischen, zum Teil landessprachlichen Fachzeitschriften, die teilweise nicht in elektronischen Datenbanken erfasst sind. Die gefundenen Studien werden an eine zentrale Stelle weitergeleitet und in das Cochrane Controlled Trials Register aufgenommen. Die bibliographischen Daten im CCTR werden teilweise durch Abstracts ergänzt. Diese Datenbank

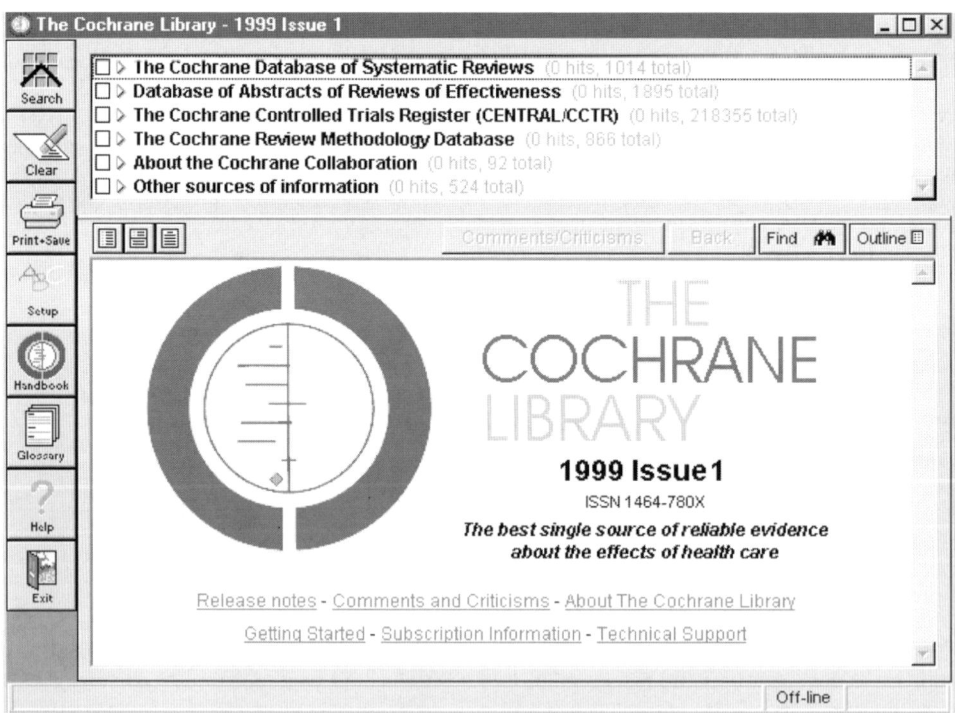

Abb. 6.3 The Cochrane Library – Screenshot der CD-Version.

stellt in erster Linie die Basis für die Erstellung systematischer Reviews dar, wird aber aufgrund ihres Umfangs heute bereits als beste Quelle für Artikel zur patientenorientierten klinischen Forschung bezeichnet.

- **Cochrane Review Methodology Database (CRMD).**
  Die Cochrane Review Methodology Database (CRMD) ist eine Datenbank für Literatur zu methodischen Fragestellungen im Zusammenhang mit systematischen Übersichtsarbeiten mit zur Zeit (Issue IV/2002) 4002 Zitaten und Abstracts.

Eine Datenbank von über 2800 Abstracts von Übersichtsarbeiten, die im Rahmen des internationalen Health Technology Assessments (Kap. 6.6) entstanden sind sowie das Cochrane-Handbuch und Informationen über die Arbeit der Cochrane Collaboration mit Kontaktadressen aller registrierten Review-Gruppen und Cochrane-Zentren runden das Angebot der Cochrane Library ab.

6.4.2 Literatursuche in der Cochrane Library

In der überarbeiteten Internetoberfläche der Cochrane Library steht nur noch eine Suchfunktion zur Verfügung. In der CD-Oberfläche der Cochrane Library stehen dagegen drei verschiedene Suchmechanismen zur Verfügung: Die „simple", die „advanced" und die „MeSH search". Während die „simple search" primär auf eine Ein-Wort-Suche ausgerichtet ist, erlaubt die „advanced search" u. a. eine Kombination von Suchbegriffen oder eine Limitierung z. B. auf einen bestimmten Publikationstyp oder -zeitraum. Die „advanced search" erlaubt außerdem eine Darstellung und Speicherung der Suchstrategie. Die „Medical Subject Headings (MeSH: medizinische Schlagwörter) search" ermöglicht die Literatursuche anhand eines elektronischen Index bzw. „Thesaurus", allerdings nur für diejenigen Einträge, die aus Medline importiert wurden. Für eine Literaturrecherche in der CDSR bietet sich eine Suche im „Advanced-search"-Modus an, für eine Recherche im umfangreichen CCTR ist ebenfalls die „advanced search" bzw. die MeSH-Suche zu bevorzugen. Die praktische Handhabung der Literatursuche ist mit dem Vorgehen in Medline vergleichbar (Kap. 2.3.2).

6.5 Der Weg zum eigenen Review

Die Motivation, selbst eine systematische Übersichtsarbeit im Rahmen der Cochrane Collaboration zu verfassen, ist vielseitig. Während der vorwiegend praktisch tätige Arzt aufgrund einer unbefriedigenden Informationslage über ein für ihn relevantes Problem beschließt, den Wissensstand systematisch aufzuarbeiten, beabsichtigt der vorwiegend theoretisch interessierte Mediziner, sich mit klinisch-epidemiologischen Aspekten anhand einer selbst durchgeführten Meta-Analyse auseinander zu setzen. Theoretisch hat jeder die Möglichkeit, eine systematische Übersichtsarbeit im Rahmen der Cochrane Collaboration zu erstellen, solange er sich an das vorgegebene methodische Regelwerk der Collaboration hält. Praktisch muss ein medizinisches und methodisches Grundwissen vorhanden sein, das unter Umständen aber auch in der Auseinandersetzung mit der Übersichtsarbeit erworben bzw. ausgebaut werden kann. Eines der erklärten Prinzipien der Cochrane Collaboration lautet, „building on the enthusiasm of individuals", und in diesem Sinne soll jedem interessierten und engagierten Bewerber die Chance zur aktiven Mitarbeit gegeben werden. Zum allergrößten Teil werden die Übersichtsarbeiten jedoch von Ärzten verfasst. Die fehlende Eingangsvoraussetzung macht eine enge Betreuung und Beratung vonseiten erfahrener Kliniker und Methodiker erforderlich. Zu diesem Zweck hat jede Review-Gruppe ein Team von Editoren, das sich durch besondere Qualifikationen im Bereich systematischer Übersichtsarbeiten auszeichnet. Jeder Übersichtsarbeit wird von Anfang an ein Editor zugeteilt, der für das Einhalten der hohen medizinischen und methodischen Ansprüche mitverantwortlich ist. In enger Zusammenarbeit mit diesem Editor entwickeln die Autoren zunächst ein strukturiertes Protokoll, das den Rahmen für die weitere Arbeit bildet. Das Vorgehen ist vergleichbar mit dem bei der Durchführung einer prospektiven klinischen Studie, die vor dem eigentlichen Zusammentragen der Daten ebenfalls einen detaillierten Plan erforderlich macht.

Das konkrete Vorgehen lässt sich in die folgenden neun Schritte unterteilen:

1. Zunächst wird das Thema festgelegt.

2. Anschließend wird der Titel der geplanten Übersichtsarbeit bei der zuständigen Review-Gruppe registriert. Dadurch soll vermieden werden, dass eine Fragestellung mehrfach bearbeitet und der Arbeitsaufwand unnötigerweise vervielfacht wird.

3. Durch die Review-Gruppe werden ein Editor und ggf. weitere an der Mitarbeit interessierte Autoren zugeteilt.

4. In Zusammenarbeit mit dem Editor wird ein Protokoll entwickelt. Darin müssen in standardisierter Form die genaue Fragestellung und das genaue Vorgehen beschrieben sein, d. h. die Patientenzielgruppe, die Intervention, die Kontrolle, die Zielgrößen, die Ein- und Ausschlusskriterien der Studien, die Literatursuchstrategie, die methodische Qualitätsbewertung, die geplanten statistischen Auswertungsmethoden inkl. Sensitivitäts- und Subgruppenanalyse usw. (Kap. 4). Die zuständige Review-Gruppe hilft bei methodischen Problemen weiter.

5. Es schließt sich eine möglichst sensitive Literatursuche an, die nach Möglichkeit verschiedene elektronische Datenbanken, unveröffentlichte Studien und durch Handsearching identifizierte Studien mitberücksichtigt, um „biases“ (Kap. 4) zu vermeiden. Die bei der Literatursuche identifizierten Abstracts sollten von zwei unabhängigen Personen nach möglicher Relevanz für die Übersichtsarbeit durchgesehen werden. Alle potenziell relevanten Arbeiten werden anschließend in einer Volltext-Version im Hinblick auf die Ein- und Ausschlusskriterien überprüft. Dadurch verringert sich die Zahl der für die Übersichtsarbeit in Frage kommenden Studien meistens drastisch. Auf dieser Ebene der Arbeit wird für jede einzelne Studie die Aufnahme bzw. der Ausschluss begründet und im Rahmen der Übersichtsarbeit dargestellt, um dem Anspruch der Transparenz gerecht zu werden. Die für die Übersichtsarbeit vorgesehenen Studienberichte werden nach Möglichkeit von zwei unabhängigen Autoren nach ihrer methodischen Qualität beurteilt. Teilweise findet dabei der von Jadad und Mitarbeitern entwickelte Qualitätsscore Anwendung (Kap. 3), zusammen mit einer Beurteilung der verdeckten Zuordnung (allocation concealment) (Kap. 3) in die drei Kategorien „adäquat“, „inadäquat“ und „nicht beurteilbar“. Es spricht jedoch einiges dafür, auf die Anwendung eines umfassenden Scores zu verzichten und stattdessen einzelne empirisch nachgewiesene Komponenten zu beurteilen (Kap. 3.2.2), was auch zunehmend in die Praxis umgesetzt wird. Die Notwendigkeit einer Verblindung bei der Qualitätsbeurteilung wird ebenfalls noch kontrovers diskutiert (Jadad 1998, Clark 1999). Dementsprechend gibt es bisher keine verbindliche Übereinkunft innerhalb der Cochrane Collaboration. Häufig wird die methodische Qualität eines Studienberichtes in Unkenntnis der Autoren und der Zeitschrift beurteilt. Diese Notwendigkeit ist zwar nicht empirisch belegt, aber eine nachteilige Auswirkung der Verblindung muss nicht angenommen werden.

6. Der nächste Schritt besteht in der Datenextraktion aus den Studienberichten. Dabei ist es vorteilhaft, ein standardisiertes Formular zu entwerfen, in das für jede Studie die extrahierten Daten eingetragen werden.

7. Die gesammelten Daten werden anschließend idealerweise ebenfalls parallel von zwei unabhängigen Personen in ein eigens von der Cochrane Collaboration entwickeltes Softwarepro-

gramm (Revman) eingegeben, das die Studienergebnisse quantitativ zusammenfasst und das Ergebnis graphisch, in Form eines „forest plots“ präsentiert, entsprechend dem Logo der Cochrane Collaboration (Abb. 6.**1**). Dem Protokoll entsprechend wird das Ergebnis für einzelne Subgruppen erstellt, und in Abhängigkeit von ebenfalls im Protokoll festgelegten Faktoren (z. B. Qualität des Studienberichts) wird eine Sensitivitätsanalyse durchgeführt. Die Ergebnisse der Meta-Analyse werden in einen strukturierten Text eingebaut, der u. a. ein standardisiertes Abstract enthält.

8. Die fertige Übersichtsarbeit wird nach abschließender Beurteilung durch den zugeteilten Editor und den Leiter der Review-Gruppe („coordinating editor“) in die Cochrane Library zur Publikation aufgenommen. Erst nach Veröffentlichung in der Cochrane Library sollte die Meta-Analyse ggf. als Artikel zur Publikation in einer Zeitschrift eingereicht werden. Die Arbeit der Cochrane Collaboration wird inzwischen von etlichen hochkarätigen Zeitschriften honoriert, indem diese eine Publikation auf Papier neben der Publikation in der Cochrane Library zulassen.

9. In regelmäßigen Abständen muss die Übersichtsarbeit aktualisiert werden, unter Berücksichtigung der in diesem Zeitraum neu hinzugekommenen Studien.

Für den gesamten Prozess der Reviewerstellung von der Festlegung der Fragestellung bis zur Publikation in der Cochrane Library ist ein durchschnittlicher Zeitrahmen von ein bis zwei Jahren zu veranschlagen. Dabei richtet sich die für die einzelne Übersichtsarbeit benötigte Zeit im Wesentlichen nach der Zahl der bei der initialen Literatursuche identifizierten Studien. Es ist leicht nachvollziehbar, dass der Arbeitsaufwand für eine Meta-Analyse mit der Zahl der eingeschlossenen Studien steigt. Andererseits sind es diese umfangreichen systematischen Übersichtsarbeiten, die aufgrund der großen Patientenzahlen konkrete Schlussfolgerungen über die Evidenz der beurteilten medizinischen Maßnahme zulassen und das Potenzial haben, den medizinischen Alltag nachhaltig zu beeinflussen.

Während in den Ländern des englischen Sprachraums die Arbeit an Meta-Analysen zunehmend als Teil der wissenschaftlichen Medizin anerkannt und wissenschaftlich entsprechend honoriert wird, sperren sich in Deutschland einige gegen diese Anerkennung mit dem Argument, dass dabei keine Originaldaten produziert werden, wie das z. B. bei klinischen Studien der Fall ist. Wenn man den Sinn der medizinischen Forschung darin sieht, kranken Menschen durch praktische Maßnahmen zu helfen, dann muss man Meta-Analysen als einen Teil der medizinischen Forschung sehen. Durch sie wird häufig die Umsetzung von Ergebnissen aus der Forschung beschleunigt und manchmal erst das Ausmaß und die Bedeutung von Originaldaten erkannt, die bereits seit Jahren vorliegen. Auf der anderen Seite haben Meta-Analysen die Nutzlosigkeit und den Schaden von Maßnahmen bewiesen, die bereits Teil der medizinischen Praxis waren. Schließlich werden durch systematische Übersichtsarbeiten auch Lücken in der Forschungslandschaft aufgezeigt, an denen sich zukünftige wissenschaftliche Aktivitäten orientieren können.

6.6 Aktivitäten der Cochrane Collaboration im deutschsprachigen Raum

Gerd Antes, Dirk Bassler

In Deutschland wurde die Arbeit der Cochrane Collaboration (CC) bis Mitte der 90er Jahre weitgehend ignoriert, und zwar in gleichem Maße, wie die parallel verlaufene Entwicklung der evidence based medicine an der McMaster Universität in Hamilton (Kanada). Erste Aufmerksamkeit wurde durch die Arbeit individueller Reviewer erzeugt, die Anfang der 90er Jahre – wenn auch in sehr eingeschränktem Maße – durch die Anfertigung von systematischen Reviews die Konzepte und Ziele der CC nach Deutschland brachten und damit die ersten Schritte für den Aufbau der Cochrane-Initiative in Deutschland und der Schweiz einleiteten.

6.6.1 Die deutsche Cochrane-Initiative und das deutsche Cochrane-Zentrum

Neben den individuellen Aktivitäten gilt 1994 als allerdings seinerzeit kaum wahrgenommenes Datum für den Beginn von organisierten Aktivitäten. Gefördert durch das EU-Programm Biomed 1 wurde in Kooperation mit fünf anderen europäischen Gruppen oder Zentren begonnen, die allgemeinen wissenschaftlichen Zeitschriften manuell nach kontrollierten klinischen Studien zu durchsuchen. In dieser für die Cochrane Collaboration essenziellen und charakteristischen Arbeit wurden sowohl im Index Medicus (also in Medline) gelistete wie auch nicht gelistete Zeitschriften systematisch vollständig durchsucht. Für erstere wurden die identifizierten Artikel über Studien in Kooperation mit der National Library of Medicine bezüglich ihrer Indizierung dahin gehend verbessert, dass sie mit dem Publikationstyp „CCT" bzw. „RCT" für kontrollierte bzw. randomisierte Studien versehen wurden und damit wesentlich treffsicherer aufgefunden werden können. Die Studienartikel aus den nicht in Medline enthaltenen Zeitschriften wurden in das Controlled Clinical Trials Register der Cochrane Library aufgenommen und damit erstmalig für die breite Öffentlichkeit elektronisch auffindbar gemacht. Dieses Projekt wurde 1998 für spezielle Zeitschriften fortgeführt und hat inzwischen in den deutschsprachigen Zeitschriften einen Ertrag von ca. 7000 kontrollierten Studien gebracht, von denen ca. 40 % vorher nicht in Medline verfügbar waren. Eine Übersicht über die bereits bearbeiteten bzw. fortlaufend durchsuchten Zeitschriften steht als sog. Masterlist im Internet (http://www.cochrane.de/cc/cochrane/hsearch.htm #MLIST).

Aufgrund dieser stark zunehmenden Aktivitäten in Deutschland und der Schweiz, der internationalen Kontakte und der öffentlichen Wahrnehmung wurde die Gründung eines deutschen Cochrane-Zentrums vorbereitet. Unterstützt durch das niederländische Cochrane-Zentrum wurde das Deutsche Cochrane-Zentrum im Herbst 1998 formal durch die Cochrane Collaboration anerkannt und registriert. Das deutsche Cochrane-Zentrum befindet sich im Universitätsklinikum Freiburg; der zu betreuende Bereich umfasst Deutschland, die deutschsprachige Schweiz, Österreich, Ungarn und die Tschechische Republik.

6.6.2 Arbeitsschwerpunkte des deutschen Cochrane-Zentrums

Zu den Hauptaufgaben des deutschen Cochrane-Zentrums gehören:

- Initiierung und Unterstützung von Reviewtätigkeiten sowie der im deutschsprachigen Raum lokalisierten Review Gruppen,
- Hilfe bei der Dissemination der Cochrane Library,
- Anbindung des deutschsprachigen Raums an die internationalen Strukturen und Herstellung des Bezugs zu Entwicklungen der EBM.

Initiierung und Unterstützung von Reviewtätigkeiten sowie der im deutschsprachigen Raum lokalisierten Review-Gruppen

Das Erreichen der Ziele der Cochrane Collaboration steht und fällt mit der Reviewaktivität, da durch sie für die gesamte Medizin die Evidenz auf der Basis von kontrollierten Studien bereitgestellt wird. In Deutschland ist hier zwar ein deutlicher Rückstand gegenüber den angloamerikanischen Ländern zu konstatieren, der größtenteils durch den späten Einstieg in dieses Thema und den aufwendigen und langwierigen Aufbau einer unterstützenden Umgebung für die Reviewarbeit bedingt ist. Es zeigen sich jedoch deutliche Effekte der bisherigen Anstrengungen, die durch die Etablierung zweier Editorial Bases in Deutschland verstärkt werden dürften: Vor kurzem wurde in der Klinik für Stoffwechselerkrankungen und Ernährung des Universitätsklinikums Düsseldorf die *Endocrine and Metabolic Disorders Group* ins Leben gerufen, und am Universitätsklinikum Köln wurde im Kompetenznetzwerk Maligne Lymphome die *Haematological Cancer Group* etabliert.

Hilfe bei der Dissemination der Cochrane Library

Die Verbreitung der Cochrane Library erfolgt als CD-ROM und als Online-Version Paßwortgeschützt über das Internet bzw. innerhalb von Intranets von Institutionen. Für niedergelassene Ärzte bietet sich das Deutsche Gesundheitsnetz (DGN) an, da innerhalb dieses Intranets die Cochrane Library frei verfügbar ist. Neben der individuellen Lizensierung gibt es vielfache Zugangsmöglichkeiten in Universitätskliniken, Instituten und Bibliotheken. Die rasche Entwicklung verbietet eine detailliertere Beschreibung an dieser Stelle, lokale Bibliotheken sind eine adäquate Anlaufstelle für Auskünfte über lokale Zugangsmöglichkeiten.

Anbindung des deutschsprachigen Raums an die internationalen Strukturen und Herstellung des Bezugs zu Entwicklungen der EBM

Das Ziel der Evidenz-basierten Medizin ist die Verbesserung des Transfers von Forschungsergebnissen in die medizinische Praxis. Die Integration der Bestrebungen, die wissenschaftliche Basis der Medizin besser für die Praxis zu erschließen, wird im Rahmen des Deutschen Netzwerks für Evidenz-basierte Medizin (www.ebm-netzwerk.de) koordiniert. Cochrane Reviews kommen bei der Umsetzung der wissenschaftlichen Evidenz eine wichtige Rolle zu, denn sie fassen die in klinischen Studien ermittelte Wirksamkeit von Interventionen im Gesundheitssystem zusammen und stellen diese Arbeiten für die Anwendung zur Verfügung. Sowohl aufgrund der weltweit zusammengefassten Studien wie auch aufgrund der zunehmend multinational durchgeführten einzelnen Studien ist diese Arbeit strikt international ausgerichtet. In Kontrast dazu ist die Nutzung der so erhaltenen Wirksamkeiten innerhalb der einzelnen Gesundheitssysteme national oder sogar lokal unterschiedlich aufgrund der unterschiedlichen sozioökonomischen und logistischen Bedingungen der jeweiligen Umgebung.

Die Bindeglieder zwischen wissenschaftlicher Evidenz und der Entscheidungsbasis für die Praxis sind zum einen klinische Leitlinien für die Unterstützung der unmittelbaren ärztlichen Praxis und zum anderen die zusammenfassenden Bewertungen nach den Regeln des Health Technology Assessment (HTA), nach denen über den Einsatz von medizinischen Maßnahmen innerhalb eines Gesundheitssystems entschieden wird. Die von Beginn an intensive Kooperation zwischen der Cochrane Collaboration und den Trägern der Leitlinienentwicklung und des HTA hat erheblich zu der raschen Entwicklung der betroffenen Strukturen in Deutschland in den letzten Jahren beigetragen. Ein wesentlicher Beitrag zu dem Zusammenspiel der einzelnen Komponenten entstand aus einem Projekt zur Entwicklung von Kriterien zur Qualitätsbewertung von Leitlinien, die viele Parallelen zu der Arbeit der Cochrane Collaboration aufweist. Aus diesem Grund wurde frühzeitig eine Kooperation der Zentralstelle für ärztliche Qualitätssicherung und des Deutschen Cochrane-Zentrums begonnen. Getragen werden die eingegangenen Verbindungen von der Einsicht, dass die Entwicklung hin zu Evidenz-basierten Entscheidungen im deutschen Gesundheitssystem erst ganz am Anfang steht und die ausstehenden Aufgaben enorme Herausforderungen darstellen, die nur in Zusammenarbeit aller Beteiligten bewältigt werden können.

Literatur

Chalmers I, Enkin M, Keirse MJNC. Effective care in pregnancy and childbirth. Oxford: Oxford University Press; 1989.

Clark HD, Wells GA, Huet C, et al. Assessing the quality of randomized trials: reliability of the Jadad scale. Controlled Clinical Trials. 1999;20:448-52.

Cochrane A.L. Effectiveness and efficiency. Random reflections on health services. London: Nuffield Provincial Hospitals Trust; 1972.

Cochrane AL. Foreword. In: Chalmers I, Enkin M, Keirse MJNC, eds. Effective care in pregnancy and childbirth. Oxford: Oxford University Press; 1989.

Crowley P, Chalmers I, Keirse MJNC. The effects of corticosteroid administration before preterm dilivery: An overview of the evidence from controlled trials. Br J Obstetr Gynaecol. 1990;97:11-25.

Crowley P. Promoting pulmonary maturity. In: Chalmers I, Enkin M, Keirse MJNC, eds. Effective care in pregnancy and childbirth. Oxford: Oxford University Press; 1989.

Jadad AR, Cook DJ, Jones A, et al. Methodology and reports of systematic reviews and meta-analyses: a comparison of Cochrane reviews with articles published in paper-based journals. JAMA. 1998;280:278-80.

Mulrow CD. The medical article: state of the science. Ann Int Med. 1987;106:485-8.

Naylor DC. Meta-analysis and the meta-epidemiologa of clinical research. Meta-analysis is an important contribution to research and practice but it's not a panacea. Br Med J. 1997;315:617-9.

Naylor DC. Grey zones of clinical practice: some limits to evidence based medicine. Lancet. 1995;345:840-2.

Anhang

Evidence-Based Medicine und die Cochrane Collaboration

Hinweise zu Kommunikation, Informations-/Bezugsquellen und Literatur

Deutsches Cochrane-Zentrum
Institut für Medizinische Biometrie und Medizinische Informatik
Abt. Med. Informatik
Stefan-Meier-Str. 26
D-79104 Freiburg

Fax: +49 (0) 761 2 03 67 12
mail@cochrane.de/www.cochrane.de

Internet

Informationen zur Cochrane Collaboration (Abstracts of Reviews; Termine, Kurse), Evidence-Based Medicine, zu Terminen und Veranstaltungen sowie Links zu relevanten Institutionen und anderen Informationsquellen im WWW unter
http://www.cochrane.de/deutsch/
und
http://www.ebm-netzwerk.de

Mailing-Listen

Für die Aufnahme in die deutsche Mailing-Liste (Papier) mit Informationen zur Cochrane Collaboration bitte Brief an obige Adresse, für die email-Liste email an mail@cochrane.de senden. Die internationale Mailing-Liste wird automatisch verwaltet. Für den Eintrag eine email senden an listproc@fhs.csu.mcmaster.ca. Der Text darf nur aus der einen Zeile „subscribe ccinfo name" (z. B. subscribe ccinfo Hänschen Mustermann) bestehen.

Für die ebm-netzwerk Mailing-Liste senden Sie eine Mail ohne Betreff an majordomo@ebm-netzwerk.de mit der Textzeile „subscribe ebm-l *e-mail-Adresse*".

Bezug der Cochrane Library

Update Software
Summertown Pavilion, Middle Way
Summertown, Oxford OX2 7LG, UK
Telephone: +44 1865 513902
Fax: +44 1865 516918
email: update@cochrane.co.uk

Bücher

1. Ärztliche Zentralstelle Qualitätssicherung. Leitlinien-In-Fo. Schriftenreihe der ÄZQ, Bd. 1. München: Zuckschwerdt; 1998.
2. Bassler D, Antes G, Forster J. Leitlinien-Bericht Asthma bronchiale. Schriftenreihe der ÄZQ, Bd. 2. München: Zuckschwerdt; 1999.
3. Elwood M. Critical Appraisal of Epidemiological Studies and Clinical Trials. Oxford: Oxford University Press; 1998.
4. Fletcher R, Fletcher SW, Wagner EH. Clinical Epidemiology. The Essentials. Baltimore: Williams & Wilkins; 1996.
5. Gray JA M. Evidence-Based Healthcare. How to make Health Policy and Management Decisions. New York: Churchill Livingstone; 1997.
6. Greenhalgh T. How to read a paper. The basics of evidence based medicine. London: BMJ Publishing Group; 1997.
7. Greenalgh T. Einführung in die Evidence-based Medicine. Kritische Beurteilung klinischer Studien als Basis einer rationalen Medizin. Bern: Hans Huber; 2000.
8. Mulrow C, Cook D, eds. Systematic Reviews: Synthesis of Best Evidence for Health Care Decisions. Philadelphia: American College of Physicians; 1998.
9. Pereira-Maxwell F. A-Z of Medical Statistics. London: Arnold; 1998.
10. Perleth M, Antes G, Hrsg. Evidenz-basierte Medizin. München: MMW Verlag; 1998.
11. Raspe HH, Kunz R, Jonitz G, Kolkmann FW, Ollenschläger G, Hrsg. Lehrbuch der Evidenz-basierten Medizin. EBM in Klinik und Praxis. Köln: Deutscher Ärzte-Verlag; 1999.

12. Sackett DL, Richardson SR, Rosenberg W, Haynes RB. Evidence-Based Medicine: how to practice and teach EBM. London: Churchill Livinstone; 1997.
13. Sackett DL, Richardson SR, Rosenberg W, Haynes RB. Evidenzbasierte Medizin. EBM Umsetzung und –Vermittlung (dtsch. von R. Kunz). Germering: W. Zuckschwerdt; 1998.
14. Sackett DL, Haynes RB, Tugwell P. Clinical Epidemiology. A basic science for clinical medicine. Boston: Little, Brown and Company; 1985.

Sekundärliteratur („Journal Watch")

15. Evidence-Based Medicine. BMJ Publishing Group.
16. Infomed-screen, Infomed-Verlags-AG.

Literaturliste der JAMA-Serie zur Benutzung medizinischer Literatur (Stand: 08. 05. 2000)

17. Barratt A, Irwig L, Glasziou P, et al. Users' guides to the medical literature. XVII. How to use guidelines and recommendations about screening. JAMA. 1999;281(21):2029-34.
18. Barratt A, Irwig L, Glasziou P, et al. Users' guides to the medical literature:.XVII. How to use guidelines and recommendations about screening. Evidence-Based Medicine Working Group. JAMA. 1999;281(21):2029-34.
19. Bucher HC, Guyatt GH, Cook DJ, Holbrook A, McAlister FA. Users' guides to the medical literature. XIX. Applying clinical trial results. A. How to use an article measuring the effect of an intervention on surrogate end points. Evidence-Based Medicine Working Group. JAMA. 1999;282(8):771-8.
20. Dans AL, Dans LF, Guyatt GH, Richardson S. Users' guides to the medical literature. XIV. How to decide on the applicability of clinical trial results to your patient. JAMA. 1998; 279(7):545-9.
21. Drummond MF, Richardson WS, O'Brien BJ, Levine M, Heyland D. Users' guides to the medical literature. XIII. How to use an article on economic analysis of clinical practice. A. Are the results of the study valid? JAMA. 1997;277(19):1552-7.
22. Guyatt GH, Naylor CD, Juniper E, Heyland DK, Jaeschke R, Cook DJ. Users' guides to the medical literature. XII. How to use articles about health-related quality of life. JAMA. 1997;277(15):1232-7.
23. Guyatt GH, Rennie D. Users' guides to the medical literature [editorial]. JAMA. 1993; 270(17):2096-7.
24. Guyatt GH, Sackett DL, Cook DJ. Users' guides to the medical literature. II. How to use an article about therapy or prevention. A. Are the results of the study valid? JAMA. 1993;270(21):2598-601.
25. Guyatt GH, Sackett DL, Cook DJ. Users' guides to the medical literature. II. How to use an article about therapy or prevention. B. What were the results and will they help me in caring for my patients? JAMA. 1994; 271(1):59-63.
26. Guyatt GH, Sackett DL, Sinclair JC, Hayward R, Cook DJ, Cook RJ. Users' guides to the medical literature. IX. A method for grading health care recommendations. JAMA. 1995; 274(22):1800-4.
27. Guyatt GH, Sinclair J, Cook DJ, Glasziou P. Users' guides to the medical literature. XVI. How to use an article about a treatment recommendation. JAMA. 1999;281(19): 1836-43.
28. Guyatt GH, Sinclair J, Cook DJ, Glasziou P. Users' guides to the medical literature. XVI. How to use a treatment recommendation. JAMA. 1999;281(19):1836-43.
29. Hayward RS, Wilson MC, Tunis SR, Bass EB, Guyatt G. Users' guides to the medical literature. VIII. How to use clinical practice guidelines. A. Are the recommendations valid? JAMA. 1995;274(7):570-4.
30. Jaeschke R, Guyatt G, Sackett DL. Users' guides to the medical literature. III. How to use an article about a diagnostic test. A. Are the results of the study valid? JAMA. 1994;271(5):389-91.
31. Jaeschke R, Guyatt GH, Sackett DL. Users' guides to the medical literature. III. How to use an article about a diagnostic test. B. What are the results and will they help me in caring for my patients? JAMA. 1994; 271(9):703-7.
32. Laupacis A, Wells G, Richardson WS, Tugwell P. Users' guides to the medical literature. V. How to use an article about prognosis. JAMA. 1994;272(3):234-7.

33. Levine M, Walter S, Lee H, Haines T, Holbrook A, Moyer V. Users' guides to the medical literature. IV. How to use an article about harm. JAMA. 1994;271(20):1615-9.
34. McAlister FA, Laupacis A, Wells GA, Sackett DL. Users' Guides to the Medical Literature. XIX. Applying clinical trial results. B. Guidelines for determining whether a drug is exerting (more than) a class effect. JAMA. 1999;282(14):1371-7.
35. Naylor CD, Guyatt GH. Users' guides to the medical literature. X. How to use an article reporting variations in the outcomes of health services. JAMA. 1996;275(7):554-8.
36. Naylor CD, Guyatt GH. Users' guides to the medical literature. XI. How to use an article about a clinical utili-zation review. JAMA. 1996;275(18):1435-9.
37. O'Brien BJ, Heyland D, Richardson WS, Levine M, Drummond MF. Users' guides to the medical literature. XIII. How to use an article on economic analysis of clinical practice. B. What are the results and will they help me in caring for my patients? JAMA. 1997;277(22):1802-6.
38. Oxman AD, Cook DJ, Guyatt GH. Users' guides to the medical literature. VI. How to use an overview. JAMA. 1994;272(17):1367-71.
39. Oxman AD, Sackett DL, Guyatt GH. Users' guides to the medical literature. I. How to get started. JAMA. 1993;270(17):2093-5.
40. Randolph AG, Haynes RB, Wyatt JC, Cook DJ, Guyatt GH. Users' guides to the medical literature. XV. How to use an article evaluating the clinical impact of a computer-based clinical decision support system. JAMA. 1999;282(1):67-74.
41. Randolph AG, Haynes RB, Wyatt JC, Cook DJ, Guyatt GH. Users' Guides to the Medical Literature. XVIII. How to use an article evaluating the clinical impact of a computer-based clinical decision support system. JAMA. 1999;282(1):67-74.
42. Richardson WS, Detsky AS. Users' guides to the medical literature. VII. How to use a clinical decision analy-sis. A. Are the results of the study valid? JAMA. 1995;273(16):1292-5.
43. Richardson WS, Detsky AS. Users' guides to the medical literature. VII. How to use a clinical decision analysis. B. What are the results and will they help me in caring for my patients? JAMA. 1995;273(20):1610-3.
44. Richardson WS, Wilson MC, Guyatt GH, Cook DJ, Nishikawa J. Users' guides to the medical literature. XV. How to use an article about disease probability for differential diagnosis. JAMA. 1999;281(13):1214-19.
45. Wilson MC, Hayward RS, Tunis SR, Bass EB, Guyatt G. Users' guides to the Medical Literature. VIII. How to use clinical practice guidelines. B. what are the recommendations and will they help you in caring for your patients? JAMA. 1995;274(20):1630-2.

Artikelserie in Annals of Internal Medicine (auch als Buch erschienen), beginnend mit (danach jede erste Ausgabe des Monats)

46. Mulrow CD, Cook DJ, Davidoff FD. Systematic Reviews: Critical Links in the Great Chain of Evidence. Ann Intern Med. 1997;126:389-91.

Glossar

Absolute Risikoreduktion (ARR) Antonius Helou, Matthias Perlett, Regina Kunz. Die absolute Senkung der Rate an schädlichen Ereignissen in der experimentellen Gruppe einer Studie im Vergleich zur Kontrollgruppe. Sie wird berechnet als Ereignisrate in der Kontrollgruppe K – Ereignisrate in der Experimentalgruppe E: ARR = K – E.

Beispiel: Die Rezidivrate bei Rektumkarzinom im Vergleich von postoperativer Strahlentherapie mit alleiniger Operation beträgt in der Kontrollgruppe mit alleiniger Operation (K): 34 %, in der experimentellen Gruppe (E) mit Operation und Strahlentherapie: 21 %. Die ARR lautet: 34 % – 21 % = 13 %.

Alpha- und Beta-Fehler (Fehler erster und zweiter Art). Bei einem Alpha-Fehler (oder Fehler erster Art) handelt es sich um die unberechtigte Ablehnung der Nullhypothese, es wird z. B. in einer Studie fälschlicherweise die Überlegenheit eines neuen Medikaments festgestellt, obwohl es in Wirklichkeit dem alten gleichwertig ist. Der Alpha-Fehler wird per Konvention meist auf 5 % festgesetzt, was einem p-Wert von 0,05 entspricht.

Bei dem Beta-Fehler (oder Fehler zweiter Art) handelt es sich hingegen um die unberechtigte Beibehaltung der Nullhypothese, es wird z. B. in einer Studie fälschlicherweise die Äquivalenz von zwei Medikamenten festgestellt, obwohl das neue tatsächlich überlegen ist.

Beobachtungsstudie (observational study). Nicht-experimentelles (epidemiologisches) Studiendesign, in dem die Personen (im Gegensatz zu einer Interventionsstudie) nicht einer Intervention zugewiesen werden. Die Personen werden zu einem Zeitpunkt oder über eine Zeitspanne hinweg hinsichtlich des Vorliegens interessierender Expositionsfaktoren und Zielgrößen beobachtet bzw. befragt. Beispiele für diesen Studientyp sind Querschnitts-, Fall-Kontroll- und Kohorten-Studien.

Bias. Darunter versteht man einen systematischen Fehler bzw. Abweichung vom unbekannten wahren Wert. Eine der häufigsten Ursachen für einen Bias liegt in klinischen Studien in der unterschiedlichen Auswahl der zu vergleichenden Gruppen. Dieser Selektionsbias ist ein generelles Problem in Situationen, in denen für Vergleichszwecke eine Auswahl aus einem Kollektiv getroffen werden muss. Bias kann nicht völlig vermieden werden, Ziel ist deshalb die weitgehende Reduzierung des Bias. Für einen Erkenntnisgewinn mit einem möglichst geringen Bias ist die Ausschaltung von subjektiven Einflüssen essenziell, ein Werkzeug dazu ist die Randomisierung (z. B. bei der Therapiezuweisung). Daneben lassen sich noch viele weitere Formen systematischer Fehler beschreiben. Bei systematischen Reviews und Metaanalysen ist die einseitige Auswahl von Studien oder die selektive Verfügbarkeit von Studien, die in der Analyse ausgewertet werden, ein bedeutendes Problem.

Cochrane Collaboration. Die Cochrane Collaboration ist eine internationale Organisation von Klinikern, Methodikern und anderen Wissenschaftlern sowie Entscheidungsträgern und Patienten, mit dem Ziel, systematische Reviews von randomisierten kontrollierten Studien (RCTs) zu erstellen und regelmäßig zu aktualisieren, um die Effektivität von Maßnahmen in allen relevanten Bereichen der medizinischen Versorgung zu beschreiben und für Entscheidungsträger auf allen Ebenen des Gesundheitswesens bereitzustellen.

Confounding (Confounder, Störgrößen). Confounding liegt vor, wenn ein Faktor, der nicht direkt Gegenstand der Untersuchung ist, sowohl mit der Exposition wie auch mit der Zielgröße assoziiert ist. Hierdurch kann es zur irrtümlichen Annahme eines Zusammenhangs zwischen zwei Faktoren kommen. Häufige Confounder sind Alter, Geschlecht und Rauchen. So stellt bei der Untersuchung des Zusammenhangs zwischen Alkohol (Exposition) und Speiseröhrenkarzinom (Zielgröße) das Rauchen einen Confounder dar, da Rauchen sowohl mit Alkoholgenuss wie auch mit Speiseröhrenkarzinom assoziiert ist. Eine Kontrolle von Confoundern ist möglich durch ein entsprechendes Studiendesign (Randomisierung, Matching) oder durch die Anwendung bestimmter statistischer Verfahren bei der Analyse der Daten (Stratifizierung, multivariate Analysen).

Cross-over-Design. Studiendesign, in dem jede Studiengruppe jede der zu vergleichenden Interventionen in unterschiedlicher Reihenfolge erhält. Gruppe I beginnt mit Therapie A und setzt mit Therapie B fort, Gruppe II beginnt mit Therapie B und wechselt dann zu Therapie A. Ein Vorteil dieses Vorgehens besteht darin, dass alle Probanden als eigene Kontrolle dienen (intra-individueller Vergleich unterschiedlicher Interventionen). Problematisch sind allerdings Übertragungseffekte (Carry over Effekte), wenn Therapieeffekte aus der ersten Phase in die zweite Phase übertragen werden.

Delphi-Technik (Delphi-Verfahren, Delphi-Konferenz). Die Delphi-Technik ist eine mehrstufige, interaktive, auf Konsens zielende Umfragemethode mit kontrolliertem Feedback und Befragung einander unbekannter, anonymisierter Teilnehmer.

Ablauf:

1. Einholung anonymisierter Meinungen von Experten mit Hilfe eines Fragebogens oder eines Interviews.

2. Durchführung mehrerer Befragungsrunden, wobei nach jeder Runde die eingetroffenen Antworten zusammengefasst und den Befragten erneut anonym zur Begutachtung zugeschickt werden.

3. Erreichung einer Gruppenantwort durch eine Zusammenfassung (häufig statistisch) der individuellen Meinungen in einer Abschlussrunde. Das Delphi-Verfahren sollte abgeschlossen werden, wenn eine Konvergenz der Meinungen erkennbar wird oder das Interesse der Teilnehmer spürbar abnimmt.

Effektivität unter Idealbedingungen (efficacy). Die unter Idealbedingungen erreichbare Wirksamkeit einer medizinischen Intervention für den Patienten. Der Goldstandard für die Ermittlung der Effektivität (unter Idealbedingungen) ist die randomisierte kontrollierte Studie. Die Ergebnisse solcher Studien zeichnen sich durch eine hohe interne Validität aus, sind aber nur eingeschränkt generalisierbar.

Effektivität unter Alltagsbedingungen (effectiveness). Die unter alltäglichen Bedingungen erreichbare Wirksamkeit einer medizinischen Intervention für den Patienten.

Effizienz. Eine medizinische Leistung ist effizient, wenn sie medizinisch effektiv ist, zu den geringsten möglichen Kosten erstellt wird und in dem Sinne von Patienten/Versicherten gewünscht wird, dass sie bereit wären, die Kosten dafür zu übernehmen.

EMBASE (Excerpta Medica database). Wichtige europäische Datenbank für medizinische Literatur mit ca. 3.600 internationalen Zeitschriften, die die amerikanische MEDLINE-Datenbank sinnvoll ergänzt, da der Überlappungsgrad beider Datenbanken nur rund ein Drittel beträgt. Schwerpunkt bilden Arzneimittel und Wirkstoffe (Pharmakologie, Wirkungen, Nebenwirkungen).

Empfehlungsklassen (grade of recommendation). Bei der Entwicklung von Leitlinien werden Empfehlungen zur Durchführung von diagnostischen oder therapeutischen Maßnahmen oft nach ihrer Aussagekraft in drei- oder vierstufige Skalen geordnet. Grundlage ist die Evidenzhierarchie (level of evidence) und die klinische Relevanz der bewerteten wissenschaftlichen und klinischen Belege. Die Einteilung folgt meist dem Schema: gute/mäßige/keine Evidenz für oder gegen die Durchführung einer Maßnahme. Belegen beispielsweise mehrere randomisierte kontrollierte Studien die Wirksamkeit einer bestimmten Therapie, so kann dies zur Empfehlung „gute Evidenz" führen.

Evidenz-basierte Medizin (EbM). Unter evidenzbasierter Medizin (EbM) versteht man die Technik, individuelle Patienten anhand der besten zur Verfügung stehenden Daten zu versorgen. Diese Technik umfasst die Suche der relevanten Evidenz in der medizinischen Literatur für ein konkretes klinisches Problem; der Einsatz einfacher wissenschaftlich abgeleiteter Regeln zur kritischen Beurteilung der Validität der Evidenz und der Größe des beobachteten Effekts; sowie die Anwendung dieser Evidenz auf den konkreten Patienten mit Hilfe der klinischen Erfahrung. Die methodischen Grundlagen von EbM gehen auf die klinische Epidemiologie zurück.

Evidenz. Aus dem Lateinischen stammender Begriff (evidens: augenscheinlich, klar, unmittelbar einleuchtend) der mehrere Bedeutungen haben kann. Im Kontext der EBM (*evidence* = Nachweis, Beweis) sind damit Informationen (wissenschaftliche Studien) gemeint, die einen Sachverhalt erhärten (‚evident' machen) oder widerlegen.

Fall-Kontroll-Studie. Epidemiologischer Studientyp. Analytische Beobachtungsstudie, bei der eine Gruppe von „Fällen" (Erkrankte) mit einer Gruppe von „Kontrollen" (Nicht-Erkrankte) hinsichtlich des Vorhandenseins von Expositionsfaktoren (Risiko- oder protektive Faktoren) verglichen wird. Der Zusammenhang zwischen Exposition (z. B. Rauchen) und Zielerkrankung (z. B. Lungenkrebs) wird mit Hilfe eines speziellen Risikomaßes, der Odds Ratio, quantifiziert.

Fallstudie/Fallserie (case report/series). Bericht über einen interessanten oder ungewöhnlichen klinischen Fall. Bei einer Fallserie handelt es sich um das zeitlich und/oder örtlich gehäufte Auftreten mehrerer solcher ungewöhnlicher Fälle. Häufig Ausgangspunkt für weitergehende epidemiologische Untersuchungen.

Health Technology Assessment (HTA). Unter HTA versteht man eine umfassende und systematische Bewertung neuer oder bereits auf dem Markt befindlicher Technologien der medizinischen Versorgung hinsichtlich ihrer physikalischen, biologischen, vor allem aber medizinischen, sozialen und finanziellen Wirkungen im Rahmen einer strukturierten Analyse. Dabei wird der Begriff „Technologie" sehr breit gefasst und beinhaltet Medikamente, Medizinprodukte, Prozeduren, Supportsysteme sowie Organisationssysteme, in denen eine Technologie innerhalb der gesundheitlichen Versorgung angewendet wird. Die Berücksichtigung von Organisationssystemen (z. B. Spezialstationen zur Versorgung von Schlaganfallpatienten, sog. stroke units) als eine Form medizinischer Technologie trägt insbesondere dem Umstand Rechnung dass die spezifische Organisation einzelner Technologien als eine neue, komplexere Technologie verstanden wird. Die zentrale Aufgabe von HTA besteht in der Bereitstellung von Informationen zur Willensbildung und Entscheidungsfindung auf verschiedenen Ebenen des Gesundheitswesens.

Heterogenität. In systematischen Reviews bezeichnet Heterogenität die Variabilität oder Differenzen zwischen Studien hinsichtlich der Effektschätzer. Unterschieden wird zwischen statistischer Heterogenität (Unterschiede in den berichteten Effekten), methodischer Heterogenität (Unterschiede im Studiendesign) und klinischer Heterogenität (Unterschiede zwischen Studien hinsichtlich Patientencharakteristika, Intervention oder Endpunkte). Statistische Heterogenitätstests sollen feststellen, ob die Unterschiede zwischen den Studien durch klinische oder methodische Einflüsse einen größeren als durch Zufall zu erwartenden Einfluss auf das Ergebnis eines systematischen Reviews bzw. einer Metaanalyse hatten.

Historische Kontrollen. Kontrollgruppe einer klinischen Studie, für die die relevanten Daten in der Vergangenheit erhoben wurden und die mit den gegenwärtigen Daten der experimentellen Gruppe verglichen werden. Aufgrund von Unterschieden in der Behandlung, dem natürlichen Krankheitsverlauf und veränderter begleitender Therapie können historische Kontrollen zu einem Bias in der Analyse führen.

Homogenität. Begriff aus der Methodik von Meta-Analysen. Ergebnisse, die über unterschiedliche Studien hinweg ähnlich und konsistent sind, werden als homogen bezeichnet (s. a. Heterogenität).

Intention-to-treat-Prinzip. Patienten, die zufällig einer Behandlungsgruppe zugeordnet wurden, sollen auch in dieser Gruppe analysiert werden, unabhängig davon, ob sie tatsächlich die zugeordnete („intendierte") Therapieform erhalten haben. Durch Patienten, die aus der Studie fallen, die zugeordnete Gruppe wechseln oder im Studienverlauf verloren gehen, kann die durch Randomisierung hergestellte Balance gestört werden. Die *Intention-to-treat-Analyse* trägt diesem Problem Rechnung. Durch das *Intention-to-Treat-Prinzip* sollen die Ziele der Randomisierung, die Vermeidung von Selektionsbias und die Vergleichbarkeit der Studiengruppen, aufrechterhalten werden. Außerdem spiegeln die so erhaltenen Ergebnisse eher die in der Praxis unter Alltagsbedingungen möglichen Effekte wider (effectiveness).

Inzidenz. Anzahl der innerhalb eines definierten Zeitraums neu auftretenden Krankheitsfälle in einer definierten Gruppe von Personen, die vorher frei von der zu untersuchenden Krankheit waren (s. a. Prävalenz).

Klinische Epidemiologie. Bei der klinischen Epidemiologie geht es um die Vorhersage von Ereignissen bei individuellen Patienten, die auf systematischen Untersuchungen mit abgesicherten wissenschaftlichen Methoden bei ähnlichen Patienten beruhen. Ziel der klinischen Epidemiologie ist die Entwicklung und Anwendung wissenschaftlicher und biometrischer Methoden der klinischen Beobachtung, mit denen systematische Fehler und Zufälle vermieden werden und somit zuverlässige Schlussfolgerungen erlauben. Schwerpunkt liegt dabei auf der Bewertung von diagnostischen Tests, therapeutischen und anderen Interventionen, präventiven Maßnahmen, sowie der Identifikation von Risikofaktoren und prognostisch bedeutsamen Parametern. Aus den Prinzipien der klinischen Epidemiologie hat sich die evidenzbasierte Medizin entwickelt.

Klinische Studie. Studie, die die Wirksamkeit und Sicherheit einer klinischen Intervention an Patienten untersucht. Überbegriff für unterschiedliche Studientypen z. B. nicht kontrollierte, kontrollierte und randomisierte klinische Studien (s. a. Phase-I-IV-Studien).

Kohortenstudie. Epidemiologischer Studientyp. Analytische Beobachtungsstudie, in der eine Gruppe von Personen (Kohorte) mit einem bestimmten Merkmal oder einer Exposition mit einer anderen Gruppe ohne dieses Merkmal über einen längeren Zeitraum hinsichtlich des Auftretens eines Endpunkts (z. B. Zielerkrankung, Komplikationen) verglichen wird, für den ein Zusammenhang mit dem Merkmal oder der Exposition postuliert wird. Der Zusammenhang zwischen der Exposition und dem Endpunkt wird mit einem speziellen Risikomaß, dem relativen Risiko, quantifiziert.

Konfidenzintervall (CI). Das 95 % Konfidenzintervall (englisch: *confidence interval*; Synonym: Vertrauensbereich) beschreibt den Bereich in dem mit 95 %iger Sicherheit der wahre Wert der Effektgröße für die gesamte Population erwartet werden kann, aus der die Patienten für die Studie ausgewählt wurden. Das CI wird mit zunehmender Patientenzahl enger, d. h. die Effektgröße kann präziser eingegrenzt werden.

Korrelationsstudie. Epidemiologischer Studientyp, bei dem aggregierte Daten ganzer Bevölkerungen verwendet werden, um Korrelationen zwischen Krankheitshäufigkeiten und einer bestimmten Exposition zu untersuchen. Beispiel: Korrelation zwischen dem Pro-Kopf-Fleischverbrauch und der Inzidenz von Darmkrebs bei Frauen unterschiedlicher Länder. Der Vorteil von Korrelationsstudien liegt darin, dass sie schnell und kostengünstig durchführbar sind, weil auf bereits bestehende Routinedaten (z. B. aus statistischen Jahrbüchern) zurückgegriffen werden kann. Da sich aber Korrelationsstudien auf ganze Bevölkerungen beziehen, kann die Exposition beim Einzelnen nicht sicher mit dem Auftreten der Krankheit in Verbindung gebracht werden (sind es wirklich die exponierten Personen, die die Krankheit bekommen?). Es können somit irrtümlich Zusammenhänge unterstellt werden (ökologischer Fehlschluss). Mögliche Störgrößen (Confounder), die die Erkrankung beeinflussen, können nicht berücksichtigt werden.

Leitlinien. Unter klinischen oder Praxis-Leitlinien versteht man systematisch entwickelte, evidenzbasierte und eventuell auf Konsens beruhende Feststellungen, die Ärzten und Patienten Entscheidungs- und Orientierungshilfen für medizinische Maßnahmen unter definierten charakteristischen Bedingungen liefern sollen. Die Befolgung solcherart entwickelter Leitlinien lässt ein verbessertes gesundheitliches Ergebnis der ärztlichen Behandlung erwarten. Allerdings entsprechen die wenigsten der derzeit auf dem Markt befindlichen Leitlinien diesem Standard.

Levels of evidence (Evidenzstufen). Unter Evidenzstufen versteht man die hierarchische Anordnung von Studientypen entsprechend methodischer Charakteristika zur Beurteilung der Aussagekraft von Studien hinsichtlich der (internen) Validität. Bei Interventionen und therapeutischen Maßnahmen stehen systematische Reviews und randomisierte kontrollierte Studien an oberster Stelle, Expertenmeinungen an letzter Stelle der Hierarchie. Evidenzstufen erlauben allerdings keine Einschätzung der klinischen Relevanz der Studienergebnisse. Mit den Evidenzhierarchien wurden auch die Empfehlungsstärken (grades of recommendation) entwickelt.

Medline. Eine von der US-amerikanischen *National Library of Medicine* kostenlos bereitgestellte elektronische Literaturdatenbank, in der Tausende von biomedizinischen Zeitschriften aus dem angloamerikanischen Raum indexiert sind. Neben den bibliographischen Angaben enthält Medline Abstracts der Publikationen. Bei der Suche nach europäischen und nicht-englischsprachigen Veröffentlichungen empfiehlt sich eine zusätzliche Recherche in der europäischen Datenbank Embase.

MeSH (Medical Subject Headings). Schlagwörter oder Schlüsselwörter zur Indexierung von Publikationen in Medline.

Metaanalyse. Statistisches Verfahren, bei dem Ergebnisse einzelner Studien oder alle individuellen Patientendaten quantitativ zusammengefasst werden. Sind die Studien vergleichbar (d. h. geringe Heterogenität), dann lässt sich die Aussagekraft gegenüber Einzelstudien erhöhen. Bei größerer Heterogenität erlaubt die Metaanalyse die Identifikation von Subgruppen die homogener sind. Der Begriff Metaanalyse wird oft unscharf benutzt. Inzwischen ist der allgemein anerkannte Sprachgebrauch, als Oberbegriff systematische Reviews (Übersichtsarbeiten) zu benutzen, die als einen Teil eine Metaanalyse enthalten können, d. h. es kann sehr wohl Übersichtsarbeiten ohne Metaanalysen geben. Metaanalysen werden mit zunehmender Häufigkeit in systematischen Übersichten eingesetzt.

Nachtest-Wahrscheinlichkeit (post-test probability). Wahrscheinlichkeit für das Vorliegen einer Erkrankung nach dem Vorliegen des Testergebnisses. Berechnet sich aus der Vortest-Wahrscheinlichkeit und dem Testergebnis. Bei zweistufigen Tests (positiv/negativ) ist die Nachtest-Wahrscheinlichkeit identisch mit dem positiven bzw. negativen prädiktiven Wert.

Negativer prädiktiver Wert. Anteil der Personen mit negativem Testergebnis, bei denen auch keine Krankheit vorliegt. Dieser Wert ist von der Prävalenz abhängig.

Nullhypothese. Statistischer Grundbegriff. Bei der Evaluation von therapeutischen Verfahren beispielsweise könnte die Nullhypothesen postulieren, dass zwischen den zu vergleichenden Vorgehensweisen (z. B. Therapie A und Therapie B) kein Unterschied besteht (s. a. Alpha- und Beta-Fehler, Signifikanz).

Number needed to treat (NNT). Zahl der Patienten, die behandelt werden muss, um ein zusätzliches schädliches Ereignis zu vermeiden. Die NNT wird als 1/ARR berechnet, auf die nächsthöhere ganze Zahl aufgerundet und mit dem entsprechenden Konfidenzintervall umgeben. Diese Zahl kann man in eine NNT für einen konkreten Patienten umrechnen. Dazu wird das Verhältnis F zwischen der bei dem „Patienten zu erwartende Ereignis-Rate“ (PEER; was dem Patientenspezifischen Ausgangsrisiko entspricht) aufgrund seiner höheren oder geringeren Anfälligkeit und der Ereignisrate bei dem durchschnittlichen Patienten aus der Kontrollgruppe geschätzt. Dann wird die berichtete NNT durch F dividiert. Wenn der eigene Patient ein geringeres persönliches Risiko aufweist als die Kontrollgruppe, dann erhöht sich die NNT entsprechend.

Number needed to treat to produce one episode of Harm (NNH). Um das Ausmaß möglicher Nebenwirkungen oder Begleiterscheinungen der Therapie zu quantifizieren, kann analog zur NNT die NNH bestimmt werden. Sie wird als Kehrwert der absoluten Differenz der Nebenwirkungsrate in der Experimentalgruppe (E) zur Kontrollgruppe (K) berechnet: NNH = 1/(E-K). Beispiel: Als Folge der Strahlentherapie bei Rektumkarzinom kommt es in der experimentellen Gruppe bei 5 % der Patienten zu Durchfällen aufgrund einer Strahlenenteritis; in der Kontrollgruppe ohne Bestrahlung leiden nur 1 % der Patienten an Durchfällen. Der absolute Risikozuwachs für Durchfälle beträgt in der experimentellen Gruppe 4 % oder 0,04, die NNH lauten 1/0,04 = 25. Wenn als 25 Patienten mit Strahlentherapie behandelt werden, wird, verglichen mit der Kontrollgruppe, ein Patient häufiger an Durchfällen leiden.

Odds Ratio (OR, Chancenverhältnis). Bei der Zusammenfassung einer systematischen Übersichtsarbeit oder einer einzelnen Therapiestudie beschreibt die Odds Ratio das Verhältnis zwischen der Chance eines Patienten aus der experimentellen Gruppe und der Chance eines Patienten aus der Kontrollgruppe, ein Ereignis zu erleiden. Dabei ist zu beachten, dass das Konzept der Odds Ratio dem Konzept des Relativen Risikos ähnelt, aber die Zahlenwerte nur dann in der gleichen Größenordnung liegen, wenn die Ereignisraten sehr gering sind. Die OR wird auch bei anderen Vergleichen wie z. B. bei Diagnose-, Prognose- oder Ätiologie-Studien eingesetzt. Ein OR von 1 bedeutet, dass zwischen den Vergleichsgruppen kein Unterschied besteht.

Offene Studie. Vergleichende klinische Studie, bei der keine Verblindung durchgeführt wurde, d. h. sowohl die Patienten als auch die Untersucher sind über die Art der Behandlung informiert. Dieser Studientyp ist anfällig für systematische Fehler (Bias), die sich aus den Erwartungshaltungen der Patienten und Untersucher ergeben.

Outcome (Endpunkt, Ergebnis). Im klinischen Kontext Endpunkt oder Ergebnis einer Behandlung bzw. einer Krankheit. Im weiteren Sinne versteht man unter Outcome (*health outcome*) das Ergebnis einer medizinischen Behandlung oder spezifischer Versorgungsstrukturen. Die Ermittlung angemessener Outcomes für spezifische Interventionen und ihre Messung hat sich zu einer eigenständigen Disziplin entwickelt (Outcome-Forschung). Outcomes werden zunehmend zur Bewertung medizinischer Maßnahmen (z. B. Wirksamkeit, Lebensqualität) oder zur Qualitätssicherung verwendet. Es gibt derzeit kein einheitliches Konzept zur Operationalisierung von Outcomes.

Phase-I- bis Phase-V-Studien. International gebräuchliche Phaseneinteilung von klinischen Arzneimittelprüfungen (s. a. klinische Studie).

Phase-I-Studien dienen der Untersuchung der pharmakologischen Wirkung, Verträglichkeit, Sicherheit und Pharmakokinetik an einem kleinen Kollektiv gesunder Probanden.

In *Phase-II-Studien* werden an einer größeren, homogenen Patientenstichprobe ein klinischer Wirksamkeitsnachweis durchgeführt, vorläufige Indikationen festgelegt, Verträglichkeit und unerwünschte Effekte untersucht.

Phase-III-Studien dienen der Untersuchung des Medikaments an größeren heterogenen Patientenstichproben unter Klinik- und Praxisbedingungen. Die Ergebnisse dieser Studienphase bilden das Fundament für Zulassungsentscheidungen.

In *Phase-IV-Studien* wird nach erfolgter Zulassung ein Monitoring des langfristigen Medikamenteinsatzes unter Routinebedingungen durchgeführt.

Placebo. Ein meist zu Studienzwecken eingesetztes „Schein-Medikament" ohne pharmakologisch aktive Substanz. Das Placebo darf hinsichtlich seiner äußeren Eigenschaften nicht von der aktiven Behandlung (dem Verumpräparat) unterscheidbar sein, wenn es seinen Zweck erfüllen soll.

Positiver prädiktiver Wert. Anteil der Personen mit positivem Testergebnis, bei denen die Krankheit auch vorliegt. Dieser Wert hängt sehr stark von der Prävalenz ab.

Power (statistische Trennschärfe). Die Power bezeichnet die als Wahrscheinlichkeit ausgedrückte Fähigkeit eines statistischen Tests, einen tatsächlich vorhandenen Unterschied statistisch signifikant (s. statistische Signifikanz) nachzuweisen. Eine statistische Power von 80 % in einer klinischen Studie bei vorgegebener Stichprobengröße und vorgegebenem Signifikanzniveau bedeutet, dass eine Wahrscheinlichkeit von 80 % besteht, einen Unterschied, der tatsächlich existiert, nachzuweisen. Der Nachweis bezieht sich auf vorher festgelegte Unterschiede in bestimmten Endpunkten (Outcomes) in der Therapie- und der Kontrollgruppe. Die Power einer Studie kann durch eine Vergrößerung des Stichprobenumfangs erhöht werden. Das Komplement der Power ist der Beta-Fehler (Power = 1-Beta), d. h. je höher die Power ist, desto geringer ist das Risiko, einen an sich vorhandenen Unterschied oder Effekt statistisch nicht nachweisen zu können.

Prävalenz. Anteil der erkrankten Personen in einer Stichprobe oder innerhalb einer definierten Population. Vom Begriff der Inzidenz zu unterscheiden.

Prospektive und retrospektive Studien. Die Unterscheidung zwischen prospektiv und retrospektiv bezieht sich auf das zeitliche Verhältnis zwischen dem Beginn einer Studie und dem Auftreten des untersuchten Outcomes (z. B. Krankheit). In einer prospektiven Studie ist das interessierende Ereignis (z. B. eine bestimmte Krankheit) zum Zeitpunkt des Studienbeginns noch nicht eingetreten. Kohortenstudien sind in der Regel prospektiv angelegt. Randomisierte klinische Studien, sind immer prospektiv angelegt. Bei retrospektiven Studiendesigns (z. B. Fall-Kontroll-Studien, seltener Kohortenstudien) ist die Erkrankung zu Beginn der Untersuchung schon eingetreten und es wird in der Vergangenheit (retrospektiv) nach Risikofaktoren bzw. Expositionen für die Erkrankung gesucht.

Publikationsbias (publication bias). Systematischer Fehler (Bias) aufgrund einer Publikationspraxis, bei der Studien mit positiven und signifikanten Ergebnissen eine größere Chance haben, publiziert zu werden als Studien mit negativen und nicht-signifikanten Resultaten. Ein systematischer Review oder eine Meta-Analyse, die sich ausschließlich auf publizierte Studien stützt, läuft Gefahr, den Effekt der untersuchten Intervention zu überschätzen. Eine Sonderform eines Publikationsbias ist der „English Language Bias", der einerseits durch die selektive Bevorzugung englischsprachiger Studien bei der Erstellung systematischer Übersichtsarbeiten entsteht und andererseits darauf beruht, dass Studien mit positiven und signifikanten Resultaten eine größere Chance haben, in angesehenen englischsprachigen Zeitschriften publiziert zu werden.

p-Wert. Im Zusammenhang mit statistischen Signifikanztests repräsentieren p-Werte (p von probability) die Wahrscheinlichkeit, dass das beobachtete Studienergebnis auf Zufall beruht. Konventionell wird ein Ergebnis als statistisch signifikant bezeichnet, wenn der p-Wert gleich oder kleiner als eine Irrtumswahrscheinlichkeit von 0,05 ist, der Fehler erster Art (s. Alpha-Fehler) also gleich oder kleiner 5 % ist.

Randomisierte kontrollierte Studie (RCT). Eine experimentelle Studie, bei der Patienten, die definierte Einschlusskriterien erfüllen, zufällig einer Therapiegruppe bzw. einer Kontrollgruppe zugeordnet werden (zufällige Zuordnung, Randomisierung). Hierdurch soll erreicht werden, dass Einflüsse auf das Behandlungsergebnis, die nicht auf die Behandlung selbst zurückgehen, weitgehend ausgeschaltet werden, da durch die randomisierte Zuordnung diese Einflussfaktoren gleichmäßig auf die verschiedenen Studiengruppen verteilt werden. Nur so kann erreicht werden, dass der beobachtete Unterschied zwischen den Gruppen auch tatsächlich der Therapie zugeschrieben werden kann.

Regressionsanalyse. Ein statistisches Verfahren, um den Einfluss einer oder mehrerer unabhängigen Variablen (z. B. Alter, Geschlecht, Bildungsstand) auf eine Zielvariable (z. B. Auftreten eines Herzinfarkts) zu schätzen oder vorherzusagen. Es gibt unterschiedliche Ansätze der Regressionsanalyse z. B. die lineare oder die multiple logistische Regression.

Relative Risikoreduktion (RRR). Die relative Senkung der Rate an schädlichen Ereignissen in der experimentellen Gruppe einer Studie im Vergleich zur Kontrollgruppe. Sie wird wie folgt berechnet: RRR = (Ereignisrate in der Kontrollgruppe K − Ereignisrate in der Experimentalgruppe E) / K, und von einem 95 %-Konfidenzintervall (CI) umgeben.

Beispiel (Medical Research Council Rectal Cancer Working Party 1996): Die Rezidivrate bei Rektumkarzinom im Vergleich von postoperativer Strahlentherapie mit alleiniger Operation beträgt in der Kontrollgruppe mit alleiniger Operation (K): 0,34 oder 34 %, in der experimentellen Gruppe (E) mit Operation und Strahlentherapie: 0,21 oder 21 %: Die RRR lautet: (0,34 − 0,21) / 0,34 = 0,39 oder 39 %. Das zugehörige Konfidenzintervall in der Studie erstreckt sich von 17 % bis 55 %.

Relatives Risiko. Das relative Risiko bezeichnet das Verhältnis zwischen dem Risiko einer Erkrankung in einer exponierten Patientengruppe und dem Risiko der Erkrankung in einer nicht-exponierten Patientengruppe. Relative Risiken werden zur Charakterisierung von möglichen Zusammenhängen zwischen einer Exposition und einem Ereignis verwendet (z. B. das RR von Rauchern gegenüber Nichtrauchern für Lungenkrebs beträgt etwa 10:1; s. a. Odds Ratio).

Reliabilität. Die Reliabilität (Zuverlässigkeit) beschreibt die Stabilität eines Testergebnisses, entweder gemessen über die Zeit (als Test-Retest-Reliabilität) oder zwischen verschiedenen Beobachtern (Interrater-Reliabilität). Sie wird gewöhnlich mit dem Intra-Class-Korrelationskoeffizienten oder dem Pearson-Korrelationskoeffizienten gemessen.

Sensitivität. Anteil der erkrankten Personen innerhalb einer Stichprobe oder einer Population, die durch einen diagnostischen Test aus der Gesamtzahl der Personen mit der Erkrankung korrekt entdeckt werden. Die Sensitivität ist ein Maß für die Sicherheit eines diagnostischen Tests, Kranke tatsächlich zu identifizieren. Eine sehr hohe Sensitivität wird dann angestrebt, wenn keine Kranken übersehen werden sollen (z. B. HIV-Tests).

Sensitivitätsanalyse. Methode, mit deren Hilfe untersucht wird, welchen Einfluss Variationen in den Annahmen oder fehlende Präzision in den Schätzungen von Variablen auf das Ergebnis einer ökonomischen Evaluation oder von Metaanalysen im Rahmen eines systematischen Review haben. Auch im Rahmen von Entscheidungsanalysen spielen Sensitivitätsanalysen eine wichtige Rolle. Unterschieden werden einfache Sensitivitätsanalysen, bei denen eine Variable oder Annahme geändert wird, und multiple Sensitivitätsanalysen, bei denen mehrere Annahmen oder Variablen simultan variiert werden.

Signifikanz, statistische. Ein statistischer Test überprüft die Wahrscheinlichkeit, dass die beobachteten Ergebnisse zufällig zustande gekommen sind. Dabei gibt der p-Wert die Wahrscheinlichkeit an, mit der das Ergebnis auf Zufall beruht. Konventionell wird ein Ergebnis als statistisch signifikant bezeichnet, wenn der p-Wert gleich oder kleiner als 0,05 ist und der beobachtete Unterschied zwischen den Gruppen mit 5 % oder weniger auf einen Zufall zurückzuführen ist. Dann wird die Nullhypothese als falsch zurückgewiesen. Statistische Signifikanz darf nicht mit klinischer Relevanz gleich gesetzt werden.

Spezifität. Anteil der (gesunden) Personen innerhalb einer Stichprobe oder einer Population, die durch einen diagnostischen Test aus der Gesamtzahl der Personen mit der Erkrankung korrekt als „frei von Krankheit" entdeckt werden. Die Spezifität ist ein Maß für die Sicherheit eines Tests, Gesunde tatsächlich zu identifizieren. Eine hohe Spezifität wird dann angestrebt, wenn die Folgen eines falsch-negativen Testergebnisses schwerwiegend sind.

Standardabweichung. Ein häufig verwendetes Maß für die Streuung von Messwerten um den arithmetischen Mittelwert.

Stratifizierung (Schichtung). Methode zur Kontrolle von Confounding durch Bildung von Untergruppen (Strata = Schichten), innerhalb derer sich die untersuchten Personen hinsichtlich bestimmter Merkmale (z. B. Alter, Geschlecht) gleichen.

Surrogatendpunkte (Synonym: intermediäre Endpunkte/Outcomes). Ergebnisparameter, die selbst nicht von unmittelbarer Bedeutung für die Patienten sind, aber stellvertretend für wichtige Endpunkte stehen können (z. B. Blutdruck als Risikofaktor für Schlaganfall). Surrogatendpunkte sind oft physiologische oder biochemische Marker, die relativ schnell und einfach gemessen werden können und denen eine Vorhersagefunktion für spätere Ereignisse zugemessen wird.

Systematischer Review (Synonym: systematische Übersicht). Eine Übersicht zu einer klar formulierten Fragestellung, bei der systematisch und anhand expliziter Kriterien relevante Literatur identifiziert, selektiert und bewertet wird und einer qualitativen und eventuell quantitativen Analyse (Metaanalyse) unterzogen wird.

Validität. Validität bezeichnet das Ausmaß, in dem ein Ergebnis die Wirklichkeit widerspiegelt und frei ist von systematischen Fehlern (*bias*). Da Validität auf viele verschiedene Arten ausgedrückt werden kann, gibt es keine spezielle Kenngröße für Validität. „Interne Validität" bezieht sich auf die Glaubwürdigkeit von beobachteten Therapie-Effekten innerhalb von Studien, während die „externe Validität" (oder Generalisierbarkeit) die Gültigkeit der Ergebnisse außerhalb der Studienpopulation beschreibt.

Verblindung. Geheimhaltung der Gruppenzuordnung (Therapie oder Kontrolle) von Patienten und/oder Studienärzten, um zu verhindern, dass das Wissen um die Gruppenzugehörigkeit die Therapieantwort der Patienten, das Verhalten der Ärzte oder die Bewertung der Ergebnisse beeinflusst. Verblindung ist nicht immer durchführbar (z. B. beim Vergleich von chirurgischen mit medikamentösen Verfahren). Je mehr die Bewertung der Ergebnisse subjektiven Einflüssen unterliegt (etwa Lebensqualität oder Schmerzen), desto wichtiger ist die Verblindung.

Verdeckte Allokation (Concealment of allocation). Der Prozess der verdeckten Zuordnung von Patienten zu einer Studiengruppe (Therapie oder Kontrolle) in einer randomisierten Studie, bei dem die beteiligten Ärzte von der Rekrutierung und Randomisierung der Patienten getrennt sind. Durch die Zuordnung von Patienten durch eine Studienzentrale mittels einer verdeckten Randomisierungsliste sollen subjektive Einflüsse bei der Randomisierung verhindert werden.

Vortest-Wahrscheinlichkeit. Wahrscheinlichkeit für das Vorliegen einer Erkrankung auf der Grundlage von Krankheitshäufigkeit in einer bestimmten Population und klinischem Befund (z. B. Lungenembolie bei Patienten, die sich mit Luftnot in der Notaufnahme einfinden). Die Vortest-Wahrscheinlichkeit ist identisch mit der Prävalenz der Erkrankung und hat einen großen Einfluss auf die Interpretation des Testergebnisses.

Wahrscheinlichkeit (Probability). Die relative Häufigkeit eines Ereignisses bezogen auf die Grundgesamtheit. Beispiel: Von 100 Typ-I-Diabetikern entwickeln 60 Patienten ein chronisches Nierenversagen, die Wahrscheinlichkeit für ein Nierenversagen beträgt demnach 60/100 oder 60% oder 0,6 (s. a. Odds/Chance).

Wahrscheinlichkeitsverhältnis (Likelihood Ratio = LR). Wahrscheinlichkeit, dass ein positives (oder negatives) Testergebnis bei einer Person mit der Erkrankung auftritt im Verhältnis zu der Wahrscheinlichkeit, dass dieses positive (oder negative) Testergebnis bei einer Person ohne diese Erkrankung auftritt.

Beispiel (Ransohoff u. Lang 1997): Der Hämoccult-Test hat ein positives Wahrscheinlichkeitsverhältnis von 18,5, um kolorektale Karzinome im Frühstadium zu entdecken. Das bedeutet, es ist 18,5 mal wahrscheinlicher, dass ein positiver Test bei einer Person mit kolorektalem Tumor gefunden wird als bei einer Person ohne kolorektalem Tumor.

Zufällige Zuordnung (Randomisierung). Eine Methode, die das Zufallsprinzip bei der Zuordnung von Patienten zur Therapie- oder Kontrollgruppe nutzt (randomisierte kontrollierte Studie). Dies kann durch (computergenerierte) Zufallszahlen oder andere Mechanismen erreicht werden. Die randomisierte Zuordnung bedeutet, dass jedes Individuum die gleiche Chance hat, einer der vorhandenen Gruppen zugeteilt zu werden.

Medical Research Council Rectal Cancer Working Party. Randomised trial of surgery alone versus surgery followed by radiotherapy for mobile cancer of the rectum. Lancet 1996;348:1610 – 4.

Ransohoff DF, Lang CA. Clinical guideline: part II. Screening for colorectal cancer with the fecal occult blood test. A background paper. Ann Intern Med 1997;126:811 – 22.

(Das Glossar wurde übernommen aus R. Kunz et al.: Lehrbuch Evidenzbasierte Medizin in Klinik und Praxis, Köln: Deutscher Ärzte-Verlag, 2000 und M. Perleth, G. Antes, Evidenzbasierte Medizin, 3. Auflage, München: Urban und Vogel, 2002. Mit freundlicher Genehmigung der Verlage.)

Sachverzeichnis

A

Abkürzung, PubMed 23 f
Absolute Risikoreduktion 132
Abstract, PubMed 22 f
AGREE-Instrument 6
Alpha- und Beta-Fehler 132
Analyse
- Chalmers-Scale 67
- stratifizierte 53 f
Antibiotikatherapie, empirische 3
A-posteriori-Wahrscheinlichkeit 111
A-priori-Wahrscheinlichkeit 108
Äquivalenztest 58
Arbeitsgemeinschaft der Wissenschaftlichen Medizinischen Fachgesellschaften 4
ARR s. absolute Risikoreduktion
Ärzte, Übersichtsarbeiten für 9
Arztpraxis, Evidenz-basierte Medizin 2
Aufhebungseffekt 70
Ausbildung
- Evidenz-basierte Medizin, Erfolg 44
- nicht zeitgemäße medizinische 17

B

Behandlungseffekt
- Fehleinschätzung 64
- Regressionsanalyse, multivariate 70
Behandlungsgruppe
- Balanciertheit 55
- randomisierte klinische Studie 54 f
Behandlungsunterschied, klinisch relevanter 58
Beispiel
- Beobachter-Bias 62
- Bias, Nachweis, empirischer 64 f
- Diagnosestudie 107 ff
- Meta-Analyse
- - Ergebnisdarstellung 93 f
- - gegensätzliche 87 f
- - Heparintherapie 68 f
- - Thromboseprophylaxe 68 f
- Salk-Polio-Studie 47 ff
- Selektions-Bias 62
- - nach Eintritt 63
- Statistik bei Meta-Analyse 113 ff
- Stichprobenumfangsbestimmung 57 ff
- Therapiestudie mit binärer Zielgröße 101 ff
Beispielsuche, Medline 37
Beobachter-Bias 62 f
Beobachtungsstudien 51 ff, 132
Berichterstattung
- einheitliche, klinische Studien 71 ff
- Qualität, randomisierte klinische Studien 86
Best evidence
- - CD-ROM 33
- - Recherche 35
Beweisbarkeit, empirische 13
Bias 132
- Nachweis, empirischer 64 f
Blockrandomisierung 55
Boolesche Operatoren 30 f

C

Case report/series s. Fallstudie/Fallserie
Chalmers-Scale 67 f
CI s. Konfidenzintervall
Clinical queries
- - PubMed 31
- - bei Suchstrategie 36
Cochrane Collaboration **116 ff**, 132
- - Adressen 129
- - Aktivitäten 126 ff
- - Entwicklung 116 f
- - Mailing-Listen 129
- - Organisationsstruktur 119 ff
- - Suchstrategie 36
- - Übersichtsarbeiten, systematische 91 ff
- - Ziele 117 f
- Concealment of allocation s. Verdeckte Allokation
- Confounder, Störgrößen s. Confounding
- Confounding 132
- Controlled Trials Register (CCTR) 92, 122 f
- Database of Systematic Reviews (CDSR) 121
- Fields 121
- Library 92, 121 ff
- - Aufbau 121 ff
- - Bezugsquelle 129
- - Dissemination durch Cochrane-Zentrum 127
- - Literatursuche 123
- Logo 118
- Review Methodology Database (CRMD) 123
Cochrane-Initiative, deutsche 126
Cochrane-Zentren 121
Cochrane-Zentrum, deutsches 126 ff
- - Arbeitsschwerpunkte 127 f
Conference of Harmonisation of Technical Requirements for Registration of Pharmaceutical for Human Use 56
Confounder 53
Consolidated Standards of Reporting Trials 44
CONSORT-Checkliste 73 f
CONSORT-Flussdiagramm 75
CONSORT-Statement 44, **71 ff**
- Berichterstattung 86
- Übersetzung, deutschsprachige autorisierte 76
Consumer Network, Cochrane Collaboration 121
Cross-over-Design 133

D

Database of Abstracts of Reviews of Effectiveness (DARE) 122
Datenbanken, elektronische 20 ff
- - internationale medizinische 21 ff
- - spezielle 21
Datenmanagement, Chalmers-Scale 67
Datenpräsentation, Chalmers-Scale 67
Delphi-Technik 72, 133
Delphi-Verfahren, Delphi-Konferenz s. Delphi-Technik
Detailed-display-Anzeige 28
Deutsches Institut für Medizinische Information 36
- Netzwerk für Evidenz-basierte Medizin 127
Diagnosestudien
- Meta-Analyse 115
- Statistik 107 ff
DIMDI 36

E

EBM s. Evidenz-basierte Medizin
EbM s. Evidenz-basierte Medizin
Effectiveness s. Effektivität unter Alltagsbedingungen

Effektivität unter Alltagsbedingungen 133
Effektivität unter Idealbedingungen 133
Efficacy s. Effektivität unter Idealbedingungen
Effizienz 133
Einflussfaktoren
- Beobachtungsstudien 52 f
- Randomisierung 54
Einschlusskriterien, subjektive 90
Einzelstudien
- Beispiel, Validitätsbeurteilung 39 f
- Qualität, ungenügende 88
EMBASE 21, 133
Empfehlungsklassen 133
- Leitlinien 5 f
Endpunkt, Ergebnis s. Outcome
Endpunkte
- Intention-to-treat-Analyse 63
- Grauzonen 62
Entry-terms, Medline 26
Epidemiologie, klinische 14
Evaluation 43
Evidence based medicine s. Evidenz-basierte Medizin
Evidence-based-Medicine, Zeitschrift 31 f
Evidenz 134
- externe 4
Evidenz-basierte Medizin 133
- Bewertungsmaßstab im Gesundheitswesen 43
- Definition 13
- Denkprinzip 13 f
- Erfolg, klinischer 44
- und Forschung 45
- fünf Schritte 18
- Geschichte 14
- Handlungsprinzip 13 f
- klassische 8
- als Kochbuchmedizin 45
- Konzept 17 ff
- Notwendigkeit 14
- in der Praxis 2 ff
- Sekundärliteratur 34
- als Sparmedizin 45
- weltweit generierte 10
Evidenzstufe 38
Evidenzstufen s. Levels of evidence
Excerpta Medica database s. EMBASE
Explode-Funktion, Medline 27 f

F

Fachzeitschriften
- als Link in Medline-Suchergebnis 32
- Publikationskonzept, neues 44
Fall-Kontroll-Studie 134
Fallstudie/Fallserie 134
Fallzahlschätzung 57 ff
Fehler erster und zweiter Art s. Alpha- und Beta-Fehler
Fehler 1. Art 57
Fehler 2. Art 57
Fixed-effects-Modell 112
Forschung, und Evidenz-basierte Medizin 45
Forschungsbedarf, neuer, Übersichtsarbeiten, systematische 84 f
Forschungsergebnisse, Umsetzung in Praxis 16
Fortbildung
- und Evidenz-basierte Medizin 2 f
- medizinische, kontinuierliche 86
Freitextsuche
- PubMed 22 ff
- sprachliche Besonderheiten 23
- bei Suchstrategie 36
Funnel plot 90 f

G

GCP 56
Geheimhaltung, Randomisierung 61
Gesundheitswesen
- Evidenz-basierte Medizin als Bewertungsmaßstab 43
- Rationalisierung 16
- Übersichtsarbeiten für Institutionen 9
Good Clinical Practice (GCP) 56
Grade of recommendation s. Empfehlungsklassen

H

Halbwertszeit, Wissen, medizinisches 16
Handsearching 92 f
Hazardfunktion 106
Hazard-Ratio 106
Health Technology Assessment 9, 134
Heterogenität 134
- Übersichtsarbeiten, systematische 84
- Untersuchung, statistische, Meta-Analyse 114
Hinweise s. Links
Historische Kontrollen 134
Historischer Vergleich, in klinischen Studien 50 f
Homogenität 134
HTA s. Health Technology Assessment
Hypothesenprüfung 57 f

I

ICH 56
Information, valide, Anwendung auf Patienten, individuellen 41
Informationsflut 15
Informationsmedien 17
Informationssuche 20 ff
Intention-to-treat-Analyse, Selektions-Bias 63
Intention-to-treat-Prinzip 134
Internet, Literaturbeschaffung 35 ff
Internet-Adresse
- - Collaboration 129
- CONSORT-Statement, Übersetzung, deutschsprachige autorisiert 76
- Deutsches Netzwerk für Evidenz-basierte Medizin 127
- Leitlinien 4
- Medline 22
Intervention 18 f
- Bewertung, Evidenz-basierte 8
Inzidenz 135
Irrtumswahrscheinlichkeit
- α 57 f
- β 57 f

J

Jadad-Scale 68
Journalclub 86
- Publikationen 8

K

Kaplan-Meier-Methode 106
Klinische
- Epidemiologie 135
- Forschung, Übersichtsarbeiten 9
- Studien **55 ff**, 135
- - Aussagekraft, Hierarchie 47
- - randomisierte 54 f
- - - Berichterstattung, verbesserte 86
- - - Salk-Polio-Studie 48 f
- - Validität 60
- - Zusammenfassungen, Literatursuche 20
Kochbuchmedizin 45
Kohortenstudie 135
Ko-Intervention 62 f
Komponenten, statt Scales 70 f
Konfidenzintervall 101, 135

Konsensbildung, Leitlinien 5 f
Konsiliartätigkeit, und Evidenz-basierte Medizin 3
Konsumenten, Übersichtsarbeiten für 9 f
Kontrolle, Qualitätskriterien, bei Klinischen Studien 51
Kontrollgruppe
- historischer Vergleich 48 f
- randomisierte klinische Studie 54 f
Kooperation, internationale, Cochrane Collaboration 95
Korrelationsstudie 135
Kostendämpfung, durch Evidenz-basierte Medizin 45
Kovariablen 53 f
Krankenhaus
- Evidenz-basierte Medizin 2
- Statistiken 3 f

L

Leitlinien 4, 135
- Beurteilung 6
- - kritische, von Übersichtsarbeiten, systematischen 95 ff
- Internet-Adresse 4
- klinische, Beurteilung 43
Leitlinienentwicklung 5 f
Lesezeit, fachbezogene ärztliche 15
Levels of evidence 38, 135
Likelihood Ratio = LR s. Wahrscheinlichkeitsverhältnis
Limit-Funktion, PubMed 31 f
Links, in Medline-Suchergebnis 32
Literatur
- Bewertung, kritische **38**, 44
- Cochrane Collaboration 129 f
Literaturbeschaffung über Internet 35 f
Literaturrecherche, Optionen 20
Literatursuche, Cochrane Library 123
- - - für Übersichtsarbeiten, systematische 92 f
Literaturtypen, Validitätsbeurteilung 38
Log-Rank-Test 106

M

Major Topic Heading, Medline 28
Maßzahlen, vergleichende 100 f, 104 f
Medical Subject Headings s. MeSH
Medical Subject Heading, Nutzung 25 ff
Medline 21 ff, 136
- Beispielsuche 37
- Meta-Analyse, Recherche 81
- Thesaurus 25 ff
- Zugangsmöglichkeit 21 f
Medline-Internetadressen 22
Medline-Zitat, vollständiges 24
Mehrfachpublikationsbias 89
Mehrfach-Sensitivitätsanalyse 90
MeSH 136
MeSH s. Medical Subject Heading
MeSH-Browser 25 ff
MeSH-Term
- Auswahl 26 f
- Meta-Analyse, Recherche 81
- bei Suchstrategie 36
MeSH-Term/Subheading-Kombination 30
Meta-Analyse (s. auch Übersichtsarbeiten, systematische) **80 ff**
- Beispiel
- - Heparintherapie 68 f
- - Thromboseprophylaxe 68 f
- - Validitätsbeurteilung 38 f
- Berichterstattung, einheitliche 71 f
- Beurteilung, kritische 95 ff
- Bias 88 ff
- Charakteristika, methodische 87 f
- Definition 82
- Diagnosestudien 115
- Ergebnisdarstellung, Cochrane Collaboration 93 f
- Heterogenität, Untersuchung, statistische 114
- Historie 83 f
- kumulative 85 f
- Praxisbezug 97
- Qualität Ergebnismitteilung 97
- Scales-Diskrepanz 68 f
- Statistik 112 ff
- Therapiestudien 114
- Unterschied zu Sekundärliteratur 31
- Validität 95 ff
- - externe 65
- Verzerrung, systematische 90 f
Metaanalyse 136
Methods Groups, Cochrane Collaboration 121
Mittelwert-Differenz 105

N

Nachtest-Odds 111
Nachtestwahrscheinlichkeit 111
Nachtest-Wahrscheinlichkeit 136
Negativer prädiktiver Wert 136
Neonatalerhebung Baden-Württemberg 3 f
NNH s. Number needed to treat to produce one episode of Harm
NNT s. Number needed to treat
Nomogramm, Stichprobenumfangsbestimmung 58 f
Nullhypothese 136
Number
- needed to treat (NNT) 104, 136
- needed to treat to produce one episode of harm 136
- to harm (NNH) 104
Nutzen, praktischer, Leitlinien 6

O

Observational study s. Beobachtungsstudie
Odds-Ratio (OR) 103, 137
Offene Studie 137
OR, Chancenverhältnis s. Odds Ratio
Orginalartikel, Rückgriff 20
Outcome 137

P

Patient
- individueller, Anwendbarkeit valider Information 41
- Übersichtsarbeiten für 9 f
- Übertragbarkeit der Recherchenergebnisse 40 ff
Patientenbeschreibung 18 f
Patientenselektion, historischer Vergleich 50 f
Phase-I- bis Phase-V-Studien 137
Placebo 137
Placeboeffekt 62 f
Positiver prädiktiver Wert 137
Post-test probability s. Nachtest-Wahrscheinlichkeit
Power 58, 137
- Chalmers-Scale 67
Prädiktive Werte 109 ff
Prävalenz 108, 137
Primärliteratur, Rückgriff 20
Probability s. Wahrscheinlichkeit
Problem, klinisches, Umwandlung in Frage 18 f
Prognostische Faktoren, historischer Vergleich 51
Prospektive und retrospektive Studien 138
Publication bias s. Publikationsbias
Publikationsbias 88, 138
Publikationskonzept, neues, Fachzeitschriften 44
Publikationspraxis, und Evidenz-basierte Medizin 44
Publikationsqualität, klinische Studien 65

PubMed, Speichern, Suchergebnis 31
PubMed-Oberfläche 22 ff
PubMed-Startseite 23
p-Wert 138

Q

Qualität
– Berichterstattung randomisierter klinischer Studien 86
– Ergebnismitteilung von Meta-Analysen 97
– methodologische, klinische Studien 65
– Publikation klinischer Studien 65
– randomisierte kontrollierte Studien 60 ff
– ungenügende, Einzelstudien 88
Qualitätsbeurteilung, Klinische Studien 60 ff
Qualitätsbewertung, Leitlinien 6
Qualitätskriterien, für Kontrollen bei Klinische Studien 51
Qualitätsscore 65
Qualitätszirkel, Evidenz-basierte Medizin 2

R

Random-effects-Modell 112
Randomisierte kontrollierte Studie 138
Randomisierung s. zufällige Zuordnung
Randomisierung 54 f
– Chalmers-Scale 67
– Jadad-Scale 68
– Validität, interne 79
– Vorgehen, korrektes 61
Randomisierungsliste 55
RCT s. Randomisierte kontrollierte Studie
Receiver operating characteristic (ROC) 111
Registerdaten 51 ff
Regressionsanalyse 138
Regressionsanalyse, Scales-Überprüfung 71
Relative Risikoreduktion 138
Relative risk reduction (RRR) 103
Relatives Risiko (RR) 103, 138
Reliabilität 139
Review
– eigenes, bei der Cochrane Collaboration 123 ff
– systematischer, Definition 82
Review-Gruppen
– Cochrane Collaboration 119 f
– Unterstützung durch Cochrane-Zentrum 127
Reviews, systematische s. Übersichtsarbeiten, systematische
Risikodifferenz (RD) 102
Risikofaktoren, Klinische Studien 51
Risikoreduktion, absolute (ARR) 104
ROC-Kurven 111
RRR s. Relative Risikoreduktion

S

Salk-Polio-Studie 47 ff
– Stichprobenumfang 59
Scales
– Diskrepanzen 68 f
– Komponenten 67
– Merkmale 66
– Studienqualität, Beurteilung 65 ff
Schichtung s. Stratifizierung
Sekundärliteratur
– Informationssuche 20
– Publikation 8
– Rückgriff 31 ff
– Unterschied zu Übersichtsarbeiten, systematische 31
Selektions-Bias 61 f
Sensitivität 108, 139
Sensitivitätsanalyse 90, 139
– Selektions-Bias 63
Signifikanz, statistische 139
Simpson-Paradoxon 52 f
Sparmedizin 45
Spezifität 108, 139
Sprachbias 89
Standardabweichung 139
Statistik 100 ff
Statistische Trennschärfe s. Power
Steering Group, Cochrane Collaboration 121
Stichprobenumfangsbestimmung 57 ff
Störfaktoren, historischer Vergleich 51
Stratifizierung 53 f, 139
– randomisierte klinische Studie 55
Studien, klinische s. Klinische Studien
Studienabbrecher 63
– Chalmers-Scale 67
– Jadad-Scale 68
– Validität, interne 71
Studienbericht, Checkliste für Erstellung 72 ff
Studiendesign 47 ff
Studienplanung 56
Studienprotokoll 56
Studienqualität, Beurteilungs-Scales 65 ff
Subheading
– in Medline 29
– Nutzung 28 ff
Suchbegriffe, Kombinieren 30 f
Suchergebnis
– Anzeigen 31
– Eingrenzen 30 f
– Links zu Fachzeitschriften 32
– Speichern 31
– Übertragbarkeit auf Patienten 40 ff
Suchstrategien
– Indikationen 36 f
– komplexe vorgegebene 31
Surrogatendpunkte 139
Synonym: intermediäre Endpunkte/Outcomes s. Surrogatendpunkte
Synonym: systematische Übersicht s. Systematischer Review
Synonyme, PubMed 23 f
Systematischer Review 139

T

Test, statistischer 57 f
Therapieeffekt
– gemittelter, Meta-Analyse 112
– Umkehr 52 f
Therapieprobleme, und Evidenzbasierte Medizin 3
Therapiestudien
– Meta-Analyse 114
– Statistik 100 ff
Thesaurus, Medline 25 ff
Titelregistrierung, Übersichtsarbeiten, systematische, Cochrane Collaboration 92
Trichtergraphik 90 f

U

Überlebenszeiten 106
Überlegenheitsnachweis 58
Übersichtsarbeit, narrative
– – Definition 82
– – versus Übersichtsarbeiten, systematische 83
Übersichtsarbeiten
– Nutzergruppen 9 f
– systematische (s. auch Meta-Analyse) 80 ff
– – Abgrenzung Leitlinien 5 f
– – Aktualisierung, in Cochrane Library 95
– – Aussagekraft 84
– – Beurteilung, kritische 95 ff
– – Bias 88 ff

– – Cochrane Collaboration 91 ff
– – – Ergebnisdarstellung 93 f
– – – Literatursuche 92 f
– – Definition 8, 82
– – Exploration, kreative 84 f
– – Forschungsbedarf, neuer 84 f
– – Gefahren 87
– – Heterogenität 84
– – Protokoll 92
– – Unterschied zu Sekundärliteratur 31
– – versus Übersichtsarbeit, narrative 83
– – Verzerrung, systematische 90 f
– – Vorteile 84 ff

V

Validität 139
– externe 60
– – Chalmers-Scale 67
– – Dimensionen 65
– – Scales 66 f
– interne 60 ff
– – Chalmers-Scale 67
– – Checkliste 71
– Klinische Studien 60
– Leitlinien, Beurteilung 6
– Literatur 38
– Meta-Analyse 95 ff
– Scales 66
Validitätsbeurteilung
– Einzelstudien 39 f
– Literaturtypen 38
Verblindung 62 f, 140
– Chalmers-Scale 67
– Jadad-Scale 68
– Validität, interne 71
Verdeckte Allokation 140
Verdünnungseffekt 70
Vergleich, historischer, in klinischen Studien 50 f
Vergleichsintervention 18 f
Verzerrung, systematische, Aufdecken 90 f
Verzerrungsquellen, historischer Vergleich 50 f
Vierfeldertafel, allgemeine 101
Vokabular, kontrolliertes, Medline 25 ff
Vortest-Odds 111
Vortest-Wahrscheinlichkeit 108, 140

W

Wahrscheinlichkeit 140
Wahrscheinlichkeitsverhältnis 109, 140
Weiterbildung, nicht zeitgemäße medizinische 17
Wert
– negativ-prädiktiver 110
– positiv-prädiktiver 109 f
Werte, prädiktive 109 ff
Wirksamkeit, Messung 100 f
Wirksamkeitsnachweis 59
– frühzeitiger 85 f
Wissen, medizinisches, Verfall 16
Wissensstand, aktueller 3
Wortstamm, PubMed 23 f

Z

Zeitmangel, ärztlicher 15
Zeittrend 50
Ziele, Cochrane Collaboration 117 f
Zielgrößen
– binäre 101 ff
– patientenrelevante 18 f
– stetige 105
Zitierbias 89
Zufällige Zuordnung 140
Zufallsgenerator 61
Zuteilung, zufällige 54 f
Zuteilungsplan, nicht vorhersagbarer 61